Wir gehören zueinander

Walter Munz

Wir gehören zueinander

Begegnung mit Suchtkranken und Aidspatienten

Ärztliche Erfahrungen im Sune-Egge
von Pfarrer Ernst Sieber, Zürich

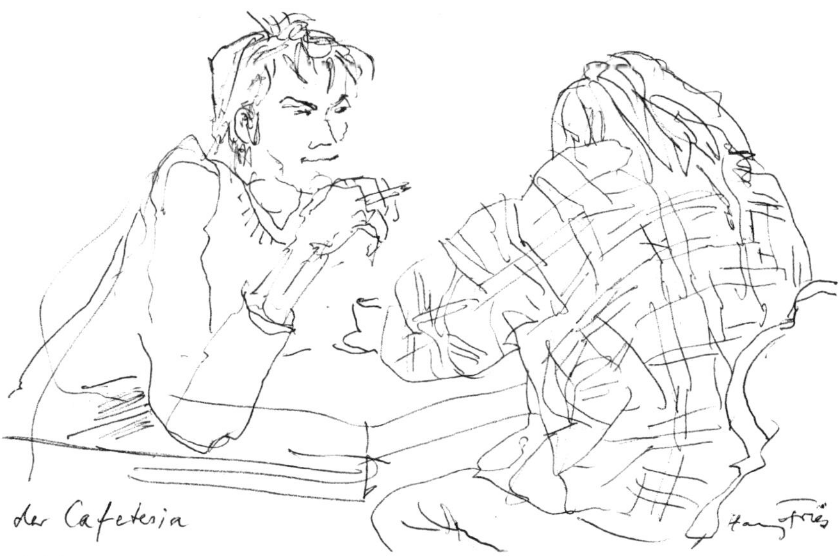

mit Zeichnungen von Hanny Fries

Verlag Huber Frauenfeld Stuttgart Wien

Wir danken dem Präsidialdepartement der Stadt Zürich für die Förderung dieses Buches.

Bibliografische Information der deutschen Bibliothek
Die Deutsche Bibliothek verzeichnet diese Publikation in der Deutschen Nationalbibliografie; detaillierte bibliografische Daten sind im Internet über http://dnb.ddb.de abrufbar.

ISBN 3-7193-1327-1

Gestaltung und Satz: Irene Munz, www.tigress.ch
Herstellung: Arthur Miserez
Umschlag: Irene Munz
Gesamtherstellung: Huber & Co. AG,
Grafische Unternehmung und Verlag, CH-8501 Frauenfeld
Einband: Buchbinderei Schumacher, Schmitten
Printed in Switzerland

Für die Lebenden des Sune-Egge und im Gedenken an alle hier Verstorbenen

Im Besonderen auch zur Erinnerung an Schwester Therese Hegglin, die sich in der Behandlung eines Aidspatienten infizierte – und an Thomas Nöthiger, den immer fröhlichen Krankenpfleger, der uns wegen einer akuten Leukämie verlassen musste.

Dank

Herzlich danke ich zuerst meiner Frau Jo. Sie hat nicht nur meine Manuskripte ins Reine geschrieben. Jo hat auf dem Platzspitz, in Gefängnissen und in Drogenhilfsstellen von Zürich mitgearbeitet und hat mich während meiner Jahre im Sune-Egge mit Liebe und Verstand begleitet, angehört, beraten und ermutigt.

Das grosse Vertrauen, das viele Betroffene mir schenkten, hat mich oft erstaunt und glücklich gemacht. Ich danke euch herzlich.

Allen Mitarbeiterinnen und Mitarbeitern im Sune-Egge danke ich für ihre engagierte und feine Hingabe, aber darüber hinaus auch meinen Berufskolleginnen und -kollegen und den Fachleuten im Gesundheits-, Sozial- und Justizwesen von Zürich. Mit ihrem Sachverstand und Einsatz haben sie mich über Wasser gehalten, oft auch mit ihrem rettenden Humor.

Mein Dank gehört allen, die hier dunkle Ecken in sonnige verwandelten und das Haus trotz viel Leid und Trauer zu einem Sune-Egge werden liessen.

Inhalt

PS: Zitate und direkte Reden sind *kursiv* gedruckt. Ausser mit besonderer Erlaubnis der Angehörigen sind alle Namen von Patienten geändert. Nicht ohne weiteres verständliche Begriffe werden im Anhang erläutert, ab Seite 247.

Ein offener Brief als Einladung

Zuerst möchte ich hier meine Dankbarkeit ausdrücken dafür, dass ich während meiner letzten sieben Berufsjahre als Arzt im Sune-Egge schaffen durfte. Diese Zeit hat mir eine Türe aufgestossen zu Menschen, denen ich früher kaum begegnet war. Es ging dabei nicht nur um ein Kennenlernen, was hauptsächlich die Vernunft beträfe, sondern es ergab sich ein intensives Miteinander und Füreinander, soweit wirkliche Begleitung überhaupt möglich ist.

Pfarrer Ernst Sieber und seine Frau Sonja habe ich nie als meine Vorgesetzten empfunden, obwohl sie es waren, sondern als Freunde, Mitstreiter und Mitsinger auf dieser eigenartigen Lebensbühne Sune-Egge, auf der wir miteinander tief ergriffen waren vom Geschehen, jeder auf seine Weise und von seinem Beruf her. Über diese Lebensbühne und all die Schauspieler, die hier auftraten, die so genannten Betroffenen und die so genannten Helfer, möchte ich in diesem Buch berichten.

Elie Wiesel, der während des zweiten Weltkrieges unsägliches Leid erfuhr, schreibt in seinem Buch „Die Nacht": *Wer nicht dabei gewesen ist und doch schreiben will, wie es war, der wird leicht ein Stilist. War einer aber dabei, dann verschlägt es ihm vielleicht die Sprache. Er wird ein Opfer und ein Zeuge.* – Ich hoffe, dass mein Bericht nicht wie eine stilistische Übung wirken wird.

Im Sune-Egge gelten in besonderer Weise die folgenden Gedanken:
Als Menschen gehören wir alle zueinander. Albert Schweitzer hat dies in einem trefflichen Bild ausgedrückt:

Wie die Welle nicht für sich sein kann,
sondern stetig an den Wogen des Ozeans teilhat,
also soll ich mein Leben nicht für mich leben,
sondern immer in dem Erleben, das um mich stattfindet

Wir haben übereinander nicht zu richten, wie der indische Schriftsteller und Philosoph Tagore es ausdruckt in seinem Dankeswort, das er an Dostojewski schrieb, weil dieser das gegenseitige Geltenlassen verkündete, sogar dort, wo jemand nach menschlichem Ermessen in schwere Schuld geraten ist:

… denn Du lässest alle gelten
und verschliessest auch dem Letzten
keines Deiner tausend Ohren –
Uns, die tief Herabgesetzten,
alle hast Du neu geboren…

Schliesslich muss im Sune-Egge jede und jeder das Wort, das im Hôtel Dieu von Beaune in Frankreich zu lesen ist, annehmen lernen, weil es unsere tägliche Erfahrung ist:

Quelques fois guérir	*Manchmal heilen*
Souvent soulager	*Häufig erleichtern*
Toujours consoler	*Immer trösten*

Jede Bemühung ist hier eingeschlossen, die des Kochs und die der Sekretärin, die des Hauswarts und die des Leiters der Administration, der Arztgehilfin und der Krankenschwester, des Pflegers und des Arztes. Alle geben ihren Beitrag zur „Heilung". Und diese Heilung ist im Sune-Egge häufig nicht das, was zum tiefsten Erlebnis wird für den Patienten und den Helfer. Der Spruch in Beaune kann gut auch umgekehrt verstanden werden, dass nämlich der Helfer vom Geholfenen Kraft empfängt und sinngemäss geheilt, erleichtert und getröstet wird. Genau das habe ich im Sune-Egge nicht selten erfahren.

In der Erzählung „Die Frau aus Andros" von Thornton Wilder steht ein Gedanke, der mir wichtig geworden ist: *Wahrer Einfluss auf die Menschen rührt nicht von der Beredsamkeit eines Augenblicks her, noch von irgendeinem glücklich gewählten Ort, sondern von den während einer ganzen Lebenszeit gesammelten Gedanken, die in den Augen aufgespeichert sind. Und es gibt etwas, das grösser ist, als eine Krankheit zu heilen: sie hinzunehmen und diese Hinnahme mit einem anderen zu teilen.*

So lade ich Sie, liebe Leserin und lieber Leser, herzlich ein, die Schwelle zum Sune-Egge zu übersteigen und an der Welt und an den Schicksalen hinter diesem Eingang teilzunehmen.

CH 9500 Wil, den 26.9.2003

Walter Munz

Brief von Pfarrer Sieber

Lieber Walter

Erlaube mir, das Geleitwort zu deinem Buch in Form eines Briefes an dich zu formulieren. Möglicherweise kennst du die eindrucksvolle Geschichte „Osterkerze" von Tolstoi: Sie berichtet von einem Gutsherrn, der seine Knechte über Ostern schikaniert: Er lässt sie nicht an der in der orthodoxen Kirche so wichtigen Ostermesse teilnehmen, sondern befiehlt ihnen, auf seinen Acker hinaus zu fahren und zu pflügen. Wie reagieren die Knechte auf diese harte Anordnung? Die meisten murren und verweigern sich. Nur einer spannt tatsächlich seine Pferde an den Karren und zieht ohne Widerworte hinaus. Als der Herr am Nachmittag zur Kontrolle kommt, da staunt er nicht schlecht, dass der eine – Peter mit Name – seine Arbeit tut und eine Furche nach der anderen durch das Feld zieht. Der Tyrann traut seinen Ohren nicht, als er den Knecht Osterlieder singen hört. Er tritt heran und traut gar seinen Augen nicht: vorne am Karren brennt still eine Kerze: Die Osterkerze.

Die Geschichte erzähle ich dir, lieber Walter, aus folgendem Grund: Ich denke an die Zeit vom Platzspitz zurück, an diese höllischen Zustände, und dann an all die darauf folgenden Jahre, in denen eine Art gesellschaftlicher Umbruch stattfand – wie wenn ein Pflug den kargen Acker bestellen würde. Ich denke an die Gruppe junger Menschen, die im November 1988 vom Rondell des Platzspitzes in den Keller an der Konradstrasse 62 zogen. Bemerkt hat es niemand. So der stille Anfang des Sune-Egge. Es sammelten sich im Keller des Hauses, das uns von der Goldfarb-Stiftung überlassen worden war, abgestempelte, ausrangierte, aidskranke junge Leute, bei denen man zuvor nicht gewusst hatte, wo und wie sie unterzubringen – lagen sie doch eben noch in feuchten Wolldecken, mit aufgeweichten Gipsverbänden, krank und ausgestossen auf dem Rondell des Platzspitzes. Mit diesen Menschen hat unsere sozialmedizinische Krankenstation begonnen!
Für mich war dies ein Zeichen der Auferstehung Jesu, ein Osterlicht!

Einmal, lieber Walter, standen wir miteinander am Sterbebett eines uns lieben Bewohners des Sune-Egge. Du hast mich damals als Arzt im seelsorgerischen Dienst begleitet. Wir haben uns im Glauben an ein Neues Leben verbunden gefühlt. Für uns bedeutet der Glaube aber auch eine Indienstnahme. Ostern beginnt in unserem

Leben. Das war unsere Überzeugung. Ostern beginnt da, wo wir nach dem Titel deines Buch zusammengehören. Auch eine andere Begebenheit sei hier erwähnt: Wir sassen zusammen mit den Bewohnern des Sune-Egge am grossen Tisch in der Cafeteria und diskutierten über die Frage, ob ich das Mandat für den Nationalrat annehmen sollte. Ihr habt mich damals alle bestärkt, die Anliegen der Randgruppen und Ausgegrenzten zu vertreten. Eure Antwort lautete wörtlich: „Geh, und vertrete unsere Anliegen. Es gibt viele, die uns *zer*treten, aber wenige, die uns *ver*treten."

Übrigens, hätte nicht auch Jesus Politiker sein können? *Und Jesus sprach: Der Geist des Herrn ruht auf mir, weil er mich gesalbt hat. Er hat mich gesandt, den Armen frohe Botschaft zu bringen, den Gefangenen Befreiung zu verkündigen und den Blinden das Augenlicht zu geben, die Zerschlagenen zu befreien und zu entlassen und ein angenehmes Jahr des Herrn zu verkünden* (Lukas 4, 18).

Wir haben eine Verfassung, aber auch ein Sozialhilfegesetz, welche beide die Grundlagen für eine gesunde Gesellschaft aufzeigen. Ein Staat oder auch die Kirche können nur dann stark sein, wenn sie die Schwachen miteinbeziehen. Und der Glaube fordert, leidenden, heimatlosen, suchenden Menschen zuerst als Mit-Menschen, als Partner, zu begegnen. So lehrt uns Jesus: Legt keine Massstäbe an den Menschen, sondern macht das Menschliche zum Massstab!

Lieber Walter, dein Buch widerspiegelt wichtige Grundgehalte für eine effiziente Sozial- und Gesundheitspolitik. Dir ist es auch zu verdanken, dass der Sune-Egge zu einem eigentlichen Zentrum avanciert ist. Ich denke an die Worte von Stadtrat Robert Neukomm: *Im Lauf der Jahre entwickelte sich der Sune-Egge zu einem eigentlichen Kompetenzzentrum in der medizinischen Versorgung von Drogenabhängigen und HIV-Infizierten, wie auch in der Pflege von aidskranken Menschen – häufig bis zum Tode. Gleichzeitig war und ist der Sune-Egge aber für viele mehr als eine ärztliche Praxis oder ein Spital, nämlich ein Ort, an dem Kranke Schutz und Geborgenheit finden, Randständige menschenwürdig behandelt und als vollwertige Partnerinnen und Partner anerkannt werden* (Aus dem Jahresbericht Sune-Egge 1998).

Denken wir nochmals an das Bild vom Knecht und der Osterkerze. Dein Buch strahlt etwas von diesem Osterglauben aus, dies umso mehr, als du die Liebe und die Demut im Sinne eines Albert Schweitzers als Wegleuchte im Leben betrachtest.

Vielen Dank für dein Buch, das ich jedermann zum Lesen empfehlen möchte.

Herzlich dein Ernst Sieber

Geleitwort von Monika Stocker

M. Stocker, Stadträtin und Vorsteherin des Sozialdepartementes der Stadt Zürich

Mit der Drogenszene hat Zürich eine lange und leidvolle Erfahrung. Weltweit einen zweifelhaften Ruf erlangte die grösste Stadt der Schweiz wegen ihrer offenen Drogenszene am Platzspitz, später am Letten. Dies, obwohl die Stadt bereits Mitte achtziger Jahre ein erstes drogenpolitisches Konzept hatte, das innerhalb der nationalen Gesetzgebung einen pragmatischen Ansatz verfolgte.

Erst mit den Bildern des Needleparks realisierte man, dass es für Drogenabhängige, die ihren Stoff auf dem illegalen Markt beschaffen mussten, oft ums nackte Überleben ging. Auf dem Platzspitz wie auch auf dem Letten versuchten viele Freiwillige dieses Leid zu verringern, indem sie den Süchtigen medizinische Hilfe anboten, mit ihnen Gespräche führten oder auch einfach eine warme Mahlzeit verteilten. Auch Walter Munz betreute die vielen Schwerstkranken, bei denen sich der HI-Virus explosionsartig verbreitete, da die flächendeckende Abgabe sauberer Spritzen erst 1993 politisch durchgesetzt werden konnte. Die Begleitung der an Aids Sterbenden war gewiss mit existentiellen Erfahrungen verbunden, bedeutete aber auch für viele Helferinnen und Helfer, das Leid im Vergrösserungsglas zu ertragen. All dies reichte nicht aus, um die unerträgliche Situation zu beruhigen, geschweige denn, die Gefahren der offenen Szene für die Abhängigen selbst wie auch für die Bevölkerung möglichst zu reduzieren. Besonders eindrücklich zeigte sich die ungenügende Vorbereitung der Verwaltung bei der Auflösung des Platzspitz, aufgrund derer sich nach einer bürgerkriegsähnlichen Übergangsphase – die Polizei jagte die Abhängigen durch den Kreis 5, um zu verhindern, dass sich dort eine offene Szene bildete – umgehend am Letten eine neue bildete.

Auch politisch konnte sich nun die Überzeugung durchsetzen, dass Repression allein den Konsum von Drogen nicht aus der Welt schafft. Die Drogenabhängigkeit wurde als komplexes Problem betrachtet, und die Verantwortlichen versuchten, den Betroffenen ein breites Spektrum an Behandlungsmassnahmen bereitzustellen. Das führte seit 1994 zum Aufbau einer koordinierten Drogenpolitik. Die neue Strategie stützte sich auf die vier Felder Prävention, Repression, Schadenminderung und Therapie. Heute spricht man in der ganzen Schweiz von dieser Vier-Säulen-Politik, die einst von Zürich aus initiiert, zur eidgenössischen Selbstverständlichkeit geworden ist: Die Verwaltung nimmt heute ihre Rolle lösungsorientiert und fachübergreifend wahr, indem die verschiedenen Zuständigen ihre Aktionen koordinieren und aufeinander abstimmen. Das hat zu einer weit reichenden Verbesserung geführt, für die Drogenabhängigen einerseits – die medizinische Grundversorgung und die Safer Use-Regeln in den Gassenzimmern etwa haben den Gesundheitszustand der Abhängigen stabilisiert und die HIV-Infektionen massgeblich reduziert – andererseits auch für die Bevölkerung, welche die negativen Folgen der illegalen Drogenszene erdulden muss.

Heute stellen wir fest, dass sich die Konsumformen und auch die Suchtkarrieren stark verändert haben. Auf die neuen Herausforderungen gilt es wieder neue Lösungen zu finden. Damit sich die traurige Geschichte nie mehr wiederholt, dürfen wir nicht beim Erreichten stehen bleiben.

Geleitwort von Dr. med. Albert Wettstein

A. Wettstein, PD
Chefarzt des Stadtärztlichen Dienstes von Zürich

Zur Zeit als Walter Munz seine Tätigkeit im Sune-Egge von Pfarrer Sieber aufnahm, war Zürich auf der ganzen Welt bekannt für seinen „Needlepark". Weltweit wurden Bilder vom Elend der offenen Drogenszene zur besten Sendezeit in den TV-Programmen gezeigt als Abschreckung dafür, wohin ein liberaler Umgang mit Drogen führe, auf dass der Krieg gegen die Drogen im eigenen Bereich weiter intensiviert werden konnte. Während dieser Zeit erfolgten mehrere Anläufe von Seiten der städtischen Behörden – zu denen ich ja auch gehöre – dem Elend ein Ende zu bereiten. Mehrere Versuche misslangen gründlich. Die Gefahr bestand, dass die schwächsten Glieder im „Needle park", die krank gewordenen Abhängigen, unter die Räder kämen. Die Situation war Solferino sehr ähnlich. Ich bat den Oberfeldarzt der Schweizer Armee zu prüfen, ob er nicht eine Sanitätshilfsstelle einrichten könnte, so kriegsnah wie im „Needlepark" könnten Sanitäter sonst nirgendwo ausgebildet werden. Inkognito und in Zivil besichtigte er die Front „Platzspitz". Er war beeindruckt vom kriegsähnlichen Elend, und er bejahte den potenziellen grossen Ausbildungsnutzen für Sanitäter, aber natürlich überwogen für den hohen EMD-Beamten juristiche und vor allem politische Bedenken. Umso wichtiger war uns, dass Pfarrer Sieber ein kleines Spital eingerichtet hatte – zwar frontnahe, aber doch etwas weg vom „Schuss" – wo die Kranken des Platzspitz Zuflucht fanden.

Natürlich ist es kein Zufall, sondern nichts als logische Konsequenz, dass ein echter Urwalddoktor und Nachfolger von Albert Schweitzer die Leitung dieses Spitals im Drogendschungel Zürichs übernahm. Nur wer Albert Schweitzers Haltung des Respektes vor der Würde jeder Kreatur, auch des schwerst verwahrlosten, unkooperativen, immer wieder rückfälligen und sich selbst schädigenden Drogenabhängigen mitbrachte, konnte diese Aufgabe – viel mehr Berufung als Job – ausführen.

Für mich als Stadtarzt war es einer der seltenen Glücksfälle, dass uns mit Walter Munz nicht nur ein äusserst engagierter Arzt, sondern auch ein tätiger Humanist zur Seite gestellt wurde. So konnten wir uns darauf verlassen, dass für die Kranken der Drogenszene mit dem Sune-Egge ein eigentliches Hospiz – nicht nur ein technisch eingerichtetes Spital – zur Verfügung stand. Dieser Hort der Genesung entwickelte sich im Gleichschritt mit der Aidsmedizin und der Neuorientierung der Zürcher Drogenpolitik unter der Leitung von Walter Munz zu einem Ort, wo erfolgreich aidskranke Drogenabhängige behandelt wurden und oft auch längerfristig geheilt werden konnten.

Für uns alle vom Stadtärztlichen Dienst wird der Sune-Egge unter Walter Munz als eine der eindrücklichsten Lernerfahrungen in Erinnerung bleiben. Dafür danke ich nicht nur in meinem persönlichen Namen, sondern auch im Namen des ganzen Stadtärztlichen Dienstes und der Stadt Zürich Walter Munz ganz herzlich.

Mein Weg in den Sune-Egge

Es begann in Lambarene

Mein Vater war praktischer Arzt in Arbon am Bodensee. Meine Mutter war vor ihrer Heirat Primarlehrerin gewesen. Leider ist sie früh krank geworden und hat meinen Vater, meine beiden Geschwister und mich verlassen müssen, als ich 17-jährig war. Die Geborgenheit in Mutter und Vater ist bis heute ein Teil meiner Kraft. Ereignisse, die mich betreffen, empfinde ich als gut, ob sie mich gegenwärtig glücklich machen oder belasten.

Während meiner Gymnasialzeit trat Albert Schweitzer in mein Leben – als Urwaldarzt, aber auch als Theologe, Philosoph und Musiker. Durch sein Beispiel und seine Bücher wurde er mein wichtigster Lehrer, lange bevor ich ihm zum ersten Mal begegnete. Ich hoffte, später etwas Ähnliches tun zu können wie er.

Nach Abschluss des Medizinstudiums in Zürich führte mein beruflicher Weg in die Spitäler von Rorschach, Neapel, St. Gallen, Lambarene, Aarau und Wil. Damit der Lebenszug jeweils die nächste Station erreichen konnte, waren Weichen zu stellen. Ich habe den Eindruck, die wichtigsten Entscheide meines Lebens seien nicht von mir, sondern von anderen Menschen getroffen worden.

Gegen das Ende meiner Assistentenzeit in Rorschach stand in der Schweizerischen Ärztezeitung das Inserat: *Albert Schweitzer sucht für sein Spital in Lambarene (Äquatorialafrika) einen Arzt mit mindestens zweijähriger Ausbildung in Chirurgie, der französisch spricht und ledig ist*. Das war fast eine Definition meiner selbst. Jetzt wollte ich den Schritt dorthin tun.

Was mir die Nähe des damals 86-jährigen Albert Schweitzers bedeutete, … … kann ich kaum nennen

So kam ich im Frühling 1961 zum ersten Mal nach Lambarene. Was mir die Nähe des damals 86-jährigen Albert Schweitzers bedeutete, den ich während seiner letzten vier Lebensjahre fast täglich erlebte, und auch was mir die Begegnung mit den Afrikanern und ihrem Land geschenkt hat, kann ich kaum nennen. Während der mehr als zehn

Arbeitsjahre in Lambarene, die insgesamt folgten, lernte und sah ich beinahe unendlich vieles. Es ist nicht möglich, diese Zeit in wenige Worte zusammenzufassen. In einem Buch *Albert Schweitzer im Gedächtnis der Afrikaner und in meiner Erinnerung* (Verlag Paul Haupt, 1991) habe ich versucht, das Wesentliche darüber aufzuschreiben.

Nach meinen ersten zweieinhalb Jahren in Lambarene trat ich in die Klinik für Innere Medizin des Kantonsspitals St. Gallen ein, um das Fundament meines Berufes möglichst gründlich kennen zu lernen und um wohl später meinen Vater in Arbon abzulösen. Während dieser Zeit schrieb mir Albert Schweitzer mit aller Dringlichkeit, ich möge nach Lambarene zurückkehren und die ärztliche Leitung seines Spitals übernehmen, da er bald sterben werde. Nie im Leben hatte ich an diese Aufgabe gedacht, ahnte deren Schwierigkeit und war mir der Grenzen meiner Kraft und bisherigen Ausbildung bewusst. So schrieb ich dem alten Doktor schweren Herzens die Gründe, warum ich seinem Ruf nicht folgen könne, so tief er mich bewege und erschüttere.

Im Stellwerk meines Lebens wurde eine Weiche ohne mein Zutun gestellt: Auf meinen zweiten Absagebrief hin antwortete Albert Schweitzer in einem dritten Appell, er danke mir, dass ich seinen Ruf jetzt angenommen habe – er erwarte mich im September 1964. Daraufhin flog ich gemeisam mit meinem Vater nach Lambarene, denn eine dieszügliche Entscheidung war für uns beide folgenschwer. Fünf Wochen lang besprachen wir mit dem Doktor die komplizierte Gegenwart und die unsichere Zukunft des Spitals. Das hohe Alter wichtiger Teile des Krankendorfes (Baujahr 1926) und die ungewisse Entwicklung des eben unabhängig gewordenen Landes Gabun waren besondere Themen zum Nachdenken.

Die Weichenstellung, die Albert Schweitzer bewirkt hatte, wurde am Ende unseres Aufenthaltes bestätigt. Meinerseits konnte ich jetzt mit eindeutiger Freude und Begeisterung zusagen, und mein Vater ermutigte mich herzhaft dazu. Mir war die Entscheidung auch darum möglich geworden, weil ich die leitende Aufgabe in Lambarene nie selber gesucht, sondern von Schweitzer anvertraut bekommen hatte. Ich bedingte mir noch ein halbes Jahr Ausbildungszeit in Gynäkologie und Geburtshilfe aus und versprach, im Frühling 1965 anzutreten. Ich wurde der zweitjüngste im damaligen Kollegenteam von sechs Ärzten. Im September 1965 ist Albert Schweitzer gestorben, mit über 90 Jahren.

In Lambarene lernte ich meine Frau Jo kennen, die als holländische Hebamme und Krankenschwester sieben Jahre lang dort gearbeitet hat. Der afrikanische Ortspfarrer traute uns 1968. Seither wandern wir unseren Weg gemeinsam und glücklich. Nach der Rückkehr in die Schweiz folgten vier Jahre weiterer Ausbildung am Kantonsspital Aarau, bis zur FMH-Reife in der Chirurgie. Anschliessend war ich während 18

Jahren im Spital von Wil tätig. In dieser Zeit bekamen wir unsere drei Töchter Andrea, Mirjam und Irene. Die weitere Entwicklung des Spitals von Lambarene, in gemeinsamer Verantwortung mit afrikanischen, europäischen und amerikanischen Freunden, ist mir bis heute ein festes Anliegen geblieben.

Unser Familienleben gleicht einem zweistimmigen Lied: Eine Stimme singt den Tag unseres europäischen Lebens in der Schweiz, die andere tönt vielfältig dazu mit fröhlichen, aber auch sehr ernsten Klängen aus Afrika. So verschieden sie sind: Die beiden Melodien passen gut zueinander.

Eine dreiwöchige Wanderung im Hohen Atlas von Marokko, mit meiner ganzen Familie und einem vertrauten ärztlichen Freund, liess mich und uns alle das Leben aus Distanz betrachten. Wir waren mit acht Berbern und ihren Maultieren unterwegs. Auf den einsamen, stillen und weiten Bergen, zwischen 2000 und 4000 Metern über Meer, wurde klar, dass die Zeit reif geworden war für eine neue Aufgabe. In Marokko beschloss ich, aufmerksam zu werden für etwas, von dem ich noch keine Ahnung hatte.

Zum ersten Mal bei Pfarrer Sieber und seiner Frau Sonja

Wir waren erst ungefähr drei Wochen von unseren Wanderungen im Hohen Atlas zurückgekehrt. Da fand meine Frau in der Ärztezeitung ein Inserat von Pfarrer Sieber, der einen leitenden Arzt suchte für die Sozialmedizinische Krankenstation Sune-Egge in Zürich, wo Drogenabhängige und Aidspatienten behandelt wurden. Jo legte das Heft offen auf die Kommode, wo jeweils unsere Post lag. So musste ich es am Abend sehen. Das Inserat weckte uns beide für etwas, was uns bisher kaum bekannt gewesen, von dem wir aber wussten, wie zeitgemäss es war. Junge Menschen, Sucht, HIV und Aids, das waren aktuelle Themen. Vor uns stand eine offene Türe. Wir hatten Pfarrer Siebers Buch „Menschenware – wahre Menschen" schon früher mit grosser innerer Zustimmung gelesen. Die Aufgabe interessierte uns beide. Die Zweifel, ob mein berufliches Rüstzeug als Chirurg genügen könne und ob mein Alter von 57 Jahren nicht ein zu grosser Nachteil sei, hatte der Pfarrer zu beurteilen, nicht ich. Ich schrieb ihm.

Zwei Wochen später sassen Jo und ich an einem Morgen bei Herr und Frau Sieber in ihrem Pfarrhaus von Zürich-Altstetten. Wir erinnern uns an die Freude, in Ernst und Sonja Sieber ergriffenen Menschen zu begegnen. Sie waren beide hellwach für das, was in unserer Zeit und Gesellschaft nicht gut ist, und sie standen überzeugt, mutig und doch bescheiden in einem selbstgewählten Dienst, ihr Mögliches zu tun.

Die beiden Siebers wirkten auf uns in keiner Weise frömmlerisch oder verstiegen. Sie redeten eine andere Sprache als manche schmalspurige fromme Aktivisten. Wir spürten, dass sie ganz nahe mit den Menschen dachten und lebten. Sie redeten mit uns in einem Geist von Freude, Freiheit, Begeisterung, auch von begründeter Rebellion, mit Natürlichkeit und Kraft, aber auch in sehr echter Sorge. Jo und ich spürten etwas von der Last, die diese Sorge für beide bedeutete.

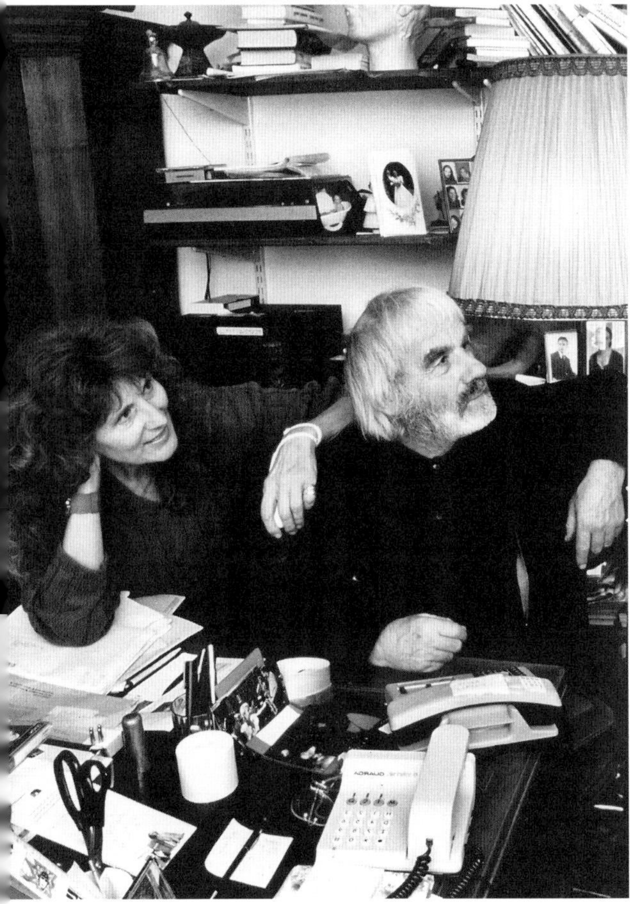

Sonja und Ernst Sieber

Der Pfarrer redete vom Neuen Testament und dass der Auftrag Jesu, für den Armen ein Bruder und für den Nächsten ein Nächster zu sein, so gegeben und so zu verstehen und nach aller Möglichkeit zu erfüllen sei. In Sonja spürten wir eine jugendliche Kraft, zugleich liebenswürdig, ermutigend und überlegen. Sie sprühte ohne jedes Gestürm. Sie überzeugte uns ebenso wie ihr Mann. Dass im engen Korridor vor dem Zimmer, wo wir unsere eventuelle gemeinsame Arbeit besprachen, auf einem einfachen Sofa bereits zwei hilfsbedürftige Menschen sassen und warteten, als Jo und ich das Haus betraten, war ein Teil des Ganzen, das uns imponierte. Es gefiel uns, dass wir sorgfältig nach meinen Kräften und Wünschen gefragt wurden ebenso wie nach dem, was ich anzubieten hätte. Und es gefiel uns weiter, dass Siebers auch über sich selbst erzählten. Zur gesamten, ernsthaften und doch gemütvollen Atmosphäre passten die vielen Bücher an den Wänden, die Blumen im Zimmer, die fertigen und die erst begonnenen Plastiken auf den Fenstersimsen und Tischchen und ein grosses Bild von Sonja, das der Pfarrer gemalt hatte.

Es war den beiden sehr wichtig, dass Jo mich zuhause voll unterstützen könnte, denn die Aufgabe im Sune-Egge sei anspruchsvoll und psychisch belastend. Miteinander assen wir dann eine Gemüsesuppe, Wienerli und Brot. Es wurde vereinbart, dass Frau

Sieber uns am Nachmittag den Sune-Egge zeigen werde. Dieser Morgen war für uns denkbar erfreulich gewesen. Wie würde die Krankenstation auf uns wirken?

Der Sune-Egge ist das Haus an der Konradstrasse 62, zu Fuss in drei Minuten vom Hauptbahnhof Zürich aus erreichbar. Noch kürzer ist die Distanz zum Platzspitz. Wir kamen in ein Quartier, das für Jo und mich unbekannt war. Die Strasse wirkte unheimlich. Die Gestalten, die in kleinen Gruppen an der Eingangstreppe des Sune-Egge standen oder sassen, waren uns fremd. Frau Sieber grüsste sie freundlich. Ich bemerkte nicht, ob jemand zurückgrüsste. Spürbar hoffte Frau Sieber, uns das Haus freundlich vorstellen zu können, als einen Ort, der etwas Persönliches, Wärme und Ordnung schenkt mitten in der unruhigen Umgebung. Aber die Gasse spülte wie eine undurchsichtige, dunkle und gefährliche Brühe an uns heran. Im Treppenhaus johlte eine Frau und schimpfte. Ich konnte sie nicht verstehen. Im ersten Stock betraten wir die Cafeteria. Dort sassen einige Männer, zum Teil mit schwarzen Hüten, die das Gesicht zudeckten, schläfrig oder unzufrieden oder frech oder gelangweilt. In kleinen Häufchen lag Asche auf einem grossen Schiefertisch, unter dem ein Hund lag.

Gegenüber der Cafeteria, im Sprechzimmer, beschwerte sich und schimpfte der Arzt Alfons Suter mit Frau Sieber ganz ungehörig; der Boden sei alles andere als hygienisch, er hätte das schon beim Einrichten erklärt. Von uns zwei „Besuchern" nahm er kaum Notiz. Er habe jetzt keine Zeit. Immerhin waren wir angemeldet gewesen, und Dr. Suter wusste, dass ich mich für seine Nachfolge interessierte, denn er wollte den Sune-Egge verlassen. Später erst erfuhr ich, wie total dieser Arzt sich eingesetzt hatte für seine Patienten, so sehr, dass er wohl ausgebrannt und erschöpft war und sich wahrscheinlich darum nicht mehr angemessen verhalten konnte. Frau Sieber versuchte, an der Situation zu retten, was zu retten war. Wir besuchten mit ihr einen kleinen sauberen Behandlungsraum und die Apotheke, im Überblick auch einige Patientenzimmer. Zum baldigen Abschluss der Besichtigung wurde uns ein Kaffee angeboten in der Cafeteria. Dankend lehnten wir ab, da wir schon einen getrunken hätten. In Wahrheit sträubte sich etwas in uns, an einen der Tische zu sitzen. Auf der Strasse dankten wir Frau Sieber herzlich und liessen ihren Mann grüssen. Wir müssten uns die Sache jetzt überlegen.

Ich war traurig und enttäuscht. In mir stand der Eindruck fest, dass ich den Kranken dieses Hauses nicht helfen könne. Für Felswände und Abgründe, wie ich sie so noch nie erlebt hatte, war ich nicht gerüstet und hatte nichts anzubieten. Diese Menschen könnten mich wahrscheinlich auch nicht ernst nehmen, weil ich von ihrer Sache und ihrem Leben nichts verstand. Jo begriff und teilte meine Einschätzung und Enttäuschung. Zuhause und wieder im Spital Wil dünkte es mich nun sehr leicht, in einem sauber geputzten Operationssaal, mit einem kompetenten Team und mit hellem Licht korrekt vorbereitete Patienten zu behandeln, die ich meistens schon

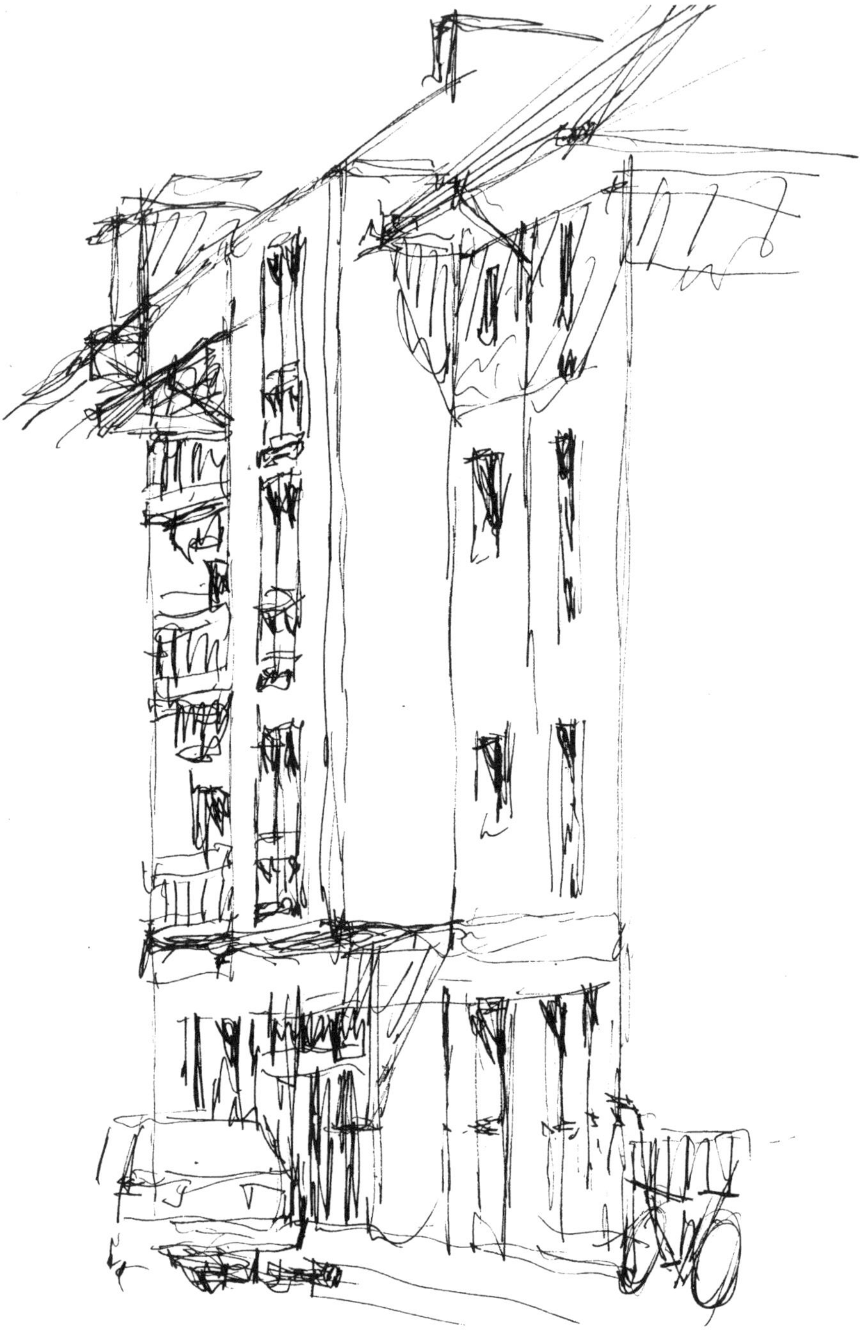

Die Sozialmedizinische Krankenstation Sune-Egge, Skizze von Hanny Fries

vom Vorabend her kannte und mit der vertrauten Kollegin von der Anästhesie hatte besprechen können. Es waren Kranke mit Gallensteinen, einem Kropf, einem Darmverschluss oder einem Knochenbruch. All das konnte auch belasten, das wusste ich gut. Aber der Sune-Egge, die Drogensucht, seelisch-körperlich-soziale Verwahrlosung, Prostitution, Einsamkeit, Kriminalität, Aids… Nein! Dem allem war ich nicht gewachsen. Der Tagtraum war ausgeträumt.

Es folgten die Nachtträume: Ich sah die Menschen vom Sune-Egge immer wieder dicht vor mir und um mich herum. Sie riefen mich nicht, aber sie waren Nacht für Nacht eine dringliche Herausforderung. Jo ging es ähnlich wie mir.

Also reiste ich am nächsten freien Nachmittag wieder an die Konradstrasse. Im Spital Wil wusste niemand von meinen Ausflügen nach Zürich. Beim zweiten Besuch erlebte ich Dr. Reinhard Baumann, der mit einem Pensum von 50% am Sune-Egge tätig war. Er empfing die Patienten in der Sprechstunde freundlich, einfach, ganz normal und ohne den leisesten Vorwurf, und er erhielt von ihnen glaubwürdige und eindrückliche Antworten. Manchmal gab es auch ein lustiges Lachen. Ich habe Reinhard meine Dankbarkeit später mündlich gesagt und bezeuge es gern auch hier: Pfarrer Sieber und seine Frau haben mir die Betroffenen in den Kopf und ins Herz hineingeläutet, und Reinhard Baumann hat mir mit seiner Geduld und Menschlichkeit den Sune-Egge innerlich möglich gemacht. Noch drei weitere Male ging ich an die Konradstrasse, zu Gesprächen mit der Oberschwester Elisabeth Walser und mit dem administrativen Leiter Peter Zemp, vor allem zu Gesprächen mit etlichen Patienten. Unbedingt wollte ich auch die beiden Bettenstationen gründlich sehen, den zweiten Stock mit den Akutpatienten und den dritten für die so genannten terminalen Kranken

Nach dieser Vorbereitung schrieb ich dem Pfarrer, dass ich unter zwei Voraussetzungen bereit sei, zu kommen:

1. 200% Arztstellen statt 150%
2. Anschluss des Sune-Egge an den Stadtärztlichen Dienst (SAD) von Zürich, für Notfall- und Piquettdienst in der Nacht und an Wochenenden.

Pfarrer Sieber zeigte sich bereit für die erste Bedingung, war aber leider nicht einverstanden mit der zweiten, da er befürchtete, eine Annäherung an den öffentlichen SAD bedeute einen Persönlichkeits- und Autonomieverlust für den Sune-Egge. Daraufhin schrieb ich Pfarrer Sieber traurig, dass ich in diesem Fall im Spital Wil bleibe.

Ein Gespräch mit Ärzten und ein Ratschlag...

Wenige Tage nach meinem Absagebrief an den Pfarrer rief mich an einem Abend Dr. Wettstein an, der Chefarzt des SAD: *Pfarrer Sieber ist zu mir gekommem und wünscht für den Sune-Egge eine Zusammenarbeit mit dem SAD. Sind Sie interessiert an einer Besprechung?* Am Geräusch des Blätterns spürte ich durch das Telefon, dass Dr. Wettstein mein Bewerbungsschreiben samt Referenzen vor sich hatte. Ich sagte sofort zu.

Das Gespräch zu dritt im Gesundheitsamt der Stadt Zürich, mit Dr. Albert Wettstein und mit seinem Stellvertreter Dr. Caspar Bruppacher, war offen, informativ und angenehm persönlich. Ich erklärte den beiden Kollegen, dass mein Hauptzweifel an meiner Kandidatur das Fehlen einer gründlichen internistischen Ausbildung sei, und von Drogenmedizin wisse ich bis jetzt überhaupt nichts. Dr. Wettstein antwortete, er habe diesbezüglich keine Bedenken, das Fehlende sei lernbar, und meine ärztliche Allgemeinbildung sei gut. Seiner Erfahrung nach sei das Wichtigste in der Behandlung von Drogenpatienten – sogar eine unabdingbare Voraussetzung für eine eventuelle Genesung – dass eine tragfähige persönliche Beziehung zwischen Arzt und Patient entstehe, welcher sich voll anerkannt, verstanden und ernst genommen fühlen müsse. Dann wurde ich über die Aufgaben des SAD orientiert, über die zugeordneten acht Krankenheime mit insgesamt ungefähr 1600 alten Patienten und über die zwei suchtbezogenen Häuser, die dem SAD angehörten, nämlich das „Krankenzimmer für Obdachlose" an der Kanonengasse, mit seinem leitenden Arzt Dr. Fredi Studer und die „Städtische Drogen-Entzugsstation Frankental", wo Dr. Bruppacher der leitende Arzt war.

Dann sprachen wir über die zu planende Koordination der Sune-Egge-Ärzte mit denen des SAD. Ich sollte fachtechnisch Dr. Wettstein unterstellt sein, und alle Nacht- und Wochenenddienste würden vom Pikettarzt des SAD übernommen. Die Kollegen vom Sune-Egge würden in diesen Pikettdienst einbezogen und hätten im Turnus die gleichen Pflichten in allen SAD-Institutionen. Dies war ein idealer Vorschlag. Mehr hatte ich weder erhoffen können noch gewünscht. Auf diese Weise konnte ich als Anfänger in der Drogenmedizin auf den Rat der SAD-Ärzte bauen, die sich ebenfalls mit Sucht, HIV und Aids befassten. Dr. Bruppacher, seinerzeit als Kollege mit meinem Freund Hans Güntert im Kamerun tätig, versprach mir jede notwendige Hilfe und wurde für mich sofort eine Vertrauensperson.

Das Vorstellungsgespräch war so sorgfältig und freimütig verlaufen, dass Dr. Wettstein zum Schluss halb scherzend, halb ernst sagte: *Herr Munz, Sie haben etwas Wichtiges und Interessantes vor sich, aber nichts Leichtes. Pfarrer Sieber ist ohne Zweifel einer der ganz bedeutenden Menschen in unserer Stadt. Wir haben ihm enorm viel zu verdanken. Man darf nur einen Fehler nicht begehen – mit ihm zusammenarbeiten. Aber Ihnen traue ich zu, dass Sie das fertig bringen.*

Jetzt waren die Würfel gefallen. Ich berichtete Pfarrer Sieber von meiner Begegnung mit Dr. Wettstein. Endlich waren die zwei Knoten zerschnitten, mein eigener zuerst und dann der von Ernst Sieber. Jetzt brauchte ich nur noch einen Arbeitsvertrag, denn ohne einen solchen würde ich im Spital Wil nicht kündigen. Aber Arbeitsverträge gab es bei Pfarrer Sieber bis dahin nicht. Ich bestand darauf und erhielt ihn. Nachdem ich meine Kündigungsfrist von 6 Monaten in Wil erfüllt hatte, war ich frei, am 1. Juli 1991 an der Konradstrasse 62 anzufangen.

Noch bevor ich dort tatsächlich beginnen konnte, suchte meine Frau eine eigene Aufgabe mit Drogenpatienten, damit wir einander auch in meiner neuen Aufgabe gut verstehen würden. Sie arbeitete dann während etlicher Jahre in den Kontakt- und Anlaufstellen Gessnerallee und Letten, auf dem Platzspitz und in der Entzugsstation Bläsimühle. Früher schon war sie als freiwillige Mitarbeiterin in etlichen Gefängnissen tätig gewesen. In der Zeit, die nun folgte, hat jedes von uns dem andern am Abend seinen Tag erzählt. Wir brauchten täglich mehr als eine Stunde dafür, Kopf und Herz voreinander auszuschütten nach so viel aufregender, anregender, aber auch ermüdender Erfahrung. Auf diese Weise stellten wir uns gegenseitig wieder her und machten uns bereit für den folgenden Tag.

Im Rückblick: War der Wechsel in den Sune-Egge richtig?

Ich hatte die Chirurgie fast leidenschaftlich lieben gelernt, und an gelegentlich komplizierten Verläufen habe ich intensiv gelitten. In Afrika besonders hatte ich oft ein unerhörtes Glücksgefühl empfunden, so vielen schwer bedrohten Kranken mit relativ einfachen, für die Region aber sehr guten Mitteln helfen zu können. Meine operative Tätigkeit war vielfältig gewesen. Sie reichte vom eingeklemmten Leistenbruch zur quälenden Harnverhaltung, von der Magenresektion über den Kaiserschnitt zur Kataraktoperation, von der Pylorusstenose des Säuglings bis zur Hasenscharte und zur Versorgung von Unfällen, auch mit Osteosynthesen. Ich zähle das alles nicht mit Stolz auf, sondern in Dankbarkeit dafür, dass ich meinen Beruf in dieser Fülle habe ausüben können und so lange gesund bleiben durfte.

Die chirurgische Tätigkeit in der Schweiz, wo viele spezialisierte Ärzte wirken, brachte selbstverständlich europäische Akzente und ein etwas schmaleres Spektrum von Aufgaben im Vergleich mit jenem in der dritten Welt. Der kranke Mensch hat aber hier wie dort den gleichen Anspruch auf die ganze Aufmerksamkeit des ganzen Arztes. Darum ist die Faszination des Berufes an keinen Ort gebunden.

Dass ich jetzt in den Sune-Egge einziehen, Neues lernen und anderes Wichtiges tun konnte, bedeutete für mich eine Chance, die mich mehr herausforderte, als ich geahnt hatte. Ich wurde in eine tägliche Auseinandersetzung mit neuen, brennenden und zum grossen Teil ungelösten Probleme hineingestossen. Ich habe den Schritt nie bereut.

For all what has been - Thanks!
For all what will come - Yes!

Dag Hammarskjöld

Ekstasen – und warum wir sie brauchen

Das Wort Ekstase ist griechischer Herkunft – Ekstasis. Es bedeutet zunächst nur das „Aussenstehen": Draussen, losgelöst und entlastet sein, weg von aller Verpflichtung – Ekstase. Erst im späteren Sprachgebrauch mischte sich in den Sinn dieses alten Begriffes auch das Frenetische, das intensivste, rasend-tobende Erleben bis hin zum Bewusstseinsverlust, welches heute so leicht und beinahe ausschliesslich mit dem Wort assoziiert wird. Andere Übersetzungen von Ekstase sind: Verwunderung, Entsetzen, Verzückung, Verrücktheit, Königreich der überirdischen Welt. Ekstase ist nicht nur das Austreten und Aussensein, sie ist auch das Hineinstürzen und Innensein in etwas anderem, das wir als beglückende Erweiterung unseres Lebens empfinden können und von dem wir spüren, dass es etwas Höherem zugeordnet ist.

Im Lexikon steht über die Ekstase: *Zustand höchster Steigerung des Lebensgefühls (Aussersichsein, Verzückung, Entrückung), bei dem die Seele gleichsam aus dem Körper heraustritt und das Gefühl der eigenen Begrenztheit, Endlichkeit und Situationsbedingtheit verliert. Die religiöse Ekstase wird in der Mystik als unmittelbare Vereinigung mit dem Göttlichen und als Ergriffensein von Gott aufgefasst.*

Der Austritt aus einem regelmässigen Geschehen kann sinnvoll und äusserst belebend wirken. Er kann sogar selbst ein Teil der Ordnung sein. Im alten Testament steht, dass Gott die Ordnung so bestimmte: *Sechs Tage sollst du arbeiten, aber den siebten sollst du heilig halten.* In Goethes Gedicht vom Schatzgräber heisst das Motto: *Tages Arbeit – abends Gäste, saure Wochen – frohe Feste.* Die Lateiner wussten: *Variatio delectat* – Verschiedenheit, Abwechslung erfreut. Sogar wenn wir unsere Tage friedlich und im Gleichgewicht erleben, haben wir von Zeit zu Zeit Ferien nötig. Nach getaner Arbeit tut der Feierabend wohl und hilft uns, die Kraft für den nächsten Tag zu finden. In Friedenszeiten bekommen sogar die Soldaten am Abend „Ausgang".

All dies ist gewiss weit entfernt von dem, was „Ekstase" ist und vermittelt. Aber es hat zu tun mit dem „Austritt", den wir immer wieder nötig haben für unser Wohlbefinden und inneres Gleichgewicht. Es geht um das Austreten aus einem gewohnten, manchmal ernüchternden oder gar lähmenden Lebenstramp. Ähnlichkeit besteht auch zum Sinn von Fastnacht und Karneval, und heutige Äquivalente heissen – vor allem für junge Menschen – Technoparty, Rave, Streetparade, Videogames,

Trance-Party, Car Race, Bridge Jumping, Near-death-experience und andere. Das Glücksgefühl über sportliche und spitzensportliche Leistungen gehört ebenfalls hierhin, auch die besonders intensive Freude über einen Sonnenaufgang, der uns nach strengem Aufstieg durch die Nacht auf einem Bergipfel bezaubern kann.

Ekstatische Erlebnisse in Afrika

Während meiner zehn Arbeitsjahre in Lambarene erlebte ich viel Ekstatisches im Leben der Afrikaner. Es ist mir bewusst, dass ich nach meiner eigenen Erfahrung nur über die Bewohner des äquatorialen Urwaldes in der Umgebung von Lambarene berichten kann, nicht über „die Afrikaner", doch sah ich grundsätzlich Ähnliches auch in mancher anderen Gegend von Schwarzafrika.

Die Lebensweise dort unterscheidet sich wesentlich vom jetzigen abendländischen Verhalten. Nach unserer Vermutung steht sie dem Ursprung des Lebens näher als unsere eigene. Dort feiern die Menschen regelmässig wiederkehrende Feste von ekstatischem Charakter, und diese sind für sie ein Teil der kosmischen Ordnung. Während ihrer häufigsten Zusammenkünfte, in jeder Nacht vom Samstag auf den Sonntag, sah ich alle Beteiligten ihr Persönliches ablegen, auch die alltägliche Kleidung. Die Frauen erschienen in langen weissen Gewändern. Die Männer trugen einen Lendenschurz. Der berauschende Saft der Iboga-Pflanze, den sie am Anfang getrunken hatten, beflügelte ihre Seelen und steigerte die Energie ihrer Körper so, dass sie begeistert blieben bis zum Morgengrauen. Jeder im Dorf war beteiligt, vom Säugling auf dem Rücken seiner Mutter bis zu den Grosseltern und Urgrosseltern.

Solche Zeremonien schienen für alle eine Selbstverständlichkeit zu sein, die von niemandem hinterfragt wurde. Im Kern diente das Fest der Verehrung der grossen göttlichen Lebenskraft. Als sichtbares Zeichen der religiösen Bedeutung wurden vor Beginn der Feier die Seelen der Ahnen eingeladen, mit Rufen, Pfiffen und Hornstössen. Nie begann das Fest, bevor nicht alle Anwesenden „wussten": *Jetzt sind die Geister der Ahnen da.* – Nach der Feier und zum Dank dafür wird im Glauben dieser Menschen die göttliche Lebenskraft gemeinsam mit der Kraft der Ahnen im Alltag der Lebenden weiterhelfen. So dachten und hofften sie, so denken und hoffen sie.

Vielleicht die eindrücklichste und hilfreichste Ekstase konnte ich bei Afrikanern in ihrer Trauerbewältigung miterleben. Wenn jemandem ein naher Angehöriger durch den Tod entrissen war, einer Mutter ihr Kind, einem Mann seine Frau, einer Frau ihr Mann, so war der Hinterlassene zuerst zwar noch fähig, eine notwendige Vorkehrung vernünftig zu treffen, den Verstorbenen zuzudecken oder ihn an einen geeigneten

Ort zu tragen oder tragen zu helfen. Dann aber schlug urplötzlich wie ein nicht zu verhinderndes Naturereignis der Augenblick ein, in welchem der Trauernde jede Kontrolle über sich verlor, seine Kleider zerriss, die Haartracht aufraufte, sich den Leib mit Erde beschmierte, zu Boden stürzte und laut schreiend sich wälzte. Nicht ansprechbar fuchtelte er jetzt um sich, schrie schrill, unverständlich und wie wütend, bis dieser elementare Aufruhr sich allmählich legte, der Krampf sich löste und der versunkene Mensch wieder zu Wachsein und Ruhe auftauchen konnte. Solche Ereignisse erinnerten an epileptische Anfälle.

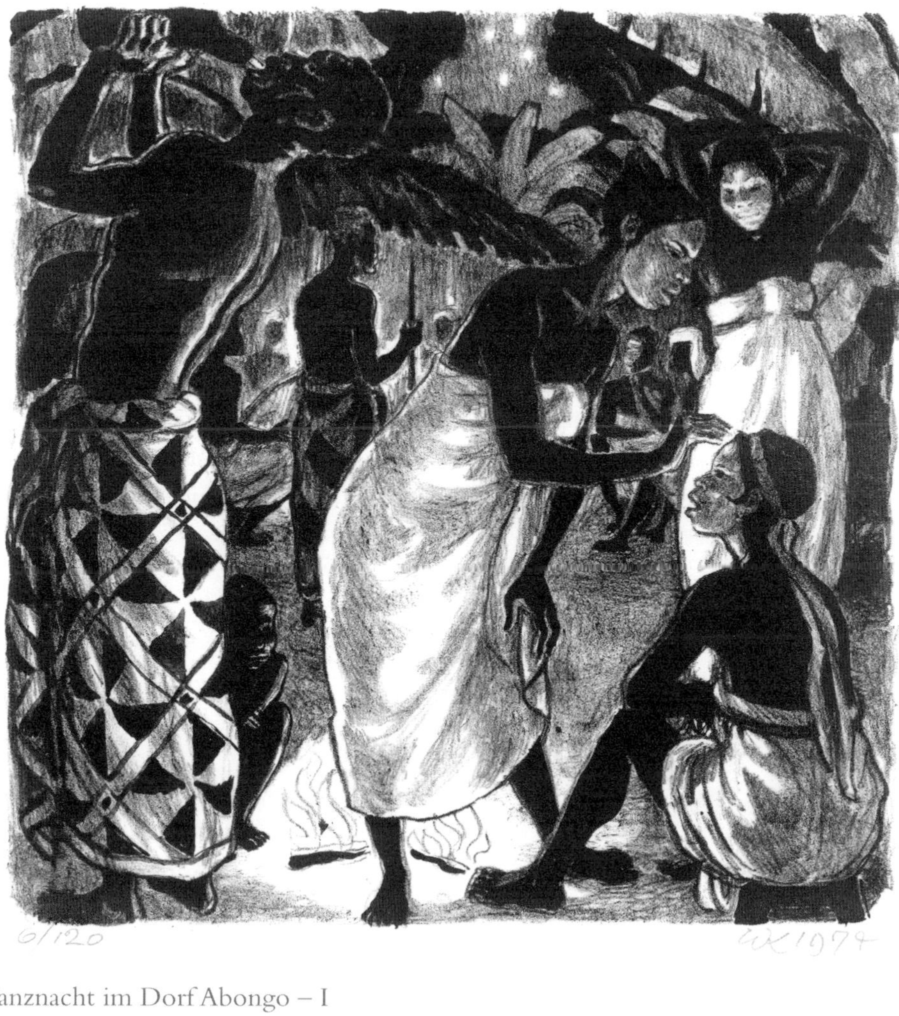

Tanznacht im Dorf Abongo – I
Die Tänzerinnen am Feuer sind dabei, einander mit weissem, blauem und rotem Ton das Gesicht zu schminken. Das hält die bösen Geister fern. Die Frauen haben die schmückenden Bänder und den weissen „Pagne" angezogen. Palmwein geht herum; sein Duft mischt sich betäubend mit dem des Okume-Harzes in den Feuern..

Wenn ich Zeuge von dieser akutesten Trauer wurde, hatte ich den Eindruck, als sei mit einem Mal der ganze Tränenkrug des Trauernden ausgeschüttet und leergeschleudert worden. Der Betroffene hatte in seiner Trauer-Ekstase den erleichternden Abstand vom schmerzlich-jähen Verlust gefunden, und jetzt stand ihm der weitere Weg im Leben wieder offen. Ich staunte, wie das Trauerthema nach derartigen, von Seele und Leib durchgelittenen Krämpfen wie endgültig verarbeitet war oder mindestens schien. Jedenfalls konnte der vorher unzugänglich Trauernde „danach" meistens mit aufgeklärter Distanz über seinen Toten reden, völlig entlastet. Weitere innere Kraft wurde nun nicht mehr an den Verstorbenen ausgegeben.

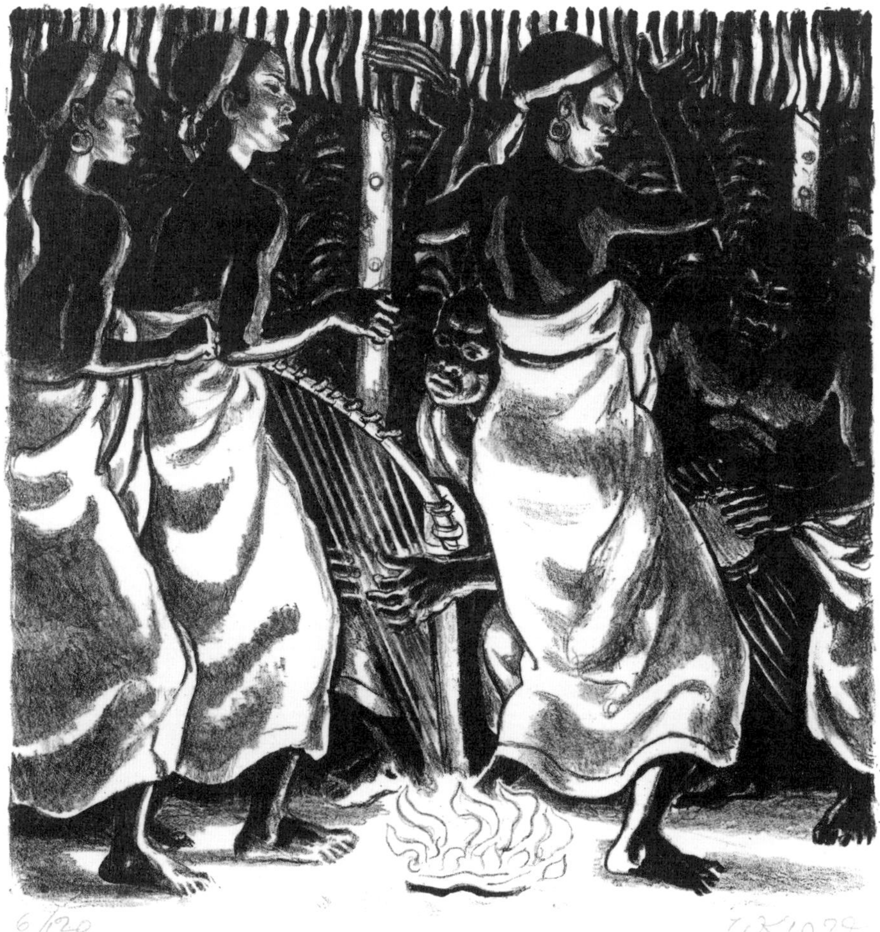

Tanznacht im Dorf Abongo – II
Um Mitternacht tritt kurze Stille ein. Dann brechen die Tamtam in mitreissendem Rhyhmus los. Mit vielstimmigem Gesang ziehen die Tanzenden in langer Reihe in die Hütte, um die Feuer. Frenetischer wird der Lärm, wilder die Bewegungen. Erschöpften Pausen folgen wieder neue Rhythmen.

Kürzlich sagte der Zürcher Theologe Georg Schmid – im Rahmen eines Vortrages über Depressionen – ein pointiertes Wort: *In Afrika findet der Weltuntergang nicht statt.*

Er meinte das ungefähr so: Wir Weissen der „ersten" Welt, die wir in vergleichsweise sehr grossem Wohlstand und Konsum leben – und erst noch überflutet werden von buntester Anregung zu „Mehr an Leben" – fühlen uns trotz allem oft bedrückt. Wir wissen von ungelösten individuellen und globalen Problemen: Bevölkerungsexplosion, Rohstoffverknappung, Klimabedrohung, Waldsterben, Kriege nah und fern, Aids und Terrorismus ... Wir kritisieren es und nehmen doch teil am weltweiten Streben der Besitzenden nach maximaler Stillung ihrer Bedürfnisse. So will sich bei uns die Lebensfreude nicht recht einstellen, und ausgerechnet in unsern Ländern mit dem höchsten Wohlstand ist die Selbstmordhäufigkeit besonders gross. – Nicht so im afrikanischen Dorf. Dort sind zwar viele Gründe für Verzweiflung und Endzeitgedanken hautnah spürbar, und die Menschen sind ihren Ängsten vielleicht noch wehrloser ausgeliefert als wir. Aber in ihren Ritualen, im gemeinsamen Austretenkönnen aus der Not erleben sie eine vitale Befreiung, und ihr Eintauchen in die Freude von Schöpfungsriten und Stammesmythen gibt ihnen Kraft. Soweit meine Erinnerung an die einleuchtenden Gedanken von Georg Schmid.

Europäer, die nach Afrika reisten, blieben oft am tiefsten und nachhaltigsten beeindruckt vom Lachen und Tanzen der Menschen, die sie dort sahen. Der senegalesische Dichter und frühere Staatspräsident seines afrikanischen Landes, Léopold Sédar Senghor, hat ein Gebet geschrieben über die Bedeutung und Botschaft Afrikas in der Welt. Einige Verse daraus seien hier wiedergegeben:

Gebet an die Masken

...Dass wir einst „hier" rufen bei der Wiedergeburt der Welt
Als jene Hefe, derer das weisse Mehl bedarf.*
Denn wer sonst sollte die an Maschinen und an Kanonen
gestorbene Welt den Rhythmus lehren?

Wer sollte denn sonst den Freudenschrei ausstossen,
der Tote und Waise bei neuer Dämmerung weckt?
Sagt, wer gäbe denn sonst den Menschen mit der zerfetzten Hoffnung
das Lebensgedächtnis wieder?...

* Vermutlich sind mit dem *„weissen Mehl"* in diesem Gebet die weissen Menschen verstanden. Senghor hat tief nachgedacht über die Wechselwirkung zwischen Weiss und Schwarz und über die mögliche Botschaft von Afrika an das Abendland. Er prägte den Begriff der „Négritude", beschrieb ihren hohen Wert und schenkte den Afrikanern damit ein neues Selbstbewusstsein.

Der Leser möge mir diesen langen, in anhänglicher und dankbarer Verbundenheit geschriebenen Exkurs zu den Afrikanern verzeihen. Ich habe mit ihnen sehr viel Unvergessliches erfahren, das mich seither begleitet. Es mindert den Wert dieser Erlebnisse nicht, dass neben Brauch auch Missbrauch war, neben dem grandios Schönen auch Hässliches.

Andere berühmte Ekstasen, insbesondere die Sehnsucht nach Gott im biblischen Sinn

Jeder Mensch und jedes Menschenvolk - überall und zu allen Zeiten – erlebte und wollte seine Ekstasen. Aus dem alten Griechenland blieben die Dionysosfeste bekannt. In einem Hymnus des indischen Rig-Veda (um 1500 vor Christus) steht geschrieben: *Wir tranken Soma – Wir wurden unsterblich – Wir fanden die Götter.*

Die christlichen Mystiker sehnten sich nach der Einheit mit Gott und suchten mit all ihrer Kraft, in sein Reich einzutreten. Wenn sie sich in dieser Einheit spürten, waren sie entzückt, fühlten sich ent-rückt, in Ekstase. Der Benediktiner Anselm Grün fand dafür einen trefflichen Ausdruck: *Sich in Gott hinein vergessen.*

Der Prophet Jesaia verhiess im alten Testament ein kommendes Friedensreich, in welchem gemeinsam mit den Menschen auch alle Kreatur wunderbar erlöst sein wird:

Da wird der Wolf zu Gast sein bei dem Lamme
und der Panther bei dem Böcklein lagern.
Kalb und Jungleu weiden beieinander,
und ein kleiner Knabe leitet sie.
Kuh und Bärin werden sich befreunden,
und ihre Jungen werden zusammen lagern …

Nichts Böses und nichts Verderbliches wird man tun
auf meinem ganzen heiligen Berge,
denn voll ist das Land von Erkenntnis des Herrn,
wie von Wassern, die das Meer bedecken. (Jesaia 11, 6–9)

Und im neuen Testament steht, wie eine Ergänzung zu Jesaia: *Gott wird alle Tränen abwischen von ihren Augen.* (Offenbarung 7,17)

Eros – die Ekstase der Natur

Rätselvoll und wunderbar wimmelt um uns her sichtbares und unsichtbares Leben, in der Gestalt von Mikroorganismen, Pflanzen, Tieren und Menschen. Jedes Lebewesen ist ein notwendiges Glied in der Kette der Generationen seiner Art. Ob wir es wollen oder nicht: Wir besitzen unser Leben nicht nur, sondern wir haben es empfangen, und wir können es weitergeben. Damit die Lebenskette jeder Kreatur weiterwachse, bedient sich die Natur einer wunderbaren Kraft. Wir Menschen spüren diese Kraft als die allergewaltigste, die wir erleben können – als Liebe. Sie macht uns reif und fähig zum Schönsten, im Gestalten wie im Empfangen. Der Augenblick ihrer biologischen Erfüllung – die sexuelle Ekstase – erschüttert unser tiefstes Wesen. Rilke schrieb darüber ein ergreifendes Gedicht:

Eros
Masken! Masken! Dass man Eros blende.
Wer erträgt sein strahlendes Gesicht,
wenn er wie die Sommersonnenwende
frühlingliches Vorspiel unterbricht.

Wie es unversehens im Geplauder
anders wird und ernsthaft ... Etwas schrie ...
Und er wirft den namenlosen Schauder
Wie ein Tempelinnres über sie.

O verloren! Plötzlich o verloren!
Göttliche umarmen schnell.
Leben wand sich, Schicksal ward geboren.
Und im Innern weint ein Quell.

Rainer Maria Rilke

Wir brauchen die Ekstasen – doch es gibt auch zerstörende und tödliche

Auch die Drogenpatienten – sogar die hartgesottensten Flucher und die so genannten Atheisten unter ihnen – sehnen sich in der Tiefe ihrer Seele nach einem Zustand von Befreiung und Erlösung, auch wenn sie ganz anderes reden und sich dessen meistens nicht bewusst sind. Manchen von ihnen habe ich im Sune-Egge „in einer schwachen Stunde" erlebt, welche vielleicht eine seiner besonders wertvollen und schönen war. In diesen Begegnungen zeigte sich, dass ein solcher Friede auch für sie das Ziel war, welchem sie in ihrer Ekstase nachgejagt hatten. Ihr Suchen war aber kein gemeinsamer Tanz in Freude – wie in Afrika – , sondern ein meist furchtbar müdes, einsames und enttäuschtes Sich-Dahinschleppen und leider auch Dahin-Mogeln. Die Drogenekstase, die ihnen erreichbar war, hatte grauenvolle Schattenseiten. Für uns andere war vieles von ihren Rausch- und Dämmerzuständen nur wie durch einen trüben Schleier wahrnehmbar, hinter welchem kalte Bitterkeit, Vorwürfe an andere und sich selbst, Verlust, Tränen und Verhärtung nicht zu übersehen waren. Immer wieder beobachteten wir aber auch die echte Hoffnung auf ein schliessliches Wegkommen vom Gift.

Vielleicht ist unser Leben erst möglich im Zusammenklang eines Hier in der Realität und eines Dort im Erträumten. Zum Gesundsein brauchen wir wahrscheinlich sogar einen abwechselnden Rhythmus zwischen den beiden, damit wir das Leben nicht nur ertragen und passiv erleiden müssen, sondern damit wir es mit Freude aktiv gestalten können. Die Natur selbst ist voller Rhythmen: Den Sonnenaufgang erlebten die Indianer als Lebensspende und Geburt. Ihren Untergang deuteten die alten Ägypter als vorübergehenden Tod. Goethe schrieb über den Sonnenuntergang: *Dort eilt sie hin und fördert neues Leben.*

Auch in uns selbst erleben wir unerschütterliche, kurzzeitige und lang anhaltende, doch unentrinnbar feststehende Rythmen: Unseren Herzschlag, Einatmen und Ausatmen, Wachen und Schlafen, Belastet sein und Entlastet werden, Geborenwerden und Sterben, Diesseitiges und Jenseitiges.

Wer aber in irgendeiner Art auf der Schattenseite des Lebens steht,… … der braucht die Ekstasen erst recht

Ekstasen sind wohltuende Intervallzeiten, die unserem Leben Spannung verleihen und die dazu beitragen, dass es wunderbar werden kann. Solche „Zwischenglücke" können wir allein oder in Gemeinschaft erleben, und ihre Dauer ist unwichtig. Sie sind Zeiten des Wiedererwachens abgenützter Kraft, erfrischende Augenblicke von Wachstum, Entdeckung, Läuterung und Stärke. Sie brauchen weder übernatürliche noch religiöse Prägung zu haben. Wer dafür wach ist, findet sein Zwischenglück in der unerwarteten Begegnung mit einem Menschen, in sportlicher Leistung, im Gezwitscher eines Vogels, im Sternenhimmel, im Plätschern des Baches, im Zauber einer Blüte, die sich entfaltet und duftet, im Erlebnis des Berges oder des Meeres, im Hören und Spielen und Singen und Tanzen einer Musik.

Wer aber in irgendeiner Art auf der Schattenseite des Lebens steht, in schwerer und andauernder Entbehrung lebt, der braucht die Ekstasen erst recht. In seiner Not kann er sie aber nicht frei auswählen. Dann ist er in Gefahr, aus inneren oder äusseren Zwängen abzustürzen in sehr düstere Ekstasen, die ins Elend führen. „Ecstasy" ist der heute fast allgemein bekannte Name einer Droge.

Ehrlicherweise müssen wir an dieser Stelle etwas innehalten. Wir Nichtkonsumenten kennen die drogengeborene Ekstase nicht. Diesbezüglich Erfahrene unter meinen Patienten, die zudem sagen konnten, was sie erlebten, schilderten mir ihr High als ein unvorstellbar wohltuendes, als *ozeanisch* empfundenes Glücksgefühl für Seele, Geist und Körper. Einer sagte, „es" sei wie ein lang anhaltender Orgasmus. Sie berichteten von diesem Zustand, dass restlos alles Unangenehme verschwinde – alles andere sei untergeordnet und werde vergessen. Darum sind manche Menschen krank und süchtig nach der Droge. Sie sehnen sich nach ihr mit jeder Faser ihres Wesens. In der Sucht werden etliche von ihnen bereit, für solches Glück alles andere zu vernachlässigen, alles andere zu opfern, ja!, alles andere zu opfern!

Dann ist er in Gefahr, aus inneren oder äusseren Zwängen abzustürzen… „Ecstasy" ist der heute fast allgemein bekannte Name einer Droge

Wir Nichtkonsumenten stellen sachlich fest: Je tiefer ein Mensch in die Drogenwelt abdriftet und dort im wörtlichen Sinn „verstrickt", verknotet und gefesselt wird, desto weniger nimmt er an dem Leben teil, das wir als „normal" wahrnehmen, und desto weniger bedeuten ihm die Freuden, Bedürfnisse und Pflichten, die auch er gekannt hatte vor seinem Einstieg in die Drogen. Wir müssen aber die gesellschaftliche Wahrheit anerkennen, dass es heutzutage Drogengeniesser gibt, die deswegen keineswegs in einer Hölle leben. Sie pflegen ein Konsumverhalten, das in vielen Kreisen schon vor Jahren salonfähig wurde. Es erlaubt ihnen ein Aus-Sich-Hinaustreten mit schönen Begegnungen, und es ermöglicht offenbar einige Stunden von höchstem Gücksgefühl. Diese Konsumenten sind gesund, besitzen oft ein ausgeprägtes Selbstbewusstsein und freuen sich am Leben.

Es darf jedoch nicht bagatellisiert oder gar vergessen werden, dass hier mit einer heimtückischen Gefahr, mit einem unheimlichen Feuer gespielt wird. Die Abhängigkeit von der Droge kann sich unter behaglichen Umständen einschleichen, und nicht wenige Betroffene haben in Gediegenheit und in aller Arglosigkeit den Anfang ihrer Sucht selber inszeniert.

Meine Gedanken dem Betroffenen gegenüber kann ich so zusammenfassen:

Ich habe dich oft gesehen, dich von der Sucht und der Polizei Gejagten, wie du geduckt und versteckt und allein auf der Treppe eines Kellereingangs hocktest mit deinem Spritzgerät. Dort hast du dir mit dem Stoff, mit Ascorbinsäure, Gläschen, Löffel, Feuer und Eisen einen Cocktail zubereitet. Und wenn du den Kick hastig genommen hattest, musstest du irgendwie neues Geld beschaffen für den nächsten Kick, und dann brauchtest du unweigerlich und sehr bald das übernächste Geld für den übernächsten Kick. Es war dir klar: die Droge war keine Lösung, sondern sie war deine Flucht, dein Leid und deine Gefangenschaft. Aus eigener Kraft konntest du jetzt nicht mehr anders als in deiner Sucht bleiben. Angst und ungestillte Bedürfnisse hattest du vor dir hingeschoben. Jetzt decktest du sie mit der Spritze zu. Und dadurch wurden sie schlimmer.

Das Faszinierende, das du in der Droge gesucht hattest, war ganz am Anfang für dich vielleicht eine lohnende Erfahrung, für die Sinne und dein ganzes Sein, etwas, was nichts anderes in der Welt dir in dieser Intensität schenken konnte. Ich weiss es nicht. Später brauchtest du die Droge oft angewidert zum Vertreiben ekelhafter Nebenwirkungen des Entzuges, und schliesslich wurde dir der Stoff die traurige Möglichkeit zum Wegschleudern deines zerbrochenen Lebens. Die Bezauberung des Anfangs hatte einen bitter hohen Preis.

Davon handeln die folgenden Kapitel.

Drogen, Drogensüchtige und Drogenpolitik

Im Lauf meiner Arbeitsjahre im Sune-Egge (Juli 1991 – März 1998) sind neben der weit überwiegenden Zahl junger Patienten auch manche Abhängige aus der frühen Zürcher Drogenzeit an der Konradstrasse 62 aufgetaucht – vierzig bis über sechzigjährige Frauen und Männer. Ungezählte waren natürlich schon früher an ihrer Sucht oder deren Folgen gestorben. Ungezählte andere kannte ich nicht.

Von den älteren, die ich selbst sah, kamen einige am Anfang nur selten, etwas scheu, meistens betont anständig, ärmlich-ordentlich gekleidet. Manche entschuldigten sich umständlich und verlegen, wenn sie unsere Sprechstunde und vor allem die jungen Arztgehilfinnen in Anspruch nehmen mussten. Gelegentlich rührte es uns, zu spüren, dass diese Leute sich schämten. Wenn es ihnen später schlecht ging, erschienen sie häufiger und wechselten dann oft während langer Zeit zwischen der Sprechstunde und dem zweiten Stock, wo unsere Akutpatienten behandelt und gepflegt wurden. Noch später, bedürftig und hinfällig geworden im Aids, waren sie dankbar, im dritten Stock unseres Hauses ein Zimmer zu finden, welches fast immer ihre letzte Unterkunft wurde. Doch die alten Patienten hatten, häufiger als die jüngeren, oft lange Zeit ein Zimmer, wo sie eben noch leben und sogar sterben konnten. Manche von ihnen hatten jemanden gefunden, die oder der für sie sorgte, und ihre Ansprüche waren ganz bescheiden. Während meiner Zeit starben im Sune-Egge 158 Kranke, weitaus die meisten an Aids, die Mehrzahl zwischen ihrem 18. und 35. Lebensjahr.

Junkies, Drögeler, Fixer oder Betroffene?

Landläufig werden drogenabhängige Menschen „Junkies" genannt. Wir hatten diesen etikettierenden Namen nie gern, zu welchem die Englisch-Wörterbücher folgende Erklärungen geben:

the junk:	Plunder, Kram, Gerümpel, Abfall, Schund, Mist, etwas Unechtes In diesen Bedeutungen ist der Begriff seit dem 16. Jahrhundert nachweisbar. Im 20. Jahrhundert wird das Wort gleich bedeutend mit Stoff, Rauschgift, Heroin, und mit „rubbish, hence worthless", das heisst „Abfall, also wertlos".

to junk:	ausrangieren, wegwerfen
the junkie:	Rauschgiftsüchtiger, Fixer

Den Namen Drögeler brauchten wir selten, und der Ausdruck „Junkie" war im Sune-Egge wie in andern Drogen-Hilfsstationen verpönt. Er war zu wegwerfend, genau wie das Wort „Fixer", welches einen Menschen auf seine traurige, negative Eigenschaft reduziert, dass er sich Drogen in die Venen spritzt. Für uns waren diese Menschen „Betroffene", obwohl dieses Wort nicht zum Ausdruck bringt, dass sie Drogen konsumieren. Es wird aber deutlich, dass sie Getroffene oder eben Betroffene sind. Glück kann uns überraschen oder geschenkt sein. Aber von einem Unfall, einer Krankheit oder anderem Leid werden wir betroffen.

Was ist Sucht? – Was sollen wir tun?

1975 wurden die Endorphine entdeckt. Dies sind Opiate, die der Körper selbst produziert. Endorphine setzen den Menschen auf natürliche Weise in die Lage, Belastungen und Stress zu bewältigen. Nimmt jemand Opiate ein, wird sein Körper gleichsam von künstlichen Endorphinen überschwemmt. Ein unbeschreibliches Wohlgefühl und Glücksempfinden kommt dann über den Konsumenten der Droge, der sich gegen alles Unschöne und Unangenehme geschützt fühlt. Der Körper reagiert auf die Einnahme von Opiaten so, dass er schon nach wenigen Tagen die eigene Endorphinproduktion für überflüssig hält und sie schliesslich völlig einstellt. Der eigene Endorphinhaushalt liegt jetzt brach, und die Morphin- oder Heroinsucht ist entstanden. Wird die Opiatzufuhr von aussen eingestellt, dauert es – je nach Grad der Abhängigkeit – mehrere Tage, bis das körpereigene Endorphin wieder produziert wird. In dieser Zeit, in der der Körper ohne Endorphine auskommen muss („Auf dem Trockenen liegen"), erlebt der Süchtige die Entzugserscheinungen körperlicher Art, und psychisch leidet er an Hoffnungslosigkeit, Depression und Angst.

Etwas sehr Bedeutungsvolles ist in den letzten Jahren geschehen: Die Weltgesundheitsorganisation anerkannte die „Sucht" als Krankheit. Wer süchtig ist, ist demnach ein Patient. Sucht kann als eine psychische Krankheit charakterisiert werden, die den ganzen Menschen erfasst, in alle seine Lebensbereiche eingreift und aus welcher der Patient allein nicht herauskommt. Im Sune-Egge hatten wir fast immer mit eigentlichen Suchtkranken zu tun, die schwer abhängig waren von ihrem Stoff, meist Heroin, Kokain, Rohypnol und anderen Substanzen. Unsere Patienten waren nicht Menschen, die gelegentlich eine psychoaktive Substanz geniessen. Denn Drogenkonsum allein ist noch keine Krankheit. Für manche Menschen ist er aber ein gefährlicher Versuch, persönliche Probleme irgendwelcher Art zu bewältigen.

Daniel Meili, Chefarzt der Zürcher Arbeitsgemeinschaft für risikoarmen Umgang mit Drogen, schrieb 1999: *So vielseitig die Gründe der Abhängigkeitsentwicklung sind, so individuell muss ihnen begegnet werden. Es gibt keine richtige Suchttherapie. Ein Mensch, der auf der Grundlage einer schizophrenen Erkrankung drogenabhängig wird, benötigt zur Verringerung seiner Probleme eine andere Betreuung als jemand, der beruflich gescheitert ist und in Beziehungskrisen steckt. Drogenabhängige AsylbewerberInnen mit Kriegstraumata sind nicht zu vergleichen mit jungen AkademikerInnen, die unter Persönlichkeitsstörungen oder Depressionen leiden. Eine wohlstandsverwahrloste Konsumentin braucht nicht dieselbe Behandlung wie ein Mensch mit HIV-Infektion … Keine Suchtbehandlung ist die richtige, und keine Ursache ist die einzige.*

So vielseitig die Gründe der Abhängigkeitsentwicklung sind, so individuell muss ihnen begegnet werden.
Es gibt keine richtige Suchttherapie

Daniel Meili

Wenn wir unsere Kranken nicht als *Junkies* apostrophierten – auch *vor* ihrer Anerkennung als Patienten durch die WHO – , so bedeutete dies keineswegs, dass wir bereit waren, all ihr Tun und Lassen kritiklos hinzunehmen oder gar zu entschuldigen. Das erwartete auch keiner von ihnen! Es lag uns fern, die Drogenkranken lediglich als bedauernswerte Opfer ungünstiger Lebensumstände hochzustilisieren, zumal ihre hässliche Sucht andere Menschen ebenfalls zu schmerzlich Betroffenen machte. Alle, die unsere Hilfe suchten, empfingen wir aber möglichst ohne Vorurteil, nahmen sie ernst und versuchten, ihnen beizustehen.

Verschiedene Patienten, verschiedene therapeutische Wege

Es gibt abstinente Methoden und andere bis hin zur ärztlich kontrollierten Heroinabgabe, welche von mitentscheidenden sozialen Hilfen begleitet und unterstützt sein müssen. Unter unseren Sune-Egge-Patienten reagierten etliche erstaunlich rasch und gut auf das kombinierte Programm der Heroinabgabe: Ihre Hautabszesse verschwanden, die körperliche und psychische Verfassung wurden deutlich gebessert, die Menschen wuschen sich und konnten wieder schlafen. Sie fanden zum Teil bald ein Zimmer, einer sogar eine Arbeitsstelle, und Prostitution und Straffälligkeit nahmen ab.

Eine besondere Betrachtungsweise war und ist in der Schweiz nicht selten anzutreffen, auch wenn die Worte heute nicht mehr so heissen: Wir wollen und wir fordern eine Jugend ohne Drogen! So tönte es eine Zeit lang, schön und verheissungsvoll. Diese Haltung orientiert ihre subjektiv als unumstösslich empfundene Wahrheit im Kampf gegen die Drogen nicht so sehr an erlebter Realität, sondern sie rechtfertigt sich vor allem im Rahmen ihrer eigenen grundsätzlichen Überzeugungen. Diese mögen gut gemeint sein, doch auf dem äusserst ernsten Kampfplatz gegen das individuelle Drogenelend und gegen den Drogenhandel sind ihre Prinzipien wirklichkeitsfremd. Darum versagen sie. Diese Haltung machte ihre Rechnung weder mit dem Wirt noch mit den Gästen. Sie ging der überaus komplexen theoretischen und im praktischen Leben noch erheblich verzwickteren Problematik aus dem Wege, in welcher die drogenabhängigen Menschen ebenso stecken wie jene, die ihnen helfen möchten. Im therapeutischen Bereich sah diese Einstellung nur zwei Möglichkeiten: Entweder den kontrollierten absoluten Verzicht auf jegliche Droge oder im Alternativfall die „konsequente" Einweisung des Süchtigen in eine geschlossene Anstalt, bis hin zum Gefängnis. Ich hörte einen überzeugten Verfechter dieser Gedanken sagen: *Dort können sie sachgemäss (!) behandelt werden.* Eine solche Haltung wird dem persönlich Betroffenen und der Gesellschaft nicht gerecht. Diktierte Abstinenz oder Zwangsmassnahme als einzige angebotene Entscheidungsmöglichkeiten sind falsch, zumal alles Erzwungene im Leben nicht von Dauer ist. Die erheblichen Schwierigkeiten, die bei Befolgung solcher Vorschläge zu erwarten sind, werde ich in den Kapiteln über Christian und Marco schildern.

Es soll nochmals betont sein, dass nicht jeder, der Drogen konsumiert, auch süchtig wird. Und mancher zeitweise Abhängige findet seinen Weg aus der gefährlichen Verstrickung hinaus, ohne dass dafür ein Grund ersichtlich ist. Zum Glück ist es so!

Die schweizerische Drogenpolitik heute

Sie hat vier Pfeiler, die im Lauf ihrer Entwicklung gegen sehr harte Widerstände erkämpft werden mussten. Jedes der vier Aufgabenfelder ist riesig und hat seine eigenen Schwerpunkte. Doch zwischen den Nachbargebieten bestehen wichtige, übergreifende und zum Teil gemeinsam durchzuführende Tätigkeiten. Miteinander sollen diese vier Pfeiler die Last tragen, beziehungsweise das Übel der Drogen bekämpfen:

Prävention:	Menschen, vor allem Kinder und Jugendliche vom Drogenkonsum abhalten, in Familie, Schule, Arbeitsplatz, Freizeit. Förderung

persönlicher Fähigkeiten, Ressourcen und sozialer Vernetzung. Sport. Übergang von Konsum zu Missbrauch und Abhängigkeit verhindern. Einbezug der HIV-Prävention. Information.

Therapie: Im engeren Sinn wird meist an „Entzug und Therapie" gedacht, also stationäre Entwöhnung von den Drogen und danach Einübung eines drogenfreien Lebens. Ebenso gehört therapeutische Betäubungsmittel-Verschreibung hierher. Therapieangebote auch in Strafanstalten und im Massnahmenvollzug.

Schadensverminderung:
Spritzenabgabe und Gassenzimmer, umfassende HIV-Prävention (Kondome, Information). Hepatitis-Impfung. Soziale Betreuungsangebote. Ambulante und stationäre Überlebenshilfe in sozialmedizinischen Institutionen mit tiefer Eintrittsschwelle. Angebote auch im Freiheitsentzug.

Repression: Angebotsverknappung, Kampf gegen das organisierte Verbrechen, Drogenhandel und Geldwäscherei. Zielgruppe der Polizei sind nicht mehr in erster Linie die Konsumierenden, sondern die Drogenproduzenten, -transporteure und -dealer. Aufrechterhaltung von Ruhe und Ordnung. Zusammenarbeit von Polizei und Sozialarbeit.

Diese vier Stossrichtungen, vernünftig aufeinander abgestimmt, konzentrieren sich ebenso auf den einzelnen Betroffenen wie auf die Gesellschaft. Für einen individuellen Erfolg der Strategie ist es ausschlaggebend, dass der Patient an seiner Heilung interessiert ist und daran ernsthaft mitarbeitet. Ebenso unabdingbar ist es aber, dass die Grundsätze von allen Verantwortlichen in ihrem Einflussbereich sorgfältig beherzigt und realisiert werden. Das gilt für den Einzelfall ebenso wie für den Kampf gegen die schwierig fassbare Drogenmafia auf allen ihren Ebenen.

Hier möchte ich die Lektüre von *Emilie Lieberherr* „Drogenpolitische Erfahrungen aus persönlicher Sicht" empfehlen, wie sie in dem aufschlussreichen Buch von Beat Kraushaar und Frau Lieberherr aufgeschrieben sind: „Drogenland in Mafiahand." Das Werk erschien 1996 und ist ein engagiertes und differenziertes Zeugnis zur Drogensituation in der Schweiz, mit vielen objektiven Daten zur geschichtlichen

Es käme doch niemandem in den Sinn, einem Lawinenopfer erst dann zu helfen, wenn es versprochen hat, nie mehr die markierten Pisten zu verlassen

Emilie Lieberherr

Entwicklung und zur wirtschaftlichen Bedeutung des Problems, zugleich mit mutigen Gedanken zur Zukunft der Drogenpolitik. Die Überlebenshilfe wächst auf dem Boden einer geistigen Grundhaltung. In dem genannten Buch schreibt Frau Lieberherr, die während 24 Jahren, mitten in schwierigster Drogenzeit, das Sozialamt der Stadt Zürich geleitet hat: *Es käme doch niemandem in den Sinn, einem Lawinenopfer erst dann zu helfen, wenn es versprochen hat, nie mehr die markierten Pisten zu verlassen. Genau das aber war jahrzehntelang die Doktrin der Schweizer Drogenpolitik: Nur derjenigen Drogenabhängigen nahm man sich an, die zu einem Entzug und zu einer Therapie bereit waren. An die Hilfe wurde eine harte, oft unerreichbare Bedingung geknüpft: Das abstinente Leben. Vogel friss oder stirb ... Diese Haltung widerspricht meinem Menschenbild und meiner Vorstellung von Hilfe gänzlich. Deshalb wollte ich schon früh Einrichtungen, die Drogenabhängigen beim vorerst Wichtigsten helfen: Beim Überleben.*

Bundesrätin Ruth Dreifuss hat im September 2000 geschrieben: *Bezeichnend für die schweizerische Drogenpolitik der letzten zehn Jahre ist der ausgeprägte Wille zur aktiven Zusammenarbeit in allen betroffenen Bereichen, von der Polizei über die Therapiestellen bis zu den Sozialdiensten ... Das Nebeneinander von Repression und Therapie ist nicht ohne Widersprüche: Die Illegalität der Drogen und die Bestrafung des Konsums machen die Konsumierenden zu Kriminellen, während Süchtige aus der Sicht der öffentlichen Gesundheit auch als behandlungsbedürftige Kranke wahrgenommen werden müssen. Die Schweiz hat erkannt, dass der Widerspruch zwischen Repression und Hilfe an Drogenabhängige überwunden werden muss. Deshalb wollen wir unsere Drogenpolitik weiterentwickeln, sie laufend neuen Gegebenheiten anpassen und Lehren aus den Erfahrungen jener ziehen, die an vorderster Front kämpfen.*

Überlebenshilfe zwischen Gasse, Gefängnis und Sune-Egge

Überlebenshilfe ist vielgestaltig: Notschlafstellen für die Nacht, Kontakt- und Anlaufstellen für den Tag, Frauenhaus, Abgabe von sauberen Spritzen und Präservativen, Methadon, Gassenzimmer mit Möglichkeit zu risikoarmem Drogenkonsum, Begleitetes Wohnen für sozial Benachteiligte, Vermittlung geeigneter Arbeit, ärztlich kontrollierte Heroinabgabe und anderes mehr. All dies ist direkt oder indirekt auch Aidsprophylaxe. Wie andere Menschen, die körperlich oder seelisch krank sind, mit Sorgfalt, materiellem Aufwand und manchmal sogar mit herzlicher Liebe gepflegt werden, so betrachteten wir diese Achtsamkeit und Solidarität auch im Sune-Egge als Pflicht.

Unsere Arbeit war vernetzt mit den zahlreichen Bemühungen ausserhalb unseres Hauses. Zu sehr vielen Menschen und Institutionen mit ähnlicher Zielsetzung war ein aktiver Kontakt gewollt und gut möglich. Auch wir im Sune-Egge verstanden uns im Dienst der erwähnten vierteiligen Drogenpolitik. Unsere Aufgabe war vor allem die Überlebenshilfe. Wir hatten den Vorteil und die Freude, im Sinn unseres engagierten Pfarrers ein Haus sehr persönlicher Art und Initiative zu sein.

Ihr Patienten! Hörte ich im Sune-Egge euere individuelle Geschichte, so ergriff mich diese oft tief und machte mich nachdenklich, wenn ich euer Leben mit meinem verglich. Bei manchem von euch kam ich zur Überzeugung und bekannte sie auch:

Wäre ich in deinen Umständen aufgewachsen, so hätte ich jetzt wahrscheinlich ebenso verstochene Arme wie du, Geschwüre an den Unterschenkeln und kaputte Hosen mit alten und frischen Blutflecken. Ich wäre einsam geworden wie du. Sie hätten auch mich weggewiesen aus dem Elternhaus oder aus meinem seinerzeit gemieteten und damals noch bezahlten Zimmer. Auch meine Arbeitsstelle hätten sie einem Zuverlässigeren übergeben. Wäre ich angetreten wie du, so erschiene meine Lage wohl so aussichts- und ausweglos wie deine, langweilig und öde. An meinem Horizont sähe ich wie du keine einzige verlockende Bergspitze, auf die loszusteuern oder ihr entgegenzuwandern wenigstens eine Möglichkeit wäre. Und ich kann mir sogar vorstellen, dass ich wie du nicht zurückintegriert werden möchte in die Menschengesellschaft, in der ich von Anfang an nie einen rechten Platz hatte oder einen für mich wirklich begehbaren und lohnenden Weg.

So bitter erlebte ich manche Ausgangslage. Beim Zuhören erfasste mich oft Mitleid, und in den Nächten träumte ich von euch. Doch mein Mitleid wolltet ihr nicht, sondern ihr nahmt dieses eher nur in Kauf, weil ich gegenwärtig euer Arzt war, was für euch im Bedarfsfall viel Nützliches bedeuten konnte: Ein sauberes Bett und vorübergehende Ruhe von der „Schmier" (Polizei), dazu für eine Zeitlang regelmässiges und gutes Essen, Methadon, eine medizinische Behandlung – und endlich den nötigen Abstand von der verfluchten Gasse. Ihr suchtet nicht mein Mitleid, sondern nebst allem eben Erwähnten wolltet ihr hauptsächlich und einfach das: als Menschen ernst genommen sein. Eure Menschenwürde brauchtet ihr, die draussen von euch selber und von den andern so zertreten war.

Die tiefen Wurzeln eurer persönlichen Not konnte ich bei den meisten von euch nur ganz lückenhaft kennen lernen. Die wirtschaftlichen und internationalen Zusammenhänge des Drogenmarktes verstand ich noch weniger. Deshalb hatte ich im allgemeinen Ursachenbereich keinen Einfluss. Als Arzt konnte ich euch hingegen persönlich von du zu du begegnen. Dies war im Sune-Egge nicht schwierig, weil ich wie jeder andere Mitarbeiter nicht allein war, sondern Teil eines wohlwollenden Teams, in welchem die Bereitschaft zum gegenseitigen Aushelfen und Ergänzen selbstverständlich war.

Drogensucht befällt einen Menschen meistens während einer begrenzten Lebensperiode von besonderer Anfälligkeit und Verletzlichkeit. Ein 50-jähriger, der noch nie Heroin oder Kokain konsumierte, wird kaum mehr mit harten Drogen

Ihr suchtet nicht mein Mitleid, sondern ihr wolltet als Menschen ernst genommen sein

beginnen. Unsere Bemühung zielte also darauf hin, euch die gefährliche Suchtperiode wo möglich ohne Spätschäden, frei von HIV und bis zuletzt lebend überstehen zu lassen. Der Weg war schwierig für euch und für uns. Manchmal führte er leider trotz redlicher Bemühung direkt oder im Zickzack abwärts, in anderen Fällen zum Glück auch aufwärts. Oft hatten wir uns damit zu trösten, es sei schon wertvoll gewesen, euch wenigstens für eine gewisse Zeit das Leben zu erleichtern. „Menschenwürde zurückgeben"– das ist ein gar zu grosses Wort. Und doch sagte es mancher Betroffene und drückte es ungefähr so aus:

> *Nach langer Zeit auf der Gasse wieder einmal in eine warme Badewanne steigen können, ein Weilchen dort liegen bleiben dürfen, vergessen, Entspannung spüren, ein wenig träumen – hat eigentlich meine Mutter das alles bereitgemacht für mich? – , Seife haben und brauchen dürfen, dann ein sauberes Tuch zum Abtrocknen, nachher nicht wieder in die schmutzigen Klamotten von vorher steigen, sondern frische, richtig gewaschene Unterhosen und ein Leibchen um mich spüren – und zwischenhinein weder Geschrei noch Angst, weder Schimpf noch Flucht, sondern Freundlichkeit – und dann aus einem Teller essen … Das gibt mir ein unerhörtes, seit langem vermisstes, manchmal sogar total vergessenes Lebensgefühl. Das ist Menschenwürde.*
>
> Auch die Seele braucht ganz feste Überlebenshilfe.

Ging es nach einer Hospitalisation im Sune-Egge wieder besser, so hat euch leider nicht selten die vor kurzem verfluchte Gasse aus vielfältigsten Gründen zu sich zurückgezwungen: Der eingefleischte Heroinhunger im ganzen Körper war unwiderstehlich, ihr saht keine realisierbaren Alternativen oder euere Schulden an den Drogenhändler machten euch Angst, denn sie bedeuteten schreckliche Bedrohungen in der Szene.

Solche Abstürze schmerzten auch uns, besonders wenn sie sich in Fällen ereigneten, wo wir mit euerem Einverständnis mühsam genug auf den Tag des geplanten Austrittes aus dem Sune-Egge ein gutes „Anschlussprogramm" hatten organisieren können, einen Platz in einer Entzugsklinik oder einer Therapie-Station, in einer geeigneten, freundlich gesinnten Familie oder auf einer Alp, wo ein einfaches Leben und das Arbeiten in der Natur viel versprach und wo sogar noch eine regelmässige Methadonabgabe zugesichert war. Wir mussten uns zu der Einsicht durchringen: *Wir tun was wir können – wie andere – und auch wir erreichen auf diesem schwierigen Gebiet nur einen Teil von dem, was wir euch und uns zum Ziel gesetzt hatten.*

Doch sogar wenn ihr nach einer Hospitalisation im Sune-Egge schnurstracks auf der Gasse gelandet seid, kurze oder längere Zeit später im Gefängnis – und dieses elende Hin-und-her-Karussell wiederholte sich manchmal fast bis zum grundsätzlichen Verleider! – so blieb zwischen euch und uns meistens eine dauernde Verbundenheit. Diese kam zum Tragen, wenn wir euch erneut und zum x-ten Mal verwahrlost und erledigt am Eingang unseres Hauses fanden. Dann öffneten wir die Türe wieder, für dich, für euch, gelegentlich nicht ohne innere Überwindung.

Unsere Haltung und Arbeitsweise hatten zu tun mit dem Willen von Pfarrer Sieber, niemanden wegzuweisen, der an der Türe des Sune-Egge läutete und Hilfe suchte. Nie habe ich Ernst Sieber einen beleidigten oder verärgerten Schlussstrich ziehen sehen unter einen Betroffenen, auch wenn dieser trotz jeder erdenklichen Anstrengung wieder und wieder in die Droge abgestürzt war.

Den Schlussstrich ziehen hätte ja geheissen: *Du verdienst meine Hilfe nicht mehr, denn ich hatte deine Not erkannt und sie dir nicht nur eingehend und mehrmals erklärt; ich hatte dich sogar gesund pflegen lassen – aber du hast auch danach die Konzequenz nicht gezogen* – als wäre erkannte Not schon behobene oder wenigstens behebbare Not! Mit ansteckender und zuversichtlicher Unbekümmertheit, die an ihm selbstverständlich wirkten, hat Pfarrer Sieber also nie den Stab gebrochen über einen Betroffenen, sondern war bereit, ihn immer wieder dort abzuholen, wo er gerade war. Und er begleitete ihn mit einem stärkenden Spruch oder mit dem Versprechen, für die bitternötige Zahnprothese aufzukommen. Oder auch ohne Worte, bald mit einer Mahlzeit, bald mit dem Angebot einer anständigen Unterkunft, so wie es das Bedürfnis gebot.

Wo der Pfarrer seine Kraft her hatte? Aus seinem Glaubensglück? Oder aus der Erfahrung von Rücksicht und Nachsicht anderer Menschen ihm gegenüber? Aus angeborener Milde oder aus echter Bewunderung und Freude am Leben? Ich weiss es nicht. Ich erlebte ihn, und er beeindruckte mich.

Ähnlich ist es nach meiner Beobachtung auch den meisten anderen Mitarbeiterinnen und Mitarbeitern im Sune-Egge ergangen: Das intensive und lebensnahe, bald humorvoll schmunzelnde, bald auch polternde Wesen und Wirken dieses Mannes leuchtete uns ein. Auch darum waren wir hier. Es stand nicht im Widerspruch zur grundsätzlich freundlichen Haltung, dass im Sune-Egge eine Hausordnung bestand, die das Miteinandergehen so unterschiedlicher Menschen regelte und ausdrücklich auch den befristeten (!) Ausschluss eines Betroffenen rechtfertigte – zum Schutz der anderen Patienten, zur Erhaltung unserer Glaubwürdigkeit und auch zum Schutz von uns selbst.

Persönlich erlebte ich in vielen Begegnungen etwas Abenteuerliches. Gelegentlich fühlte ich mich durch die schluderige oder brutale Grobheit eines Patienten verletzt, befremdet, sogar angewidert und abgestossen, wenn sein Verhalten mir völlig uneinfühlbar war. Einmal hatte ich Angst, als ein stämmiger Kerl während der Visite – woher hatte er nur das Zeug? – im Kokainrausch zugleich ängstlich, zornig und aggressiv auf seinem Nachttisch einen vollen Yogurtbecher packte und gegen

Gelegentlich fühlte ich mich durch die schluderige oder brutale Grobheit eines Patienten verletzt, befremdet, sogar angewidert und abgestossen. ...Solches war jedoch seltene Ausnahme

mein Gesicht schleuderte. Das Glas zerschellte dicht neben meinem Kopf an der Wand des Patientenzimmers. Solches war jedoch seltene Ausnahme. Viel häufiger war ich überrascht durch ein freundliches Wort, durch das angedeutete Heben der Augenbrauen oder eine unerwartete Handreichung, die ein zartes Verständnis und eine liebevolle Teilnahme bezeugten.

Ich wusste, dass viele von euch sich zur Geldbeschaffung prostituieren mussten, was in eurer Sprache „anschaffen" heisst, dass viele bei Gelegenheit stahlen und logen. Drei von euch haben mir anvertraut, dass sie einen Menschen getötet hatten. Aber tief in mir spürte ich etwas wie ein Vorrecht, dennoch zu euch zu gehören, euer Arzt zu sein, vielleicht sogar ein Freund.

An meinen früheren Arbeitsplätzen – in Europa und Afrika – hatte ich viel Krankheitsnot erlebt, doch so ein menschenverursachtes und wirres Leid war mir bisher nirgends begegnet, schon gar nicht in der zahlenmässigen Dimension wie im Sune-Egge. Mein Schicksal hat mich freilich bis jetzt davor bewahrt, einen Krieg aus der Nähe selbst erfahren zu müssen. Im Sune-Egge war ich voll in Anspruch genommen. Zu meiner Frau sagte ich von Zeit zu Zeit: *Jetzt bin ich sicher der glücklichste Arzt in der Schweiz.*

Was für Menschen sind es eigentlich?

Die Mehrzahl der Suchtpatienten sind Töchter und Söhne unserer ganz normalen Familien. Sie kommen aus allen Gruppen der Bevölkerung. Wir pflegten im Sune-Egge zwei Söhne aus Arztfamilien, eine Pfarrerstochter, den Sohn einer Psychotherapeutin, zwei Kinder von Juristen, und zwei unserer besonders schwierigen Patienten waren selbst Juristen. Etliche waren Söhne von bodenständigen Bauersleuten. Wenn diese ihre kranken Kinder besuchen kamen, begegneten einander scheinbar Menschen aus ganz verschiedenen Welten. Manche Eltern waren Handwerker; andere Lehrer oder Kaufleute mit weissem Kragen. Es gab im Sune-Egge Schweizer, Ausländer, Eingewanderte in erster, zweiter oder dritter Generation. Unter unseren Patienten waren Männer doppelt so häufig wie Frauen.

Die Mehrzahl unserer Leute, doch lange nicht jede und jeder, berichteten über problemreiche Umstände daheim. Allen war gemeinsam, dass sie schwer krank und polymorbid waren, das heisst von etlichen Übeln gleichzeitig befallen. Einige hatten im Heroin bewusst eine Lebenserweiterung gesucht und für eine gewisse Zeit wahrscheinlich auch gefunden.

Über die frühen „Drögeler" erfuhr ich, wie sie mit Vorliebe an der Sonne sassen, auf dem Hirschenplatz oder am Bellevue, und dass sie gerne und viel und unabhängig diskutierten. Nach allem, was ich erzählen hörte, lebten sie in freundschaftlich verbundenen Gruppen und genossen miteinander den Sugar (Heroin) und später meistens die Kombination von Sugar und Koki. Sie nahmen sich das Recht heraus, sich über alles hinwegzusetzen, was ihnen nicht passte. Ihre diesbezüglichen Erfahrungen tauschten sie aus und kamen sich als eine Art Elite vor, die in ihrer Sicht mehr vom Leben erfuhr und verstand als die anderen, die sie „Normalos" nannten, *diese anderen, welche den Stoff nicht kannten und die nicht einmal den Mut hatten zum Ausprobieren.* Gegenseitig bestärkten sie einander in der Rebellion gegen die „Etablierten" und machten sich einen Spass und Sport daraus, die Polizei zu täuschen. Sie sagten: *Die Bullen verseckeln.* Sie waren gewiss nicht primär kriminell, doch rücksichtslos erpicht auf Wagnis und Abenteuer, auch wenn diese Art und Unart für ihre Eltern, Geschwister, Freunde und andere schon längst bis zum Überdruss peinlich oder gar völlig unerträglich geworden war.

Um irgendwelche öffentlichen Anliegen grundsätzlich unbekümmert, waren manche von ihnen übertrieben selbstbewusst, bis zu Arroganz und Frechheit. Zwar spürten sie richtig etliche Schwachstellen und viel Verlogenes im „Establishment". Sie waren ja zum Teil selbst die Opfer davon und diesbezüglich sachverständig. Sie kamen sich wichtig vor in ihrem „High", als orginelle Wegbereiter und mutige Pioniere für eine freiere und gerechtere Zukunft. Aber ihre Vorschläge überzeugten die anderen Menschen nicht. Die weggeworfenen Joints um ihre Sitz- und Liegeplätze, die abgerissenen und verwelkten Blümlein und die leergetrunkenen Flaschen in ihrer Umgebung bewirkten keine wohlwollende Teilnahme. Ihre Spuren bedeuteten vor allem eine zusätzliche Entsorgungsarbeit für jene, die sich um die Sauberkeit von öffentlichen Anlagen kümmern mussten.

Doch unter den jungen Leuten am Hirschenplatz und am Bellevue, die später von einem Ort zum anderen gejagt wurden, sassen nicht nur oberflächlich-lebenslustige, bequeme oder kauzige Typen. Dort traf sich auch ein äusserst sensibler und hellhöriger Teil unserer Bevölkerung. Sie ahnten und erlitten ohne Zweifel mehr als mancher unauffällige und erfolgreiche Absolvent moderner Karrieren. Hand aufs Herz: Mit und nach ihnen, zum Teil vielleicht auch wegen ihnen, zerbröckelten in jener Zeit etliche bisherige Tabus: Der Workaholiker zum Beispiel wird heute in Frage gestellt. Früher war er wegen seiner Nützlichkeit in Geschäft oder Unternehmen hochgeschätzt, trotz der Opfer, die sein Tun in der Familie und unter den Mitarbeitern forderte. Und die homosexuell veranlagten Frauen und Männer finden allmählich Verständnis für ihre Art, Anerkennung ihres Wesens, bis in Behördenämter und bis in die Kirchen hinein.

Make love not war – das war nicht in Zürich erfunden worden. Auch wenn mit ihnen sehr viel Ungemach verbunden war, diese jungen Menschen, welche die Zeit und sich selbst ohne Drogen nicht mehr aushalten konnten – auch sie hatten ihren Platz in der Entwicklung der Geschichte.

Neben den Gruppierten gab es wohl noch viel häufiger die Einzelgänger, die sich niemandem anvertrauen mochten. Sie konnten nach aussen nicht zu ihrem Drogenbedürfnis und zu den Erfahrungen stehen, auf welche sie schon lange nicht mehr hatten verzichten können. In sich erlebten sie Goethes selten zitierten Gedanken aus dem Faust: *Man darf es nicht vor keuschen Ohren nennen, was keusche Herzen nicht entbehren können.* Diese Wahrheit über das Verschweigen eigener Bedürfnisse kennen wir alle. Die Einzelgänger unter den Abhängigen kannten sie jedoch besonders genau und litten mit schlechtem Gewissen allein an ihrem Geheimnis. Sie schleppten und zwängten ihre verborgene Last oft jahrelang erstaunlich zäh durch die Pflichten von Familie und Berufsarbeit hindurch.

Selbstverständlich gab es noch andere: Zufriedene, Arglose und Stille, die einfach genug hatten vom Gerede und vom Getue um Leistung, Wettbewerb, Geld und Krieg. Sie hatten sich für die Freude am Schönen entschlossen und wollten niemandem Leid zufügen. Solche sanften Menschen waren im Sune-Egge gar nicht selten anzutreffen. Sie taten uns besonders leid, denn das HI-Virus ging mit ihnen so hart um wie mit jedem anderen. Mancher von ihnen hatte es fertig gebracht, sich aus der Umklammerung durch die Droge herauszulösen. Später, nachdem er seit Jahren Abstand hatte vom Gift, wurde er vom Aids eingeholt. Ich möchte Luigi nie vergessen: Er arbeitete tüchtig, hatte eine Familie gründen können, war seiner Frau ein guter Mann und ihren drei Kindern ein lieber Vater geworden. Leider musste auch er im dritten Stock des Sune-Egge sterben.

Wieder andere, vielleicht eher die ganz jung Eingestiegenen, hatten simplere Gründe für den Konsum. Unter ihren Kollegen war einer aufgetaucht, der sich mit etwas Interessantem profilieren wollte. Er pries denen, die schon lange ihr Bier getrunken und ihre Zigaretten geraucht hatten, *etwas Attraktiveres, etwas Härteres, einen richtigen Trip, ein High* an, und er *offerierte* es ihnen, sogar häufig im Auftrag des Händlers!

Sie schleppten und zwängten ihre verborgene Last oft jahrelang erstaunlich zäh durch die Pflichten von Familie und Berufsarbeit hindurch

Die meisten Mitglieder solcher Gruppen dürften nach derartigen Versuchen des Anmachens frei geblieben sein, andere wurden schon nach dem ersten Kik Gefangene der Drogen.

In späterer Zeit, nach der noch annähernd romantischen und vergleichsweise freundschaftlicheren Periode an Hirschenplatz und Bellevue, als die Hauptszene am Platzspitz und dann am Bahnhof Letten war, soll das Anmachen im kriminellen Milieu mit Gewalt praktiziert worden sein. Aus Rachegründen, zur Erpressung oder Einschüchterung, insbesondere aber um neue künftige Drogenkunden zu produzieren,

wurde von den Dealern und ihren Helfern unbeteiligten und sogar widerstrebenden Jugendlichen unter Zwang so lange Heroin gespritzt, bis sie es brauchten! Dieses Anmachen von nicht süchtigen Angehörigen und Freunden der Konsumenten, auch „Anfixen" genannt, sei ein fürchterliches und tatsächlich gehandhabtes Drohmotiv der Dealer gewesen, damit Schulden bezahlt würden und zum Eintreiben von neuem Geld. Stechen, Schlagen, Anfixen und Ausdrücken von glühenden Zigaretten auf der nackten Haut waren gängige Methoden auf der Gasse. Dies haben mir Betroffene selbst erzählt, und wie manche Frau, die in dieser Weise geschändet worden war, sah ich mit Brandmalen an ihren Brüsten.
Unter den älteren Frauen, die wegen Aids spät in ihrem schwierigen und meist tapfer ertragenen Leben in unseren dritten Stock eintreten mussten, gab es einige, die passiv in ihre Not geraten waren. Ihre süchtigen und HIV-positiven Ehepartner oder Freunde hatten sie angesteckt, wie sehr sie sich auch gesträubt hatten gegen die doppelte Bedrohung von Drogen und HIV.

Euere richtigen Namen – ihr Frauen und Männer – darf ich nicht nennen in unserer datenschützenden Zeit, in welcher sonst bedenkenlos alle und alles beim Namen genannt und angeprangert wird. Hier geht es nicht um ein Anprangern, sondern um die Erinnerung an euch.

Nachdem ihr gestorben seid, sind euere Namen bezeugt worden, zum Beispiel auf jenen Gedenk-Teppichen, die „Quilt-Tücher" hiessen. Sie wurden jeweils am 1. Dezember, dem Welt-Aids-Tag, an der Wand des Grossmünsters in Zürich nebeneinander und übereinander zur Erinnerung ausgestellt. Euere Angehörigen, Freundinnen und Freunde hatten diese meist vielfarbigen Tücher liebevoll entworfen, bestickt und zusammengenäht. Jeder Quilt erinnerte an eine Frau oder einen Mann, die im vergangenen Jahr ihr Leben verloren hatten. Im Grossmünster wurde an diesem Abend ein Gedächtniskonzert gegeben, ergreifend, erschütternd. Dort begegneten sich viele Kranke, die einander kannten. Auch viele Gesunde waren dabei. Anschliessend wanderten sie in einem langen Fackelzug durch die Strassen der Stadt.

Euere Namen sind für Aussenstehende unauffällig, für eure Familien und Freunde oft ein Schmerz. Für uns als euere oft jahrelangen Gefährtinnen und Gefährten der letzten Lebenszeit sind sie einmalig. Sie wecken ein ganz persönliches Andenken an euch, an Geduld, Zorn, Lachen, Beten und Staunen, je nach Tag und Stunde. Euere Namen erinnern uns an das tiefe Empfinden von gegenseitiger Zusammengehörigkeit.

Das ärztliche Umfeld in Zürich

Es ist kaum realistisch beschreibbar, was für ein strukturloses Durcheinander von elendem Krimskrams und Wirrwar, individueller und kollektiver Orientierunglosigkeit uns damals umgaben – beinahe ringsum. Stand man auf dem Platzspitz, so war der Blick auf die nächsten paar Meter und Menschen im Umkreis möglich, doch wegen ihrer Zahl konnte man kaum weiter sehen. Der Überblick war grösser, wenn man später von der Limmatbrücke auf das Areal des Lettenbahnhofes hinunterschaute. Allerdings konnte man die Geleise häufig nur auf eine Länge von einem oder zwei Metern entdecken, so dicht lagerten dort unten die Betroffenen. Über die Liegenden und Sitzenden stolzierten schwankend einige andere. Die Szene hatte etwas Gespenstisches an sich. Sie erinnerte mich an einen Mückenschwarm oder an die unaufhörliche Brown'sche Molekularbewegung aus der Physik, wenn ich an das Hin und Her, Auf und Ab, Vorwärts und Rückwärts der Leute auf dem Letten denke, an ihre Bewegungen, die niemand zusammenfassend verstand. Und doch war hier jede Mücke und jedes Molekül des Vergleichs ein Mensch mit seinem ganzen persönlichen Dasein, ein Mensch, der leben wollte – inmitten von vielen anderen, die auch leben wollten. Aber Drogen und Sucht hatten ihnen die Konzepte verschoben und verwirrt, die sie früher gehabt haben mochten.

Es ist kaum realistisch beschreibbar, was für ein strukturloses Durcheinander von elendem Krimskrams und Wirrwar… uns damals umgab

Aus dieser Art von Strukturlosigkeit und zugleich aus ihrer Menge ist es verständlich, dass diejenigen, die ausserhalb der Szene standen und helfen wollten, kaum klare, durchführbare, greifende und auch erfolgreiche Konzepte fanden. Damit möchte ich in keiner Weise die Bemühungen und Leistungen kritisieren oder schmälern, welche die Zürcher Behörden und viele Einzelne unternahmen oder anstrebten. Das Drogenproblem war übergross. Um in diesem Umfeld überhaupt bestehen und irgendwie konsequent etwas arbeiten zu können, an dessen Berechtigung und Nützlichkeit ich glauben konnte, brauchte ich die Gemeinschaft von Mitarbeiterinnen und Mitarbeitern. Vor allem brauchte ich Ärzte, von denen jeder in seinem Einflussbereich einige vernünftige Pflöcke einzuschlagen versuchte. Die nächsten Kollegen waren für mich die Ärzte im gleichen Hause, dann die des Stadtärztlichen Dienstes und der Spitäler und, ganz wichtig, die Hausärzte von Zürich.

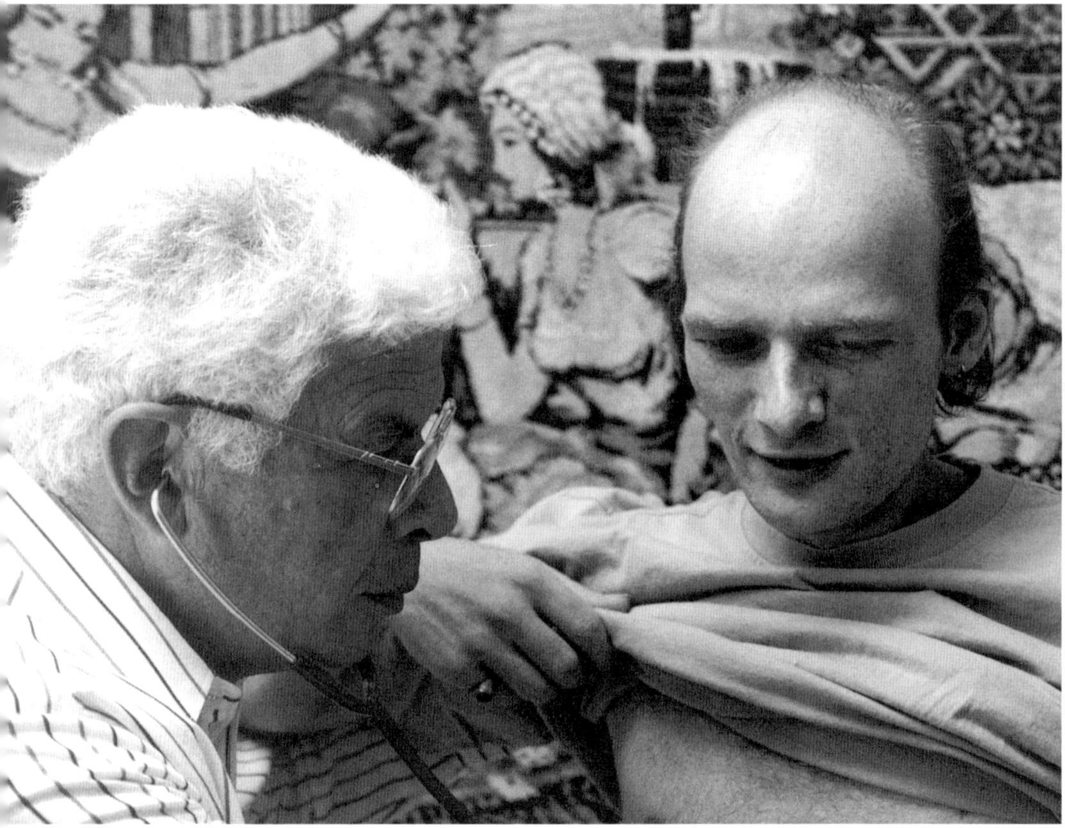

Auf Visite

Kolleginnen und Kollegen im Sune-Egge

Drei von ihnen bekamen für mich herausragende Bedeutung:
Christoph Ganzoni: Ich hatte mit seiner Mutter und seinem Vater studiert. So war er eine Generation jünger als ich, doch arbeitete er schon vor mir im Sune-Egge und hatte die wertvolle und für mich von Anfang an hilfreiche „Haus-Erfahrung". Nach dem Staatsexamen hatte Christoph noch keine eingehende medizinische Ausbildung hinter sich gebracht, doch war er unablässig und verständnisvoll am Beobachten und Studieren. Mit seiner Lernfreude war er in der praktischen Drogenmedizin schon weit gekommen. Er war von schneller Auffassung, begabt für die Unterscheidung

von Wichtigem und Unwichtigem. Dazu stand er im gleichen Alter wie die meisten unserer Kranken und spürte ihre Probleme intuitiv. Er erfasste präzis ihre ganz besondere Welt. Eine tiefe Sympathie für unsere Leute strahlte aus ihm, und doch hatte er eine erstaunlich objektive Distanz zu ihnen. Dies befähigte ihn, wirklich zu helfen, und viele Patienten schenkten ihm ihr uneingeschränktes Vertrauen.

Lieber Christoph! Du hast im Sune-Egge viele Subclaviakatheter beneidenswert zielsicher eingesetzt, wofür ich dir jedesmal dankbar war. (Diese feinen Schlauchsysteme ergeben für medikamentöse oder ernährende Flüssigkeiten bei Langzeit-Behandlungen einen direkten Zugang zum Blutkreislauf. Sie werden unterhalb des Schlüsselbeins eingeführt und gelangen bis zum Herzen. Ihr Einsatz ist nicht problemlos, war bei unseren schwerkranken Patienten aber recht häufig nötig, und Christoph war in ihrer Handhabung ein Meister). *Noch mehr aber danke ich dir für deine Freundschaft, in der ich mich völlig wohl fühlte und die weiter besteht, auch nachdem du mit deiner Familie schon vor Jahren nach Mexiko ausgereist bist und nun dort als Arzt praktizierst.*

Maja Hess: Am besten von uns allen kannte Maja aus langjähriger Arbeitserfahrung die Gasse und all die verschiedenen Hilfsstellen von Zürich, das ZIPP-Häuschen auf dem Platzspitz (Zürcher Interventions-Pilot-Projekt), das Drop-in an der Asylstrasse (Beratungs- und Behandlungsstelle für Jugend- und Suchtprobleme), die vielen Kontakt- und Anlaufstellen, den Lilabus, das Frauenhaus, die Notschlafstellen, das ZOKL (Zürcher Opiat Konsum Lokal), dazu etliche Entzugs- und Therapiestationen. Die Professoren Peter Grob und Ambros Uchtenhagen, die sich intensiv für ein besseres Los der Drogenabhängigen von Zürich einsetzten, schätzten Maja aus gemeinsamer Arbeit, ebenso wie ihr Lehrer Dr. Paolo Sixt von der Geriatrie des Waidspitals, wo sie früher Assistentin war. Sie kannte nicht nur „die Gasse", sondern auch die Nebengässchen der Gasse, Mansardenzimmer und Kellerwohnungen und ganz persönlich sehr viele von deren Bewohnern. Mir persönlich hat Maja manche Zusammenhänge im Leben der drogenkranken Frau verständlich machen können. Zusätzlich war es für mich ein kleiner Trost, dass ihr Arbeitszimmer meistens ähnlich überladen und wenig aufgeräumt war wie mein eigenes. Uns war gemeinsam, dass wir viel lieber mit den Menschen schafften als mit den Papieren. – Maja Hess wurde im März 1998 meine Nachfolgerin in der ärztlichen Leitung des Sune-Egge.

Milo Huber: Er war während 12 Jahren Hausarzt in Zürich, in einer Gemeinschaftspraxis mit Bruno Maggi. Über diese beiden Kollegen erzählten viele Patienten, weil sie bei ihnen ein besonders waches Verständnis fanden und ausgezeichnete Hilfe empfingen. Solches spürt ein Drogenabhängiger sehr fein. Die beiden Ärzte betreuten in der ganzen Breite der Allgemeinmedizin zahlreiche Kranke, im Besonderen sehr viele Drogen- und HIV-Patienten. Es war wie ein grosses Geschenk, als Milo Huber aus der hausärztlichen Tätigkeit in den Sune-Egge wechselte. Er kam mit der Idee, hier im einfachen Spital den Patienten noch von einer anderen Seite her und vielleicht zusätzlich helfen zu können. Milo hat den Sune-Egge mit äusserst fundiertem Fachwissen und mit seiner menschlichen Sorgfalt bereichert. Wir sind einander auch persönlich nahe begegnet, vor allem in der schweren Zeit, nachdem Milos vierjähriger Sohn Manolo an der Hand seines Vaters von einem Auto entsetzlich angefahren worden war und monatelang im Kinderspital behandelt werden musste. Neben der ernst genommenen Berufsarbeit begleitete Milo sein Kind mit aller Aufmerksamkeit eines liebenden Vaters, in der Zeit von dessen tatsächlicher oder scheinbarer Bewusstlosigkeit und nachher in der langwierigen Rehabilitation. Nach seiner Zeit im Sune-Egge wechselte Milo in die Infektionsabteilung des Universitätsspitals, und heute hat er eine leitende Funktion in den Methadon- und Opiatabgabestellen von Zokl 1 und 2 in Zürich.

Nun bedrückt es mich fast, dass ich diese drei Ärzte hervorgehoben, euch andere Kolleginnen und Kollegen aber nicht namentlich genannt habe. Das sei hier nachgeholt. Denn selbst der junge und fleissige *Laszlo Guth*, der unsere Patienten von ihrem Hintergrund her leider nicht verstehen konnte oder wollte, hat mich mit kritischen Bemerkungen auf Interessantes hingewiesen, das mir ohne ihn entgangen wäre. Und du, *Barbara Montserrat Wick,* du getrautest dich öfters verschmitzt, mich „Walterli" zu nennen. Ich schmunzelte darüber und nahm diesen „Titel" von dir gern an. Auch du warst eine feine Ärztin, neben Schulmedizin bewandert in Homöopathie und Akupunktur, und wir waren überaus dankbar für deine vielen späteren Stellvertretungen im Sune-Egge. *Manfred Hösle* suchte seinen ärztlichen Weg zwischen der Schulmedizin und alternativen Methoden, zwischen somatischer und psychischer Therapie. Er fand in jeder Richtung ein interessantes Lernfeld. *Maria Cerletti* hat uns als Psychiaterin Neues im Verständnis von Sucht- und Geisteskrankheit nahe gebracht, ebenso die Grundlagen zu einer differenzierten Psycho-Pharmakotherapie. Und wir hatten *Christian Strübi* bei uns, später leitender Arzt im Krankenheim Mattenhof von Zürich, der die Gewissenhaftigkeit selbst war, trotz und mit seinem schelmisch-gütigen Lächeln. Mein letzter Assistenzarzt im Sune-Egge war der selbstständige *Christoph Fry*, der neben dem Beruf auch ausgezeichnet das Schlagzeug beherrschte. Mein erster Kollege und zugleich mein Vorgänger war *Peter Christen*; er wurde rasch ein vertrauter Freund und blieb mir während meiner ganzen Zeit an der Konradstrasse ein erfahrener medizinischer Ratgeber. Dankbar denke ich auch an *Peter Weiss,* der uns nach Abschluss seiner eigenen, allgemeinärztlichen Tätigkeit über lange Zeit regelmässig während eines Wochentages die Sprechstunde besorgte und uns mit seinem guten und unentgeltlichen Engagement erheblich entlastete.

Zusammenarbeit mit dem Stadtärztlichen Dienst (SAD)

Dass der Sune-Egge als privates Spital der Stiftung Sozialwerke Pfarrer Ernst Sieber auch eine Integration und sogar die ärztliche Unterstellung im SAD hatte, war von grosser praktischer, theoretischer und menschlicher Bedeutung. PD Dr. Albert Wettstein war der Chefarzt des SAD, und zusammen mit Pfarrer Sieber war er mein Vorgesetzter.

Die Chefvisiten

Am Dienstagnachmittag war regelmässig Chefvisite, turnusmässig in einem der acht grossen, dem SAD zugehörigen Krankenheime oder in einer der drei drogenmedizinischen Institutionen KFO (Krankenzimmer für Obdachlose), Drogen-Entzugsstation Frankental und Sune-Egge. Für den leitenden Arzt des jeweils besuchten Hauses bedeutete die Chefvisite eine belastende, doch auch lohnende Herausforderung, mit viel Vorbereitungsarbeit, Besinnung auf grundsätzliche Fragen und Formulierung präziser Probleme, die uns beschäftigten. Die Chefvisite mit den vorgestellten Patienten und den lebhaften Diskussionen war für mich immer anregend und brachte wohl allen Kollegen etwas Nützliches. Auch für die Küche der Institution war die Visite eine Herausforderung, denn wir bekamen jeweils einen willkommenen Zvieri im Lauf der drei- bis vierstündigen Zusammenkunft. Über Chefvisiten im Sune-Egge berichten die Kapitel über Christian und Marco.

Wie oft dachte ich: Die Arbeit an den greisen Patienten der Krankenheime ist schwieriger als unsere im Sune-Egge

Die Besuche in den Krankenheimen, wo gesamthaft ungefähr 1600 alte oder sehr alte Menschen behandelt und gepflegt wurden, waren für mich Erlebnisse. Die persönliche Begegnung mit den hochbetagten Patienten und das Bemühen von Schwestern, Pflegern, Sozialarbeitern und Ärzten, ihren Kranken den Alltag erträglich und womöglich sogar erspriesslich werden zu lassen, das alles lehrte mich über die letzten Jahre des Menschen vieles, was mir neu war. Faszinierende Lebens- und Leidensgeschichten traten vor uns. Ich fühlte mich an diesen Nachmittagen oft wie ein Student, genoss und erlitt die Demonstrationen wie ein bestes Theaterstück, hinreissend und oft liebenswert bis in die Einzelheiten.

Einmal wurde ein Patient vorgestellt mit dem so genannten „Diogenes-Syndrom". Im eigenen Lebensfass, nämlich in seiner Alterswohnung, hatte er alles Denkbare und leider zusätzlich auch noch alles Unvorstellbare gesammelt, eingelagert und aufgestapelt bis zum tatsächlichen „Gehtnichtmehr". Im Übrigen gibt es allerdings zwischen dem „Diogenes-Patienten" und dem grossen Philosophen keinerlei innere Übereinstimmung. Der Grieche schätzte bekanntlich das Licht der Sonne über alles, und er wohnte gerade darum zufrieden in seinem Fass, weil er auf diese Weise seine innere Freiheit von den materiellen Gütern des Lebens bekunden konnte.

Ich sah auch Patienten mit fortgeschrittener Alzheimer-Krankheit, welche für Angehörige und Pflegende eine Last waren, die ich vorher so nicht gekannt hatte und auch jetzt nur ahnen konnte. Für mich als Arzt der meist jungen Patienten im Sune-Egge, deren Abszesse, Geschwüre und Lungenentzündungen wir meistens heilen konnten, war das Erlebnis der täglichen oder gar stündlichen Schwierigkeiten im Umgang mit den alten und auslöschenden Menschen, wo Besserungen selten sind, äusserst eindrücklich. Wie oft dachte ich: Die Arbeit an den greisen Patienten der Krankenheime ist schwieriger als unsere im Sune-Egge.

Als Neurologe zeigte uns Dr. Wettstein Hochinteressantes aus seinem Fachgebiet. Er erklärte, wie aus bestimmten an der Peripherie des Körpers beobachteten Krankheitszeichen auf die genaue Hirnlokalisation der auslösenden Störung geschlossen werden konnte und wie dadurch heute zum Teil Therapien möglich sind, an die man früher nicht einmal gedacht hatte. Oder ich lernte, dass bei einem total aphasischen Menschen, welcher weder selbst ein Wort sprechen noch die Rede eines anderen verstehen kann, sein Musikverständnis ungestört erhalten sein kann, weil dieses in einer andern Hirnregion sitzt als der sprachliche Verstand und das Redevermögen. Ich erfuhr, das Musikverständnis liege weit ausgebreitet in der rechten Hirnhälfte, das Rhythmusgefühl mehr in der Stirnregion und der emotionale Bereich im Seiten- und Schläfenlappen, während die Sprachzentren ganz anders lokalisiert sind.

Ich lernte noch unzählige andere Dinge, die zu wissen mich begeisterte, auch wenn sie für meine Arbeit zunächst nicht nützlich schienen. Aber mehr als ein Mal machte ich kurze Zeit nach einer Chefvisite die Entdeckung, dass das soeben in der Geriatrie Gehörte auch für einen meiner jungen Patienten zutraf. Dies geschah, weil ich nun auf die Besonderheit aufmerksam geworden war, aber auch deshalb, weil die Aidspatienten häufig an ähnlichen Störungen von Gehirn, Rückenmark und peripheren Nerven leiden wie die alten Leute.

Die stadtärztlichen Visiten waren aber nicht nur theoretisch-medizinisch oder lebenskundlich interessant. In den Krankenheimen wurden die alten Menschen längst nicht nur davor bewahrt, über Teppichränder zu stolpern, auf Treppen zu stürzen oder durch ihr Verhalten Schaden für sich oder andere zu verursachen. Ich lernte Spezifisches über Medikamente und ihre richtige Dosierung im Alter. Ich hörte von gelegentlich nötigen „Drug-holidays", wenn ein Betagter bei seinem Eintritt ins Krankenheim überfüttert war mit Arzneien, weil er zwar neu Verordnetes immer gern angenommen hatte, es aber nicht lassen konnte, frühere Medikamente heimlich aus seinem Vorrat weiter zu schlucken, auch wenn sein Arzt diese abgestellt hatte. Für einen solchen Patienten konnten drei Tage ohne Tabletten, Zäpfchen und Tropfen wichtig sein, damit anschliessend eine vernünftige neue Behandlung aufgebaut werden konnte. Ich bekam auch Einblick in eine sorgfältige Altersforschung. Zum Beispiel wurde darüber gearbeitet, mit welchen anzulernenden Verhaltensweisen für einen Betagten der Eintritt in ein Krankenheim lange Zeit und ohne Nachteil für ihn oder seine Familie hinausgeschoben werden kann.

Ärzterapport: Auch andere haben Sorgen.

Einmal monatlich versammelte Dr. Wettstein seine Kollegen vom Stadtärztlichen Dienst in einem Gasthaus. Nach dem gemeinsamen Mittagessen folgte der „Stadtärzte-Rapport". Dabei wurden aktuelle Probleme und Programme besprochen, die uns alle betrafen, z.B. Massnahmen nach Entdeckung eines Falles von offener Tuberkulose, wo ein Patient Bakterien aushustet und seine Umgebung gefährdet. Oder was tun, wenn in einem Spital oder Krankenheim eine Salmonellen-Infektion aufgetreten ist? Oder welche Vorbereitungen sind nötig zur Beherbergung der Obdachlosen im kommenden Winter? Wir wurden auch orientiert über wichtige Entscheide des Gesundheitsamtes. Statt des Ärzterapportes in einer Wirtschaft genossen wir im Sommer ausnahmsweise einen Mittag mit gemeinsamem Picknick im Limmat-Schwimmbad.

… das erleichternde Gefühl spüren: Es gibt nicht nur Drogenpatienten, es gibt noch vieles andere!

Unsere Zusammenarbeit war eine Realität. Ich durfte Dr. Wettstein zu einem neurologischen Konsilium in den Sune-Egge bitten. Ich konnte insbesondere und immer wieder Caspar Bruppacher vom Frankental und später vom Krankenheim Witikon viel Wichtiges fragen. Er war Mitglied in der Sune-Egge-Betriebskommision. Auch Fredi Studer als erfahrenen Drogenarzt und langjährigen Leiter des Krankenzimmers für Obdachlose konnte ich bei Problemen jederzeit beiziehen. KFO und Sune-Egge halfen einander übrigens gegenseitig aus, wenn ein besonders schwieriger Patient im Hause nicht mehr auszuhalten und ein Tapetenwechsel für alle nötig war. Manfred Hafner vom Krankenheim Bombach stand mir menschlich sehr nahe. Ueli Gabathuler vom Krankenheim Entlisberg bewunderte ich wegen der Klarheit seiner Voten, und als er später Kantonsarzt wurde, ergaben sich zusätzliche Beziehungen. Ich glaube, wir waren einander als Kollegen alle gewogen im SAD, Andreas Abegg vom Krankenheim Bachwiese, Verena Ganzoni vom Irchelpark, Andreas Meier vom Mattenhof, Angelika Pachmann vom Krankenheim Witikon,

Markus Schönenberger vom Gehrenholz und Robert Zink vom Krankenheim Käferberg. In der Nachfolge von Maja Hess wurde Dr. Zink im Frühling 2001 der neue ärztliche Leiter im Sune-Egge.

So erlebte ich den Zusammenhalt mit dem SAD als ausgesprochen nützlich, anregend und freundschaftlich. Er half uns Sune-Egge-Ärzten, frische und andere Luft zu atmen und das erleichternde Gefühl zu spüren: Es gibt nicht nur Drogenpatienten mit ihrem Jammer – es gibt noch vieles andere! Dieses „erleichternde Gefühl" verlockte mich jedoch nie zu Fluchtgedanken. Es hat mich kein einziges Mal dazu verleitet, aus meiner eigenen Aufgabe aussteigen zu wollen, sondern es gab mir die Möglichkeit und die Kraft, ganz im Sune-Egge zu stehen und dabei glücklich zu sein.

Universitätsspital und Stadtspitäler

Die Nähe der grossen Spitäler war für die Sozialmedizinische Krankenstation Sune-Egge wichtig. Dort war das Spezialwissen und -können, dort das differenzierte Labor, dort rund um die Uhr auch der konsiliarische Rat.

Im Universitätsspital Zürich (USZ) standen die Augenklinik, die Dermatologie, das Frauenspital mit seiner gynäkologischen und geburtshilflichen Abteilung, die Neurologie, Ohren-Nasen-Hals-Klinik, Urologie und selbstverständlich die grossen Kliniken für Innere Medizin und Chirurgie/Orthopädie zu unserer Verfügung. Dass die psychiatrische Universitätsklinik Burghölzli für den Sune-Egge eine herausragende Bedeutung hatte, ist klar, weil Sucht und Geisteskrankheit oft in unheilvoller Kombination auftreten und die entsprechenden „Dual-Patienten" unter unseren Kranken häufig waren. Auch die Kollegen der übrigen Institute des USZ wie Rechtsmedizin, Bakteriologie/Immunologie und Pathologie waren uns gelegentlich wichtige Ratgeber.

Das USZ führte eine an allen Wochentagen offene HIV-Sprechstunde. Dorthin konnten wir unsere Patienten mit diagnostischen oder therapeutischen Problemen ambulant zuweisen, und wir Ärzte vom Sune-Egge waren hier jederzeit ebenfalls willkommen. Die Möglichkeit, von der HIV-Sprechstunde nicht nur schriftliche Berichte über abgeklärte Patienten zu bekommen, sondern dort auch zu diskutieren und kollegial vermittelten Anschauungsunterricht zu erhalten, war mir wertvoll. Von Dr. Reinhard Baumann, der mich ganz am Anfang so freundlich in den Sune-Egge eingeführt hatte und der jetzt als internistischer Oberarzt in der HIV-Sprechstunde arbeitete, lernte ich besonders viel.

Auch der theoretische Teil der Fortbildung in der Universität war ausgezeichnet. HIV und Aids waren das Topinteresse der Abteilung für Infektiologie. In jedem Einzelfall eines HIV-positiven Menschen war das Thema dringlichst aktuell, und die weltweite Bedeutung der Krankheit natürlich erst recht. Jeden Dienstagmorgen von 8 bis 9 Uhr war Fortbildung. Unter der anregenden und herausfordernden Leitung von Professor Ruedi Lüthy stellten Oberärzte und Assistenten einschlägige Fälle vor. In den damaligen Oberärzten Flepp, Jost, Opravil, Ruesch und Weber, die sich in Demonstration und Diskussion alle vehement engagierten, lernte ich zugleich die Partner meiner telefonischen Konsiliargespräche persönlich kennen. Jedesmal kamen wichtige Bereiche zur Sprache: Betreuung noch gesunder, doch HIV-positiver Menschen; Bedeutung der CD4-Helferzellen und der Virenzahl im Blut; die Aids-bezogenen Krankheiten, vom Mundpilz bis zu besonderen Lungenentzündungen und Störungen des Nervensystems; Aids in Afrika, Asien, Südamerika, auf der ganzen Erde ...

1991 konnte durch die damals mögliche Behandlung und bei frühem Beginn derselben die durchschnittliche Überlebenszeit eines Aidspatienten bereits um 12–24 Monate verlängert werden, und die Lebensqualität für die ihm verbleibende Zeit wurde besser. Professor Lüthy erklärte schon damals, die Institutionen für Aidspatienten sollten in Zukunft nicht mehr Sterbehäuser, sondern „Häuser des Lebens" werden. Er bekam Recht: Auch der Sune-Egge entwickelte sich von einem Haus der Pflege und Sterbebegleitung immer mehr zu einem Haus der Behandlung und der nicht minder schwierigen Lebensbegleitung.

Als alle Ärztinnen und Ärzte der Infektiologie an einem Dienstagmorgen zu einem Gegenbesuch in den Sune-Egge kamen, bedankten wir uns für das, was wir von ihnen in den Fortbildungen so regelmässig empfingen. Zugleich konnten wir unseren Kollegen die einfachen, aber guten Einrichtungen des Sune-Egge zeigen, die Praxis mit Konsultationsraum und zwei Behandlungszimmern, Apotheke und Archiv, die Cafeteria, das Röntgenzimmer im Keller und das Malatelier unter dem Dach, vor allem aber in ihren Zimmern unsere eindrücklichen Patienten. Der Spruch von Mephistopheles im Faust ist beinahe zu bekannt: *Grau, teurer Freund, ist alle Theorie und grün des Lebens goldner Baum.* Für uns stimmte dieser Spruch keineswegs. Weder war die Theorie im Universitätsspital grau, noch konnte die hautnahe Anschauung im Sune-Egge den Gedanken an einen grünen oder goldenen Lebensbaum wecken. Wir standen alle unter dem Eindruck, dass die wissenschaftlich exakte und menschlich engagierte Heilkunde und die freundliche Anwendung des Erkannten zugunsten der Patienten untrennbar zusammengehören.

1997 beteiligte sich der Sune-Egge an einem wissenschaftlichen Projekt des Schweizerischen Nationalfonds. Es hiess „Zürich-Prometheus-Study" und war geleitet von den Kollegen M. Flepp, P. Grob und B. Somaini (Infektiologie und Immunologie des USZ, beziehungsweise Institut für Sozial- und Präventivmedizin der Universität Zürich). Gemeinsam mit dem Drop-in, dem ZOKL 1 und 2 und mit dem Sune-Egge wurde die Frage bearbeitet, wie die medikamentöse Aidsbehandlung sich bei Patienten auswirkt, welche neben dieser Therapie weiterhin auch Drogen konsumieren. Für uns im Sune-Egge war es interessant und wertvoll, dass wir neben der Überlebenshilfe und der praktischen Behandlung unserer Kranken an einem wichtigen Forschungsprojekt teilnehmen konnten. Der Schweizerische Nationalfonds stellte uns eine zusätzliche 40% Arztstelle zur Verfügung, ohne welche der Auftrag angesichts der grossen übrigen Arbeit niemals erfüllbar gewesen wäre.

Mit dem Pathologischen Institut der Universität entwickelte sich eine besondere Beziehung. In unserem dritten Stock war ein Patient gestorben, dessen Krankheitserscheinungen in ihrer Kombination für mich sehr unklar waren. Also bat ich um eine Autopsie. Die Untersuchung war lohnend, das Resultat aufschlussreich und vielleicht für künftige Aidspatienten nützlich. Mit dem damals verantwortlichen Pathologen Professor Jakob Schneider fühlte ich mich rasch gut verbunden, obwohl wir einander nur anlässlich einiger weiterer Obduktionen begegneten. Wie bei manchen anderen Kollegen spürte ich auch bei Professor Schneider eine grosse Hilfsbereitschaft und ein persönliches Engagement gegen die grosse, immer noch neue Krankheit Aids. Kurze Zeit später hat sich dieser tüchtige Arzt etwas frühzeitig pensionieren lassen, um auf seine Weise in der Entwicklungshilfe zu arbeiten und künftige afrikanische Ärzte auszubilden, indem er ohne Lohn eine Stelle annahm als Professor für Pathologie an der Addis Abeba-University in Äthiopien.

Mussten wir einen Patienten auswärts hospitalisieren, weil wir für seine Behandlung nicht genug kompetent waren, so überwiesen wir diesen Kranken entsprechend einer offiziellen Einteilung der Stadt Zürich in jenes Spital, welches für sein Wohnquartier zuständig war: Pflegerinnenschule, Triemli-, Universitäts- oder Waidspital. Unsere Kontakte gingen am häufigsten Richtung Triemli und Waid, weil in den vergleichsweise wohl etwas vornehmeren Einzugsgebieten der beiden anderen Spitäler weniger Drogenkonsumenten angemeldet waren. Mit Triemli und Waid gab es häufige Überweisungen in beiden Richtungen. Hier wurde uns auch ausgezeichnet und prompt geholfen für ambulante Bronchoskopien und Magen-Darm-Spiegelungen.

„Drögeler" haben sich meistens sehr besondere „Lebensgewohnheiten" zugelegt, die für sie zwar Selbstverständlichkeiten, jedoch nicht für alle Menschen ohne weiteres einfühlbar sind, besonders nicht im Spitalmilieu. Zu diesen Gewohnheiten gehört es, dass sie überall und ungeniert Zigaretten und Joints rauchen, und warum soll man nicht auch einen intravenösen Drogenkick genehmigen? Im Bett, oder auf einer Toilette, oder auch in einer gemütlichen Sitzecke der Klinik? Weiter gehört zu diesen Gewohnheiten, dass man aus dem Krankenhaus jederzeit davonlaufen darf, sofern man *wirklich echt genug* hat, das heisst, wenn dieser Ort einem *gopfertori anscheisst*. Und es gehört weiterhin dazu, dass man einer besorgten Krankenschwester auf ihren diesbezüglichen und gut gemeinten Zuspruch hin mit vernehmbarem Stampfen und mit einem Fluch antworten darf, sei es auf Schweizerdeutsch oder in einer Fremdsprache. Aus Gründen solcher Lebensgewohnheiten waren die Leiterinnen der Pflegedienste und auch die Kollegen der befreundeten Stadtspitäler begreiflicherweise recht dankbar, wenn sie uns einen Drogenpatienten überweisen oder zurücküberweisen durften, denn hinsichtlich Lebensgewohnheiten und deren Handhabung galt der Sune-Egge als eine ausgesprochene Spezialklinik. Ich darf hinzufügen, dass die meisten Patienten sich in unserem Hause erheblich anständiger benahmen, als ihr auswärtiges Verhalten jeweils geschildert worden war. Hut ab vor unseren Schwestern und Pflegern! Hut ab vor unseren Köchen und Sekretärinnen im Sune-Egge!

Ich ha ums Verrecke gnueg vo dem Huere-Stress im Unispital … … Ich mues wieder zu eu cho. Lönd mi ine!

Einer unserer besonders unvergesslichen Patienten organisierte sich den Rücktransport aus dem Universitätsspital selbst. Er hiess Enrico, trug in der Mitte seines bärtigen Gesichtes einen grossen schwarzen Schnauz, auf dem Kopf einen breitrandigen Hut, dafür keine Zähne im Mund. Wegen eines bedrohlichen beidseitigen Pneumothorax (viel freie Luft in beiden Brusthöhlen) hatten wir Enrico ins Universitätsspital evakuieren müssen. Am Tag danach – dazu in strömendem Regen – stand dieser Patient unerwartet wieder vor unserer Haustüre, bekleidet mit seinem weissen Spitalhemd, dem schwarzen Hut und gestohlenen Hausschuhen, mit einer intravenösen Infusion im Arm, die zugehörige Flasche über die Schulter gehängt, und jederseits mit einem abgeklemmten dicken Saugschlauch in der Brusthöhle. In diesem Zustand hatte Enrico einen Taxifahrer überzeugen können, er müsse sofort in den Sune-Egge gebracht werden. Die wie selbstverständlich vorgebrachte Rechtfertigung an unserer Pforte lautete: *Ich ha ums Verrecke gnueg vo dem Huere-Stress im Unispital, wo me überhaupt nüt dörf mache! Ich mues wieder zu eu cho. Lönd mi ine!*

Wie unsere körperlich Kranken im Bedarfsfall in die Stadtspitäler von Zürich oder entsprechend ihrer Herkunft auch in entferntere Kliniken überwiesen wurden, so ging es auch mit den psychiatrisch spitalbedürftigen Patienten: Sie kamen ins Burghölzli oder in die Kliniken von Embrach, Kilchberg, Oetwil am See oder Rheinau, gegebenenfalls in ein psychiatrisches Krankenhaus ihres Heimatkantons.

Zum Schluss dieses Abschnittes über die Zusammenarbeit mit all den erwähnten Spitälern möchte ich der Leiterin des Zentrallabors im Triemlispital, Frau Dr. Elisabeth Minder, herzlich danken. Durch ihre Vermittlung und dank dem Wohlwollen der Spitaldirektion konnte der Sune-Egge praktisch alle seine Laboruntersuchungen im Triemli fast gratis durchführen lassen und musste lediglich den Preis für die nötigen Reagenzien bezahlen.

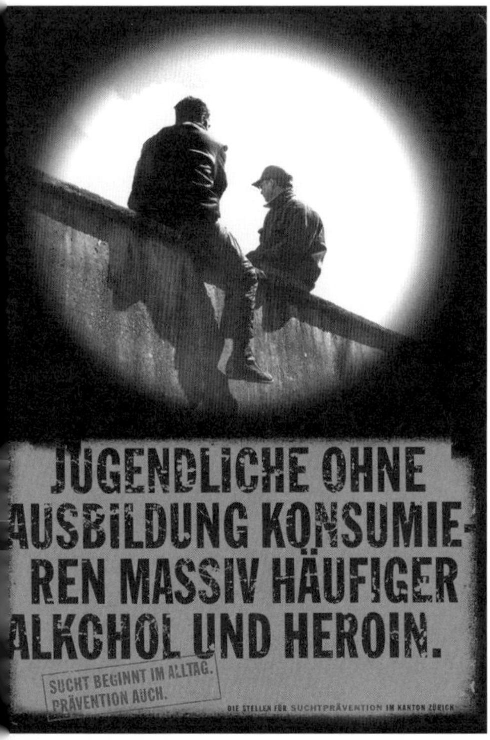

Das Institut für Sozial- und Präventivmedizin

Obwohl sie nicht so spektakulär wirken und in der Öffentlichkeit weniger bekannt und bestaunt werden als die Leistungen der therapeutischen Spitzenmedizin, so ist Vorbeugen bekanntlich bedeutungsvoller als Heilen, wenn man an die Zahl geretteter Leben denkt. Impfungen, Trinkwasserhygiene, Bekämpfung der Luftverschmutzung und vieles andere sind für die weltweite Gesundheit der Menschen wichtiger als Herztransplantationen. Die vorbeugende und die heilende Medizin sind Zwillingen zu vergleichen, von denen jeder den anderen braucht und von ihm gestärkt und ergänzt wird. Die Sozial- und Präventivmedizin greift in viele Lebensbereiche des Einzelnen, der Familien und der Gesellschaft hinein.

Die folgenden eindrücklichen Plakate entstammen den Kampagnen 1997–98 der Stellen für Suchtprävention im Kanton Zürich. Ihre Botschaft ist eindrücklich und eindeutig:

„Sucht beginnt im Alltag. Prävention auch"

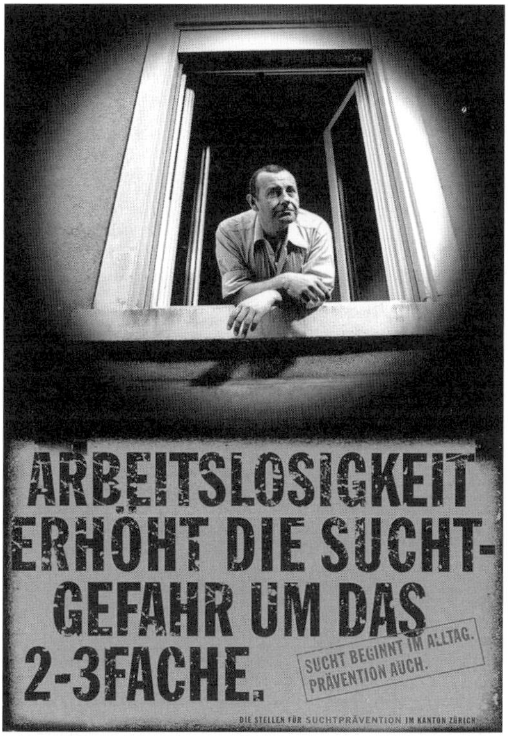
ARBEITSLOSIGKEIT
ERHÖHT DIE SUCHT-
GEFAHR UM DAS
2-3FACHE.
SUCHT BEGINNT IM ALLTAG.
PRÄVENTION AUCH.
DIE STELLEN FÜR SUCHTPRÄVENTION IM KANTON ZÜRICH

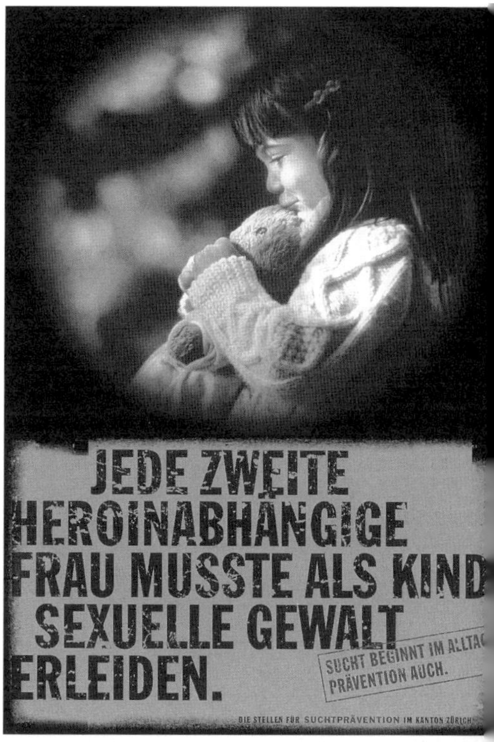
JEDE ZWEITE
HEROINABHÄNGIGE
FRAU MUSSTE ALS KIND
SEXUELLE GEWALT
ERLEIDEN.
SUCHT BEGINNT IM ALLTAG.
PRÄVENTION AUCH.
DIE STELLEN FÜR SUCHTPRÄVENTION IM KANTON ZÜRICH

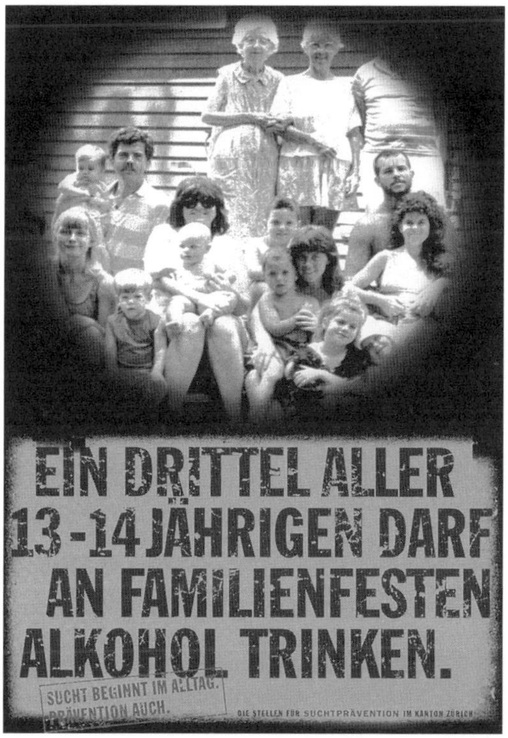
EIN DRITTEL ALLER
13-14 JÄHRIGEN DARF
AN FAMILIENFESTEN
ALKOHOL TRINKEN.
SUCHT BEGINNT IM ALLTAG.
PRÄVENTION AUCH.
DIE STELLEN FÜR SUCHTPRÄVENTION IM KANTON ZÜRICH

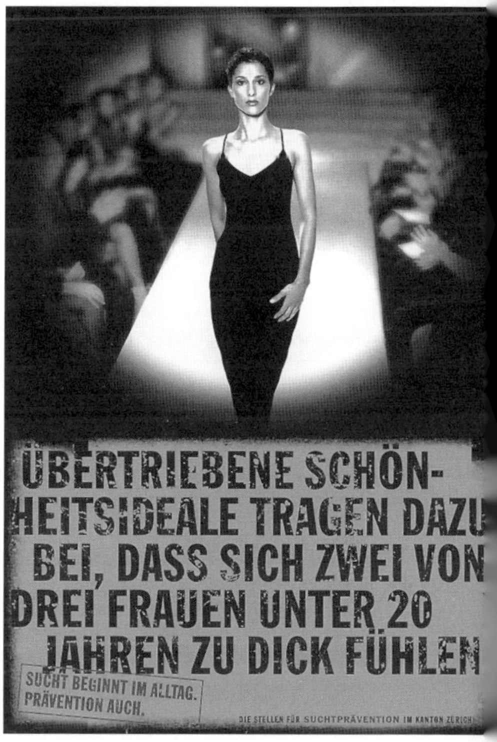
ÜBERTRIEBENE SCHÖN-
HEITSIDEALE TRAGEN DAZU
BEI, DASS SICH ZWEI VON
DREI FRAUEN UNTER 20
JAHREN ZU DICK FÜHLEN
SUCHT BEGINNT IM ALLTAG.
PRÄVENTION AUCH.
DIE STELLEN FÜR SUCHTPRÄVENTION IM KANTON ZÜRICH

Hausärzte und Organisationen: Freunde und Helfer

Mein Vater, mein mütterlicher Grossvater und mein Götti waren Hausärzte. Auch mancher liebe Freund ist es. In meinen jungen Jahren habe ich mir nichts anderes vorgestellt, als dass auch ich einmal Hausarzt sein möchte. In Zürich lernte ich einige Kollegen kennen, die als Pioniere früh und meistens weitab von angesehenen Ärztegruppen die medizinische Tragweite der Drogen erkannt hatten. Ihnen war aufgefallen, wie die von der Sucht befallenen Menschen in allen Lebensgebieten aufs Schwerste geschwächt werden. Mit Selbstverständlichkeit setzten sie sich für diese neue Gruppe von Kranken ein und nahmen es auf sich, von anderen Kollegen gelegentlich schief angesehen zu werden. Doch waren sie der Zeit voraus. Sie erlaubten den Betroffenen, in ihre Wartezimmer zu sitzen und in ihre Sprechstunde zu kommen, sogar wenn manche andern ihrer Patienten – „normale" Kranke oder „bessere Leute" (was es damals sprachlich gab!) – etwas zur Seite rückten. Sie hörten diesen Kranken zu und gaben ihnen Methadon in einer Zeit, als dies noch fast ein Akt ärztlicher Zivilcourage war. Wie hatten wir im Sune-Egge Mühe, für unsere Methadon-willigen Patienten einen „Methadon-Arzt" zu finden! Aber es gab sie doch. Für die Drogenabhängigen wurden ihre Hausärztinnen und Hausärzte hilfsbereite und vergleichsweise ganz wichtige Leit- oder sogar Mutter- und Vaterfiguren. Mancher Kranke hat mir von seiner Ärztin oder seinem Arzt mit anhänglicher Dankbarkeit erzählt, und so hörte ich im Lauf der Jahre die Namen dieser Kollegen, die gelegentlich auch im Sune-Egge auftauchten, um ihre Patienten zu besuchen.

Es waren in Zürich die Ärztinnen Katharina Berg, Heidi Bessler, Anna-Regula Guyer und Noemi Moser. Es waren die Ärzte Peter Christen, Peter Frei, Milo Huber, René Jaccard, Christian Laroche, Bruno Maggi, Daniel Oertle, Marco Olgiati, Robert Oppliger, Josef-Stefan Petrus, Daniel Schneider, André Seidenberg und Peter Spiro. Die Reihe ist notwendigerweise unvollständig – wer kennt schon alle? Ich fühle mich auch den nicht genannten Kollegen, die Ähnliches unternahmen, verbunden.

Der Initiative von Dr. André Seidenberg und seiner Kollegengruppe, grösstenteils praktischen Ärzten, ist es zu verdanken, dass im November 1991 die *ARUD* gegründet wurde (Arbeitsgemeinschaft für Risikoarmen Umgang mit Drogen). Schon im Februar 1992 konnten in Zürich hunderte von Drogenabhängigen in der Poliklinik ZOKL 1 mit Methadon behandelt werden, und sie erhielten dort auch eine körperliche, psychische und soziale Betreuung. Ab Januar 1994 kam das ZOKL 2 dazu, als staatlich bewilligte Heroin-Abgabestelle an schwerstabhängige Suchtpatienten. Fast gleichzeitig wurden die offiziellen Abgabestellen Crossline und Lifeline des Sozialdepartementes der Stadt Zürich eröffnet.

Heroin-Abgabe-Institutionen

Die Patienten aus dem Sune-Egge, die wir in solche Heroin-Abgabe-Institutionen vermitteln konnten, erlebten wir kurze Zeit nach dem dortigen Therapiebeginn erstaunlich gebessert: Sie erschienen bei uns pünktlicher und verhielten sich geordneter als vorher, waren gewaschen und sauber gekleidet, und mancher berichtete von deutlichen Verbesserungen in seinem Leben.

HIV-Prakt Zürich

In der HIV-Prakt Zürich, ÄrztInnenrunde zur HIV-Infektion, gegründet von Milo Huber, René Jaccard und Daniel Oertle, fanden sich interessierte Hausärztinnen und Hausärzte regelmässig zusammen, um schwierige Patientenfälle zu besprechen und einander im Erfahrungsaustausch beizustehen.

Aids- und Drogen-Forum Zürich

In erweitertem Rahmen wurde im Grossen Hörsaal der Universitäts-Frauenklinik das Aids- und Drogen-Forum Zürich durchgeführt. Unter der Leitung von Roger Staub und Attilio Stoppa, welche die kantonalen Aids- beziehungsweise Drogen-Delegierten waren, wurden in regelmässigem Wechsel Sucht- und HIV-Probleme dargestellt und anschliessend diskutiert. Zu diesen sehr gut besuchten abendlichen Doppelstunden trafen sich Ärzte, Krankenschwestern und Pfleger, Juristen, Sozialarbeiter, Heimleiter, Epidemiologen, Praktiker und Wissenschafter, bald als Referentinnen und Referenten, bald als Zuhörer.

Die Kolleginnen und Kollegen in diesem weiten beruflichen und menschlichen Umfeld haben uns geholfen, den Sune-Egge mit seinen Sorgen nicht nur auszuhalten, sondern uns dort wohl zu fühlen. Das hat dem ganzen Hause gut getan.

Sprechstunden im Sune-Egge

Die Sprechstunde ist für die meisten unserer Betroffenen die erste Anlaufstelle. Grundsätzlich verläuft eine ambulante Behandlung im Sune-Egge wie die in einer anderen Arztpraxis: Gespräch mit dem Patienten, Untersuchung, Beurteilung, Vorschlag von Behandlungsmöglichkeiten und Durchführen der gewählten Therapie. Das ist das schulmässig richtige und logische Schema. Ein guter Arzt verliert es nicht aus den Augen. Ich höre noch einen meiner medizinischen Lehrer, den alten und weisen Internisten Heinrich Berg in Hamburg, wie er uns Studenten im Hörsaal zurief: *Die Natur hasst jedes Schema, doch das Schema – is bequema !*

Die lebendige Realität überrascht uns aber überall und immer wieder, und sie wirft unsere geplanten Schemata häufig über den Haufen. Oft zum Glück! Ausschliesslich logische Korrektheit eines Schemas ist nicht das höchste Gut. Im Sune-Egge hat die stündliche Wirklichkeit unsere geordneten Pläne aber so häufig und derart gründlich durcheinander geschmettert, dass dies manchmal nicht leicht zu verkraften war. Meistens geschah es, weil unsere Patienten total andere Dringlichkeiten und Reihenfolgen im Kopf hatten als wir. Und dann?

***Die Natur hasst jedes Schema,
doch das Schema – is bequema !***

Es gab und gibt aber doch Konstanten: Im einleitenden Gespräch werden wie üblich Besonderheiten in der Familie und dann die früheren Krankheiten und das jetzige Leiden besprochen. Gezielt fragen wir jedoch nach zusätzlichen Aspekten der Lebensgeschichte: Wie bist du aufgewachsen? Hast du einen Beruf lernen können? Was arbeitest und wo wohnst du jetzt? Hast du Kontakt mit deiner Familie? Wann und wie hast du mit den Drogen angefangen? Und jetzt? Kennst du deinen HIV-Zustand? Versuchtest du Entzüge? Und Methadon? Welche Pläne hast du für die Zukunft?

Im Gespräch hören wir von Debakeln und neuen Anfängen, von Gefängniszeiten, Drogenschulden und anstehenden Gerichtsverhandlungen, von Verdrossenheit und Entrüstung nach Enttäuschungen. Der zu Beginn manchmal ängstlich-verschlossene Patient wird in der Sprechstunde und vor allem nachher während der Hospitalisationszeit oft zugänglich und vertrauensvoll.

Im Anschluss an dieses Gespräch folgt die klinische Untersuchung mit Auge und Hand, Waage und Thermometer, Stethoskop und Mundspatel, Augen- und Ohrenspiegel. Ein guter, einfacher Röntgenapparat steht uns im Haus zur Verfügung. Die Laborgemeinschaft Dr. Blaser, später das Medizinische Labor des Triemlispitals, führt uns praktisch alle wichtigen Analysen prompt durch: Blut, Auswurf, Bakterienabstrich und Stuhl reisen mit dem „Veloblitz" ins Labor, und die Resultate folgen rasch per Fax. Die geläufigen Urinuntersuchungen führen wir selbst durch. Die so wichtigen HIV-Standort-Bestimmungen (Zahl der CD_4-Helferzellen und der Viren im Blut) besorgt die Abteilung für Immunologie der Universität Zürich.

Sehr dankbar sind wir – von der Sprechstunde aus wie im Hospitalisationsbereich –, dass die Kollegen des Universitätsspitals und der Stadtspitäler Triemli und Waid uns freundlich beistehen mit konsiliarischer Hilfe in schwierigen diagnostischen und therapeutischen Situationen: Ultraschall, Endoskopie, broncho-alveoläre Lavagen, CT-Untersuchungen, Thoraxdrainagen usw. (Im Anhang sind diese Begriffe erläutert.)

Wie manche Gespräche und körperlichen Untersuchungen in der Sprechstunde müssten eingehender möglich sein! Sie dürften weder aus Zeitmangel des Arztes – weil viele andere warten – noch wegen einer abrupt auftretenden Trotzreaktion des Patienten abgebrochen werden. Denn unsere Betroffenen ziehen sich aus der Begegnung nicht selten zurück, sobald ihr heisser Brei wirklich und direkt angesprochen wird und weil die Konfrontation mit diesem Brei für sie am Anfang

… die Dinge hierzulande sind sehr viel verwickelter, als sie dem klaren Geist guter und rechtlich denkender Menschen erscheinen …

fast unerträglich ist. In diesem Augenblick sind ärztlicherseits viel Geduld und ein feines Taktgefühl nötig, sonst stürzt der Kranke in seiner Abwendung schnurstracks wieder ins Heroin ab. *Komm morgen wieder oder sobald du magst … vielleicht geht es dann … vielleicht löst sich dann das Schweigen und das Eis taut auf …*

Wie in der Sprechstunde, so müssten und möchten Arzt und Schwester auch auf der Visite bei den Hospitalisierten oft länger verweilen. Dabei ist klar, dass nicht alle Knoten entwirrbar sind. Carlo Levi schrieb in seinem Buch „Christus kam nur bis Eboli" – sehr realistisch: *… die Dinge hierzulande sind sehr viel verwickelter, als sie dem klaren Geist guter und rechtlich denkender Menschen erscheinen …* Genau so war es auch an der Konradstrasse 62! Man muss dies anerkennen und aushalten lernen, gelegentlich auch stehen lassen können, um nicht zu verzweifeln oder um das Tagesprogramm nicht zum Überborden zu bringen. Doch Teilnahme bedeutet schon viel.

Man darf keiner Verzweiflung Vorschub leisten. Beginnt man miteinander, einen Problemhaufen anzugehen, so weckt das schon Zuversicht. Dunkle und helle Fäden verbinden sich zu einem festen Gewebe, in welches wir alle eingeflochten sind, Patienten und Mitarbeiter, und wir versuchen, einander redlich anzunehmen und gelten zu lassen. Abgesehen von seiner Art und seinen persönlichen Talenten, abgesehen auch von der jeweiligen Situation auf der Gasse, die sich fortwährend und rasch veränderte, hat gewiss jeder Arzt seine Tätigkeit im Sune-Egge als eine Pionierzeit seines Berufes erlebt. Dafür sorgten unsere Patienten von der ersten Arbeitsstunde des Tages bis zur letzten.

Und nun zu den anschaulichen Berichten meiner Kollegen: Für den Empfänglichen werden Verstand und Herz angesprochen, und mit etwas Fantasie auch die Sinne:

Christoph Ganzoni führte die Sprechstunde 1991, noch in der Pionierzeit des Sune-Egge, als viel Hektik und Improvisationsnotwendigkeit herrschten. Umso mehr staunte ich über seine Sorgfalt und die praktische Treffsicherheit seiner Ideen.

Maja Hess hat 1993 in der Ambulanz zusätzliche menschliche Akzente gesetzt. Als Frau konnte sie unsere Patientinnen einfühlend und tief verstehen – weit über unseren Männerhorizont hinaus. In drogenpolitischen Fragen nahm sie beherzt und klar Stellung.

Christian Strübi beschreibt den Sune-Egge von 1995, nach der Lettenschliessung, welche für die Patienten und uns ein Crescendo an Arbeit mit ganz unerwarteten Herausforderungen brachte, weil die Süchtigen plötzlich nirgendwo mehr sein durften und doch nicht anders konnten als da zu sein.

Das Ambulatorium – *Wie imene Tuube-Schlag* !

Christoph Ganzoni, Arzt Ambulatorium

Wenn Maurizio wieder einmal mit heruntergerissenen Verbänden erscheint, Petra nach den vor wenigen Minuten abgegebenen und bereits wieder verlorenen Medikamenten sucht, die Türklingel bereits zum zweiten Mal nervös gedrückt wird, zwei Leute gleichzeitig das Methadon haben wollen, ich telefonierend versuche, die letzte Krankengeschichte zu schreiben und die Schwester sich nach der unleserlich geschriebenen Verordnung erkundigt, fühlen wir uns, das Praxisteam vom Sune-Egge, so richtig in guter Stimmung. Es braucht sich bei uns niemand nach Arbeit umzuschauen, denn davon fällt täglich mehr als genug ab. Oft reicht es uns nur knapp zur Kaffeepause, und die raren Minuten zwischen den Praxis-Öffnungszeiten werden vom Sozialrapport, der Medikamenten-Bestellung oder einem Notfall verkürzt.

Neben den vielen Verbandwechseln, 60–80 täglichen Methadonabgaben, Blutentnahmen und anzufertigenden Röntgenbildern bedienen die zwei Arzthelferinnen die ständig klingelnde Telefonanlage, bestellen Büro- und Verbandsmaterial, verteilen die Post und finden daneben auch immer wieder Zeit, mit dem einen oder andern Patienten ein Gespräch zu führen. Ihnen sei an dieser Stelle für die hervorragend geleistete Arbeit ein ganz herzliches Dankeschön ausgesprochen!

Im Jahr 1991 ist auch personell in der Praxis einiges geschehen. Alfons Suter, der Sune-Egge-Doktor der ersten Stunde, überliess Anfang Jahr seinen Posten Peter Christen, welcher den Sune-Egge während der ersten Hälfte des Jahres ärztlich leitete. Therese Leutert arbeitete nach anderthalb Jahren Tätigkeit die neuen Praxisfrauen ein. So startete die Praxis neu besetzt ins dritte Sune-Egge-Jahr. Auch das neue Team fand schnell das Vertrauen der Kranken und begleitete zirka 40 Patienten im „Festen Methadonprogramm" und versorgte täglich 20–30 Patienten ambulant, im so genannten „Überbrückenden Programm", bis ein längerfristiger Methadonarzt gefunden war. Mitte Jahr erfolgte ein erneuter Arztwechsel mit dem Eintritt von Walter Munz als neuem leitendem Arzt und dem Wechsel von mir und meiner Tätigkeit als Stationsarzt in die Praxis.

Die Patienten unterschieden sich kaum von jenen der vorangegangenen Jahre. Wir behandelten Krankheiten, welche im Zusammenhang mit dem Drogenkonsum auftreten, wie Abszesse, Hepatitis, Pneumonien und Hautkrankheiten, dazu nicht wenige Unfälle, die meistens auch durch das Leben auf der Gasse entstanden waren. Die Zahl der im Sune-Egge betreuten, an Aids erkrankten Menschen, hat im Laufe des Jahres etwas zugenommen. Auch mussten wir gelegentlich einem Patienten eine neu festgestellte HIV-Infektion mitteilen. In unzähligen Gesprächen versuchten wir, unseren Kranken bei ihren seelischen Problemen beizustehen und schrieben auch so manchen fürsprechenden Brief zuhanden einer behördlichen Stelle.

Zu den schönsten Augenblicken dieses Jahres gehören die wenigen Begegnungen mit Menschen, welche sich nach Monaten für die von uns dargebrachte Hilfe bedanken kommen, die von der Drogensucht befreit und äusserlich meistens fast nicht wieder zu erkennen sind. Ansonsten bleibt uns durchschlagender Erfolg selten beschieden. Wir freuen uns an einer nach langer Zeit abgeheilten Wunde oder am dankbaren Gesicht eines Menschen, der bei uns erleben durfte, wie ihm geholfen wird. Aber trotz der nervenaufreibenden und belastenden Arbeit im Sune-Egge sind wir alle dankbar und

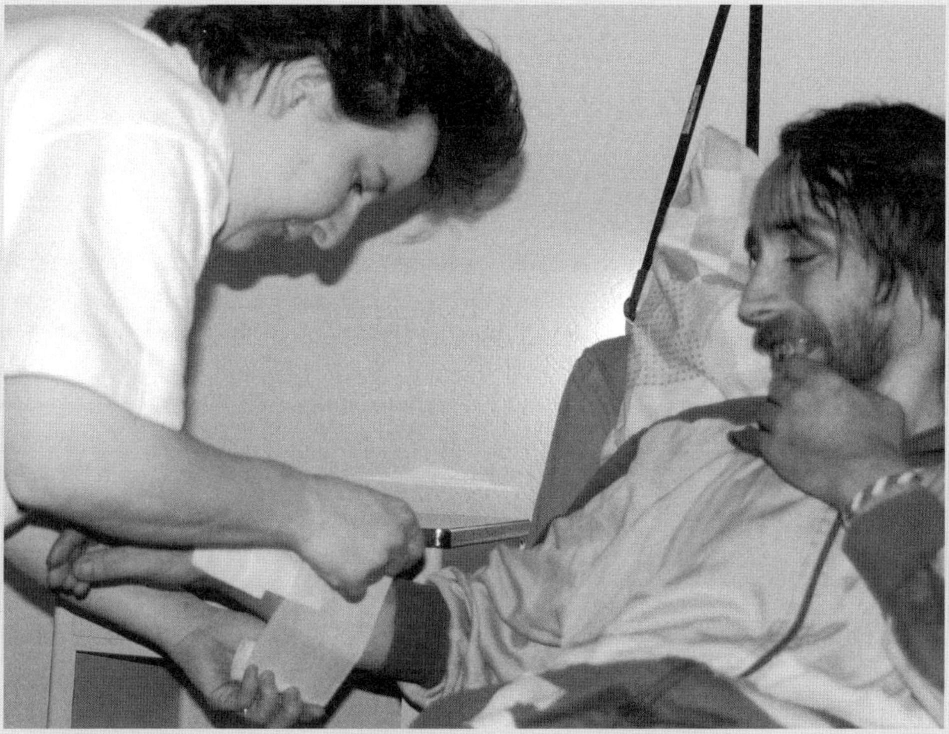

Verbandwechsel mit gegenseitigem Lächeln

zufrieden, hier arbeiten zu können; denn selten ist die Kommunikation zu unseren Mitmenschen so ehrlich und direkt und die Beziehungen so vertrauensvoll wie hier.

Aus der Sprechstunde

Maja Hess, Assistenzärztin

Täglich kommen 20–30 Personen, junge Frauen und Männer, in den Sune-Egge, zu mir und meinen Mitarbeiterinnen in die Sprechstunde. Viele von ihnen sind obdachlos, verwahrlost, schmutzig. Ihre Füsse stecken in stinkenden zertretenen Schuhen, die sie seit Tagen mangels einer geeigneten Infrastruktur und mangels eigener Kraft nicht mehr gewechselt haben. Viele von ihnen sind übersät mit kleinen und grösseren Löchern an Armen und Beinen, haben riesige schmerzende Abszesse oder sind schwer krank, haben eine Lungenentzündung oder irgendein anderes lebensbedrohendes Leiden. Nicht wenige von ihnen sind leider, nicht zuletzt aufgrund einer gescheiterten und zu repressiven Drogenpolitik, HIV-positiv geworden. Sie wissen davon, sie leben damit, und oft drängen sie ihre Angst und Panik mit der Droge Heroin oder Kokain weg.

So kommen diese Menschen zu uns. Sie sind nicht nur körperlich krank. Auch ihre ganze Persönlichkeit ist verletzt durch die Art und Weise, wie sie auf der Gasse leben müssen, durch ihre eigene, von vielen demütigenden Erfahrungen und von Lieblosigkeit geprägte Geschichte und durch ihre Perspektiven- und Hoffnungslosigkeit. Diese erleben sie im Jetzt zwar verdeckt durch die Drogen, jedoch gleichwohl erzeugt durch die Sucht und ihre Folgen. Sie suchen bei uns Unterstützung, einen warmen Ort, etwas zu essen oder auch nur frische Socken für ihre Tag und Nacht wundgelaufenen Füsse. Vielleicht kommen sie auch nur in der Erwartung eines Schmerzmittels oder einiger Beruhigungstabletten, wegen der für alle zugänglichen Toilette, die es auf der Gasse nirgends mehr gibt. Oder sie kommen für zwei bis drei Stunden Schlaf in die Cafeteria, obwohl der Sune-Egge keine Notschlafstelle ist und auch nicht sein will. Sie kommen auch, weil sie verzweifelt sind, einsam, voller Schmerzen, die nicht mehr in psychische oder physische zu unterscheiden sind.

Wir reden mit ihnen, behandeln ihre Wunden, versuchen sie aufzumuntern, kontrollieren sie auch, ob sie nicht heimlich etwas mitlaufen lassen. Wir streiten

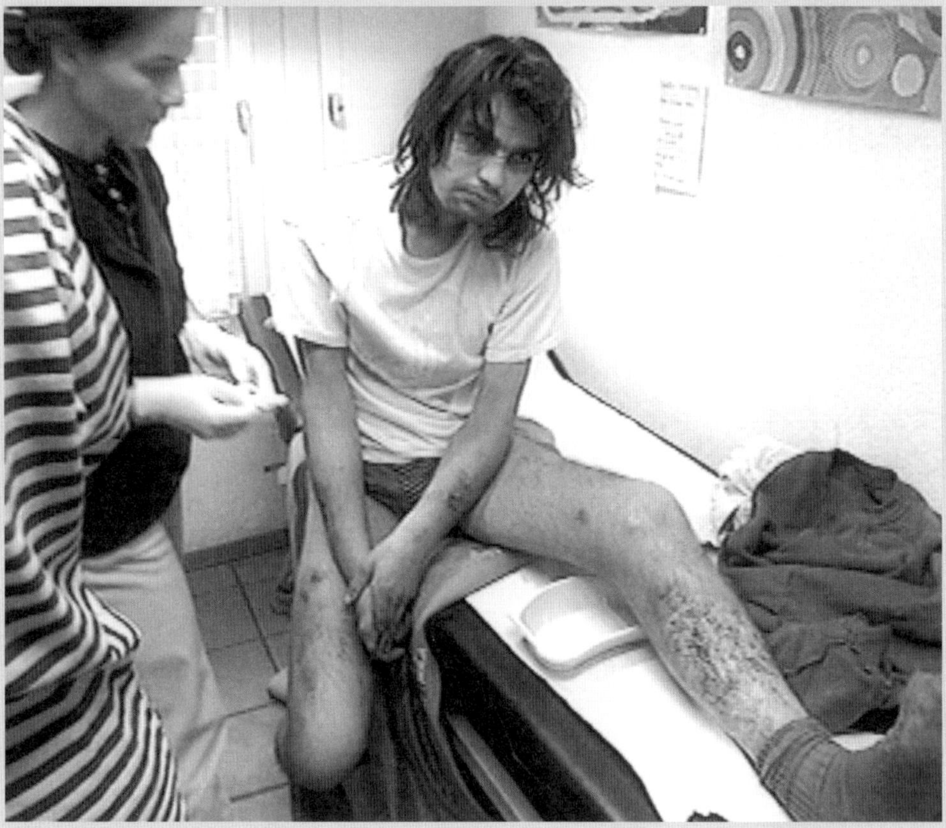

Maja und Gregor in der Sprechstunde

manchmal und schimpfen mit ihnen, wenn sie wieder einmal zu spät gekommen sind. Einige bleiben ein paar Tage bei uns, hospitalisiert, weil sie zu krank sind, um wieder Tag und Nacht auf der Gasse verbringen zu können. Die körperlichen Wunden heilen bei diesen jungen Menschen meistens schnell, sie erholen sich von Lungenentzündung, Abszessen und wundgelaufenen Füssen in erstaunlichem Tempo. Wir lernen diese Menschen kennen, wenn wir sie behandeln. Wir erfahren Bruchstücke aus ihrer Geschichte, Gründe für ihre Sucht, Schmerzen und Träume von ihnen. Auch von ihrer Liebe und Sehnsucht erfahren wir. Sie bekommen einen Namen bei uns, ihren eigenen. Sie sind nicht mehr irgendwer, Süchtige, Junkies, die man an die Wand stellen sollte und gleich umbringen, oder die man in riesige Arbeitslager pferchen müsste ... Sie sind nicht mehr die, die für den politischen Wahlkampf missbraucht werden, die von den Polizisten gehetzt und vertrieben werden, die alle das Gefängnis von innen kennen, die auf der Strasse von Ordnungshütern straflos zusammengeschlagen werden. Sie bekommen einen Namen bei uns, wir sagen ihnen du.

Eines Tages geht es den Patienten und Patientinnen wieder besser. Sie kehren dann auf die Gasse zurück oder in einen Entzug, mit Hoffnung auf einen neuen Lebensabschnitt. Manchmal kommen sie wieder, einige Wochen später, in genau gleichem, verelendetem Zustand. Unsere Arbeit beginnt von vorne, wieder die gleichen Wunden behandeln, wieder sollen sie für ein paar Tage bei uns bleiben. Wieder wird ein Entzugsplatz gesucht, eine Methadon-Wohngemeinschaft, ein Aufenthalt im Ausland, in einer Familie, irgendwo, wo es ihnen besser gehen könnte. Wieder ein Schimmer Hoffnung ... Nicht selten kommen diese Menschen nach weiteren Wochen oder Monaten wieder zurück zu uns. Einige aber schicken uns eine hoffnungsvolle Karte, einen kleinen Brief aus der neu angefangenen Therapie, Feriengrüsse aus dem Ausland. Einige besuchen uns später voller Freude wieder, stolz und zufrieden. Sie haben ihren Weg gefunden und können nun unabhängig von fremder Hilfe leben.

Oft fragen mich die Leute: *Wie kannst du das nur aushalten? Das ist doch alles so sinnlos, immer von vorne, immer das gleiche, und am Schluss sterben sie doch an einer Überdosis oder an Aids.* – Andere sagen: *Es lohnt sich doch gar nicht.* Ob es sich lohnt, weiss ich nicht. Ob es sinnvoll ist, auch nicht. Wer bestimmt schon, was Sinn, was Unsinn ist? Aber ich weiss, dass ich diese Menschen ein Stück Weg begleiten will.

Jede Erfahrung, die eine Person in ihrem Leben macht, setzt sich in ihr nieder, bestimmt ihre Schau von der Welt. Jede gute Erfahrung erzeugt im Menschen ein Stück Hoffnung. Diese Hoffnungsstücke können sich, wenn sie mehr und mehr werden, zu einer ganzen Hoffnung zusammensetzen. Vielleicht steht die Hoffnung am Anfang einer neuen Wahl, einer eigenständigen Entscheidung, und sie gibt Kraft, einen neuen Weg bis zum Schluss zu gehen.

Ich hoffe, ich möchte, dass meine Begegnungen mit den Patienten und Patientinnen zu einem Stück Hoffnung werden, dass ihr Dasein im Sune-Egge zu einer guten Erfahrung werden kann. Auch wenn die Menschen jung sterben, auch wenn ihr Leben in den Augen der geordnet lebenden Bürger und Bürgerinnen als gescheitert gilt, auch wenn ihr Dasein eine Odyssee durch Institutionen, Gefängnisse, Jugenderziehungsanstalten und Spitäler gewesen ist, ist jede gute Begegnung, jede positive Erfahrung, jede menschliche Hand, die sie berührt und pflegt, jede aufrichtige Auseinandersetzung wichtig und unabdingbar. Nicht die Länge eines Lebens macht das Leben gut und wunderbar, auch nicht der Erfolg, auch nicht die üblich bekannten Werte unserer Leistungsgesellschaft. Wir haben nicht das Recht, über Sinn und Sinnlosigkeit, über Glück und Glücklosigkeit eines anderen Menschenlebens zu entscheiden. Aber ich bin überzeugt, dass jede ehrliche, menschliche, von Hellhörigkeit und Glauben an die Kraft des anderen Menschen geprägte Begegnung, eben dieses kleine Stück Hoffnung bedeuten kann. Deshalb wage ich zu hoffen – auch wider alle Hoffnungen – und trotzdem voller Hoffnung.

Die Lettenschliessung aus der Sicht der Praxis

Christian Strübi, Assistenzarzt

Spätestens Ende 1994 wussten es alle. Der Letten wird geschlossen werden. Immer wieder hörte man ängstliche Stimmen, die sich über das Nachher sorgten. Andere aber fanden es *an der Zeit, dass endlich etwas getan wird.* Ihr „Zuhause" in Zürich wurde ihnen langsam, aber sicher zu gefährlich.

Die Nachfrage nach Drogenentzügen und Therapien war gross, die Wartezeit, insbesondere für Institute mit sanfteren Entzugsmethoden, betrug oft mehrere Wochen.

Im Januar folgte dann ein kleines Loch, die Ruhe vor dem Sturm. Nach der Schliessung des Letten stieg die Anzahl der Konsultationen in der Praxis plötzlich massiv an. Die körperlichen Krankheiten traten klar in den Hintergrund. Methadon war gefragt. Die Anzahl der Methadonbezüge pro Tag stieg von zirka 70 auf 120 im „überbrückenden Programm". Dieses umfasst alle Patienten, die im Rahmen einer ambulanten oder stationären Behandlung oder einer in der Regel auf 14 Tage befristeten Abgabe zum Suchen und Organisieren einer anderen Abgabestelle oder eines Entzugsplatzes Methadon erhalten. Ein Grossteil konnte denn auch in kurzer Zeit eine andere Abgabestelle finden. Vor allem das ZOKL bot die willkommene Gelegenheit, viele

Bedürftige zu übernehmen. Betrüblich war, dass einige Bezirke in Zürich-Land die Patienten aus ihrem Zuständigkeitsgebiet nicht innert nützlicher Frist in ein Methadon-Programm aufnehmen konnten, sei dies in einem Drop-In oder bei einem Hausarzt. Zum Teil wurden diese Leute sogar nach Zürich verwiesen.

Die für manche Süchtigen bessere Alternative, statt Methadon zu brauchen einen Entzug zu wagen, um ganz von den Drogen wegzukommen, war ganz klar nicht mehr gefragt. Die Motivierbaren hatten dazu Ende 1994 genügend Zeit und hatten dies, wie zu Beginn schon erwähnt, auch genutzt.

Neben den altbekannten „Unverbesserlichen" sah man plötzlich auch ganz andere Gesichter. Auffallend bei allen war das ordentliche Äussere als Resultat der Polizeikontrollen. Wer auffiel, wurde häufiger kontrolliert und landete zu eingehenderer Prüfung oft in der Kaserne oder im Rückführungszentrum, welches die Aufgabe hatte, die auswärtigen Drogenabhängigen an ihren Wohnort zu überweisen. Aber ordentlich gekleidete Menschen erschienen auch aus anderen Gründen in unserer Praxis. Menschen, die bis jetzt im Arbeitsprozess standen, konnten ihren Stoff plötzlich nicht mehr so leicht auftreiben. In der Mittagszeit oder nach Feierabend hetzten sie zu uns, um mit Methadon ihren Heroin-Hunger zu stillen. Dass ab und zu Frauen mit ihren (nicht süchtigen) Kindern erschienen, erstaunte uns bald nicht mehr.

Eine andere Gruppe, zahlenmässig am kleinsten, fiel durch ihr Verhalten auf. Es waren psychisch Kranke, denen es mit kleinsten Mengen Heroin ordentlich ging und die sich dieses sozusagen als Eigenmedikation selbst verordnet hatten. Da sie sich ihren Stoff nicht mehr leisten konnten, suchten auch sie Hilfe. Ihnen war sie aber am schwierigsten zu geben, da bei den vielen Patienten und Methadonbezügern oft nicht genügend Zeit zum nötigen Gespräch blieb. Zum Glück hatten doch einige schon früher behandelnde Ärzte freie Kapazitäten und konnten die Betreuung weiterführen.

Erstaunlicherweise konnten offenbar auch Gäste aus der Mittelmeer-Region, die sich mit dem Drogenhandel beschäftigt hatten, ihren Stoff zum Selbstbedarf nicht mehr auftreiben. Sie schienen unter dem Entzug fast mehr zu leiden als andere. Nicht gewillt, einen Entzug zu machen, waren sie von unserer Hilfe (Entzug mit Medikamenten oder Methadon rasch abbauend) nicht sehr begeistert. Den Schweizern hingegen stiess die Anwesenheit dieser ihrer früheren Peiniger in der Cafeteria begreiflicherweise sauer auf. Eine Zeitlimite für den Aufenthalt dieser Leute, die mehrheitlich aus Nordafrika stammten, war notwendig. Aber auch alle anderen mussten von Zeit zu Zeit aufgefordert werden, das Haus zu verlassen, um neuen Gästen Platz zu machen, denn es herrschte oft ein grosses Gedränge, welches durch die Nervosität und Übermüdung der Leute noch verschlimmert wurde. Draussen war die Polizei fast überall. Die Kontrollen in der Kälte waren nicht angenehm, wenn man sich bis auf die Unterhosen ausziehen musste. Es konnte geschehen, dass man auf eine Distanz von 100 Metern dreimal angehalten wurde. Wir hörten manchmal, dass dabei die von uns abgegebenen Medikamente oder auch das Methadon fortgeworfen wurden. Wir hörten wiederholt, dass Geld ohne Quittung beschlagnahmt worden sei. Ab und zu sahen wir Wunden von Polizeihunden. Wir sind uns dabei bewusst, dass unsere Patienten auch nicht nur Engelchen waren.

Kurzum, die Lettenschliessung erforderte von den Mitarbeiterinnen in der Praxis viel Energie, manchmal bis an die Grenze der Belastbarkeit, um in der Hektik die Übersicht und Menschlichkeit nicht zu verlieren. Froh waren wir alle um zusätzliche Hilfen, die uns doch einiges an Arbeit abnehmen konnten. Froh aber auch, dass der Ansturm der Patienten gegen den Sommer hin etwas abzuflauen begann.

Die medizinische Arbeit in Zahlen

Seit der Gründung des Sune-Egge wurde die Arbeit im Hause immer grösser. Die folgenden Tabellen geben Auskunft über einige Entwicklungen zwischen 1992 und 1997. Die Konsultationen und Methadonabgaben wurden immer zahlreicher, während die Zahl der verstorbenen Patienten glücklicherweise rückläufig war, was ohne Zweifel den wirksameren Behandlungsmöglichkeiten gegen das Aids zu verdanken ist.

Medizinische Kenndaten	1992	1993	1994	1995	1996	1997
Konsultationen	4'615	5'460	6'182	5'607	6'860	7'039
Methadonabgaben	23'997	24'660	25'522	27'103	42'136	46'618
Pflegetage	7'329	8'198	8'636	7'476	7'731	8'617
Stationäre Akutpatienten	263	319	271	184	176	199
Hospizpatienten	39	32	33	41	36	31
Todesfälle	32	23	25	26	21	12

Die folgenden Tabellen zeigen Geschlechts- und Altersverteilung unserer hospitalisierten Patienten. Anschliessend folgt eine Zusammenstellung über unsere verstorbenen Kranken.

Hospitalisierte PatientInnen (Geschlecht)	1992	1993	1994	1995	1996	1997
Frauen	106	105	89	67	66	83
Männer	157	214	182	114	110	116
Total	263	319	271	181	176	199

Hospitalisierte PatientInnen (Alter)	1992	1993	1994	1995	1996	1997
15–19 Jahre	9	9	3	5	3	2
20–24 Jahre	50	77	51	23	21	24
25–29 Jahre	96	132	102	64	45	59
30–34 Jahre	65	68	78	53	57	61
35–39 Jahre	26	25	21	23	32	36
40–44 Jahre	10	5	11	10	12	11
45–49 Jahre	3	2	3	4	3	4
über 50 Jahre	4	1	2	2	3	2
Durchschnittsalter	29	28	30	30	31	31

Verstorbene PatientInnen	1992	1993	1994	1995	1996	1997
Frauen	10	10	6	8	7	5
Männer	22	13	19	18	14	7
Total	32	23	25	26	21	12
Durchschnittsalter	34	31	34	35	33	41

Gemäss einer Entscheidung der zürcherischen Gesundheitsbehörden wurde ab 1998 die ambulante Versorgung der Drogenpatienten schwergewichtig im Krankenzimmer für Obdachlose durchgeführt, während die Kranken, die eine Spitalbehandlung nötig hatten oder die eine spezifische Aids-Therapie brauchten und auf sich nahmen, dem Sune-Egge zugewiesen wurden. Der Sune-Egge konnte auch seine Methadonpatienten im festen Programm beibehalten. Aus diesen Gründen sind die Zahlen über Konsultationen und Pflegetage der Jahre 1998 bis 2002 markant verändert.

Die Zahl der Todesfälle nahm dank der modernen Aids-Behandlung erfreulicherweise weiterhin stark ab. Die Geschlechts- und Altersverteilung der Patienten blieb im Wesentlichen unverändert.

Medizinische Kenndaten	1998	1999	2000	2001	2002
Konsultationen	3'672	1'352	1'774	1'776	1'574
Methadonpatienten: 50					
Pflegetage	9'632	9'922	9'731	8'926	9'945
Todesfälle	10	7	6	8	7

Hospitalisierte PatientInnen (Geschlecht)	1998	1999	2000	2001	2002
Frauen	63	69	66	55	62
Männer	123	123	89	86	111
Total	186	192	155	141	173

Verstorbene PatientInnen	1998	1999	2000	2001	2002
Frauen	3	2	4	2	1
Männer	7	5	2	6	6
Total	10	7	6	8	7
Durchschnittsalter	38	39	37	41	39

Beurteilung von Dr. med. et phil. Ambros Uchtenhagen
Leiter des Instituts für Suchtforschung, Zürich

Die medizinische Station Sune-Egge für Drogenabhängige entstand innert kürzester Zeit als kreative Antwort auf die sich rapid verschlechternde gesundheitliche Lage vieler Betroffener mit und ohne Aids. Seither hat sich dieses Zentrum, mitten in dem am meisten von der Drogenszene berührten Quartier gelegen, kontinuierlich zu einem medizinisch professionell geführten Haus entwickelt. Hier wird ambulant und stationär untersucht, behandelt und gepflegt, mit unkompliziertem Zugang und guter Vernetzung innerhalb der therapeutischen und sozialen Infrastruktur der Region.

Gleichzeitig ist dieses Zentrum ein Ort, wo sich Betroffene zu Hause fühlen können, auf Zeit oder für die verbleibende Lebensspanne ein Stück Heimat haben und „dazu" gehören. Diese fast einmalige Mischung von Behandlungs- und Lebensqualität macht das Besondere des Sune-Egge aus. Mögen ihm noch viele Jahre erfolgreichen Wirkens beschieden sein! (Aus dem Jahresbericht 1997 des Sune-Egge)

Johann
– und wie er mir den Platzspitz zeigte

Er war ein fröhlicher Kumpan – und ein Patient voller Überraschungen

Weit über hundert Male ist Johann in den Sune-Egge gekommen, immer mit freundlichem Lachen unter seinem breitrandigen, hellbraunen Hut. Fast jeden Abend war er da, um seine Wunden an Füssen und Unterschenkeln verbinden zu lassen und um das Methadon zu trinken. Alle hatten ihn gern, diesen kleinen König vom Platzspitz. Witzig war er und schlagfertig. Er konnte es auch mit den Intellektuellen aufnehmen, von denen er den meisten an praktischer Erfahrung weit überlegen war. Johann war ein einfacher St. Galler Oberländer mit dem typischen Dialekt von zu Hause. Früher war er Magaziner gewesen, später Metzger, bevor er dann für etliche Jahre untertauchte und in Zürich fast von Berufes wegen ein vagabundierender Drögeler wurde. Er schien gesellig zu sein, weil er lebensfroh und pfiffig war, im Sune-Egge immer anständig. Doch er war auffallend allein, obwohl er alle kannte und alle den Johann kannten. Zum Dank fürs Verbinden seiner Geschwüre brachte er unseren Arztgehilfinnen manchmal ein Handtäschli, das er *gefunden* hatte, gelegentlich einen Blumenstrauss, der ihm *geschenkt worden* sei. Nie betrat er die Cafeteria, sondern kam nur in die Sprechstunde. Johann war zäh und munter, und jahrelang sah er beinahe gut aus in seiner fröhlichen Laune, abgesehen von den kaputten Zähnen, die jeder sah, weil er so oft lachte, und abgesehen von den Beinen, aber die kannten nur wir im Sune-Egge.

Zu zweit auf dem Platzspitz

Da dieser Ort mir nur vom Hörensagen bekannt war, fragte ich Johann, ob er mir den Platzspitz einmal zeigen wolle. Er war mit aller Selbstverständlichkeit und bereitwillig einverstanden, doch klappte unsere Verabredung erst nach mehreren Anläufen. Johann verpasste Termin um Termin, fand im Nachhinein jedoch immer plausible Erklärungen dafür: Heute sei eben ein guter Kollege unerwartet gekommen, oder leider habe er ausgerechnet an diesem Tag einem Freund beim Zügeln helfen müssen und so weiter. Zweimal entschuldigte sich Johann entwaffnend ehrlich, er habe die Verabredung *glatt verschwitzt.*

Für jede Abmachung hatte ich mir nicht ganz ohne Mühe ein paar Stunden frei organisiert. Jedes Mal war mir zum Voraus auch bange, dorthin zu gehen, woher wir so viele Verletzte und Kranke ins Haus bekamen. Schon in meinem ersten Sune-Egge-Sommer wurden vom Platzspitz her vier Patienten mit Milzruptur zu uns gebracht, nach Tritten in den Bauch; all diese Verletzungen wurden nachher im Ultraschall oder operativ bestätigt! Junge Leute mit Messerstichen vorn, an einer Seite oder hinten waren nicht selten, ebenso eingeschlagene Nasen- und Jochbeine, Beulen und Schnittverletzungen. Auch Vorderarme mit Parierfrakturen sahen wir auffallend häufig; das sind Knochenbrüche, die entstehen, wenn ein Angegriffener sich mit vorgehaltenem Arm wehren wollte.

An einem wunderbar warmen Nachmittag waren Johann und ich endlich bereit. Wir gingen nebeneinander über das *Haschbrüggli,* vom Sihlquai zum Platzspitz hinüber. Wohlweislich hatte ich das Portemonnaie im Sune-Egge gelassen. Schon auf der Brücke begegnete ich manchen mir bekannten Patienten. Entweder grüssten sie mich betont freundlich oder sie taten dergleichen, sie sähen mich nicht – vielleicht weil sie sich schämten. Im dichten Gedränge des Platzspitz war ich sofort froh um meinen Führer Johann. Ich fühlte mich etwas sicherer in seiner Nähe.

Er zeigte mir Mülltonnen, die emsig nach Brauchbarem durchstöbert wurden. Unter etwas abseits stehenden und dichten Sträuchern sah ich junge Männer mit blossen Händen die Erde aufscharren und erfuhr, dass sie entweder ein Päckli Stoff versteckten oder das wirklich oder vermeintlich vergrabene Koki wieder suchten. Da ging mir auf, warum so mancher unserer Patienten in der Sprechstunde zwar oberflächlich gewaschene Hände, aber erdig schwarze Ränder unter den Fingernägeln hatte, wenn diese nicht wie so häufig abgebissen waren.

Grössere freie Rasenflächen gab es kaum im Park, weil so viele Menschen unterwegs waren an diesem sonnigen Nachmittag. Auf kleinen Wiesenstücken lagerten die Leute in Gruppen, diskutierten, rauchten, tranken, assen. Mit dem Rücken an den Stamm grosser Bäume angelehnt, sitzend oder stehend, ganz mit sich allein beschäftigt, sah ich einzelne Männer und Frauen, wie sie ihre Hosen heruntergelassen hatten, ungeniert durch die Menge, und wie sie sich anstrengten, eine Nadel in die Leiste zu stechen und aus der Spritze den Stoff ins Blut hineinzudrücken. *Inelo, knalle, drucke* oder *pumpe* heisst dieses intravenöse Spritzen auf Schweizerdeutsch. *Knall* und *Kick* sind Worte für das ersehnte Resultat.

Jetzt rannte ein Mann an uns vorbei durch die Menge – johlend, selbstvergessen, weder ansprechbar noch aufzuhalten – wahrscheinlich voll *gespeedet* im Kokainrausch. Dann sah ich hoch aufgerichtete Einzelgestalten, mit geschlossenen Augen an

Ort stehend, aber langsam hin und her schwankend, als würden sie in ihrem Dämmerzustand nächstens umfallen. Johann beruhigte mich: *Die haben nur Rohyps im Ranzen und stürzen nicht um.* Zwischen den Stehenden und den Schäkernden und den Umherirrenden lagen andere in tiefem Schlaf auf dem Boden.

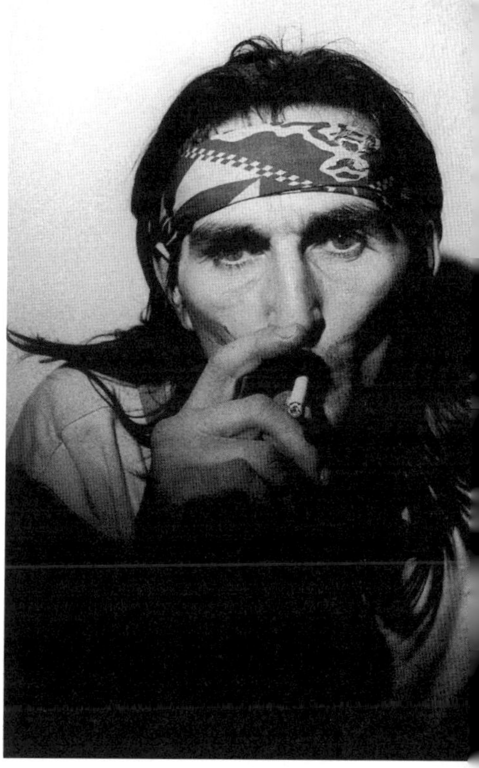

Unterdessen waren wir zur schönen und warmen Quaimauer an der Limmat gekommen. Dort sassen zwei meiner Hospitalisierten, je einer aus dem zweiten und dem dritten Stock. Der Drittstöckler war kürzlich dabei erwischt worden, wie er am späten Abend Stoff in die Schlüssellöcher der Nachbarzimmer legte, als seinen persönlichen Vorrat für die Nacht. Andere Drogenverstecke im Sune-Egge waren übrigens der Schirmständer in der Cafeteria und die Erde der Blumenstöcke auf den Tischen, dazu selbstverständlich Büstenhalter und alle möglichen Täschchen, und warum nicht auch die Vagina? Wenn wir diesbezüglich etwas fragten, so kam prompt eine Antwort wie diese: *S'isch gar nöd wohr* oder wie diese andere: *Was meinsch eigetli, wenn ich dä huere Stoff eifach bruuche, ich mues en doch neime here tschute?* Unsere Krankenschwestern, welche die Patienten beim Eintritt in den Sune-Egge und stichprobenweise nach der Rückkehr vom Ausgang zu filzen hatten, könnten viel erzählen.

Die zwei Patienten auf der sonnigen Limmatmauer grüssten mich etwas überrascht, doch herzlich. Sie erinnerten mich an Kinder, die bei etwas Unerlaubtem ertappt werden. Augenzwinkernd fragten sie, ob es mir hier gefalle? Johann und ich verweilten ein wenig bei ihnen, weil wir einander so gut kannten, und heute war ich nicht als Arzt bei ihnen, schon gar nicht als Aufseher. Die beiden schnitten schöne Melonen auf und verkauften die grossen Schnitze. In der kurzen Zeit unseres Zusammenseins gab sich der vom zweiten Stock zwei Mal einen Schuss in eine Armvene, als sei dies das Allerselbstverständlichste.

Wir schlenderten dann weiter und kamen zum *Spritzenhäuschen* des Zipp-Aids, wo ein Arzt und ein Sanitäter immer bereit waren für Beratungen und auch für schnelles Ausrücken zur Wiederbelebung. *Das ist für wenn einer abgestellt hat*, erklärte mir Johann. Später erfuhr ich, dass täglich mehrere Dutzend solcher Reanimationen durchgeführt werden mussten auf dem Platzspitz. Aus einem Fenster des gleichen Häuschens wurden frische Spritzen abgegeben im Austausch gegen gebrauchte. Es war damals eine von den Betroffenen gern benützte Verdienstmöglichkeit, auf dem Platzspitz gebrauchte und weggeworfene Spritzen zu sammeln, im Spritzenhäuschen abzugeben und nachher die eingetauschten „sauberen Eisen" zu verkaufen.

> Ein *Eisen* ist eine Injektionsspritze; es ist ein *sauberes Eisen,*
> solange es noch steril verpackt ist
> Eine *Fixe* ist ein Eisen
> ein *Schnägg* ist ein Fünfliber
> ein *Lappen* oder ein *Hunderter* ist eine Hundertfranken-Note
> Ein *Brieflein* enthält Stoff zum *Sniffen* oder *Kicken*
> Beim *Sniffen* wird der gerauchte Stoff durch Nase oder Mund eingeatmet,
> beim *Kicken* direkt ins Blut aufgenommen.

Rund um das Rondell war der Betrieb am lebhaftesten. Hier waren in zwei konzentrischen Kreisen um den seinerzeitigen Musikpavillon herum viele Verkaufstischchen der *Filterli-Leute* eingerichtet, auf Harassen, Kisten und grossen Kartonschachteln, aber auch auf Einkaufswagen der Migros oder auf den Gepäckrollis aus dem nahen Zürcher Hauptbahnhof.

Die Filterli-Leute sind in der Hierarchie der Drogenhändler und Konsumenten die unterste und ärmste Klasse, die Parias der Szene. Während die obersten Fürsten des Drogenhandels für ihre Beschwerden die AMI-Kliniken aufsuchen, so ist der Sune-Egge gemeinsam mit dem Krankenzimmer für Obdachlose die hauptsächliche Zuflucht für kranke Filterli-Leute. Diese werden auch einfach *Filterli* genannt. Sie beschaffen sich den Stoff für ihren Eigengebrauch mit viel Geschick so, dass sie aus den Filtern bereits gerauchter Zigaretten und aus andern Utensilien, auch Spritzen, die verbliebenen Reste von Heroin und Kokain herauslösen und mischen, damit auch sie zu einem Knall kommen. Dass solche Misch-Knälle der armen Filterli-Leute in Sachen HIV, Hepatitis und Soor besonders gefährlich sind, ist klar.

An ihrem Filterli-Tisch lernte ich an diesem Nachmittag eine gewisse Sophie kennen. (Franz Hohler, der Schweizer Kabarettist, würde über sie singen: *Sie isch es cheibe Meitli!*) Sophie verkaufte verschiedenen Stoff nach Auswahl, ebenso alle zugehörigen Hilfsmittel wie Löffel, Spritzen, Nadeln, Abwischtüchlein, Feuerzeug, Stauschläuche und Ascorbinsäure. Alles lag auf ihrem Tischchen, ganz nahe beisammen. Um ihren Sitz herum war ein besonderer Andrang von gierigen Kunden. Sophies beide Vorderarme waren bis zu den Handgelenken schmutzig eingebunden, doch ihr rotes Kopftuch stand ihr *supergeil* über dem sonnengebräunten und verrauchten Gesicht.

Mich gruselte vor all den Utensilien und den fleckigen Tüchlein, und blitzartig sah ich vor meinem inneren Auge unsere vielen Laborzettel im Sune-Egge, mit den positiven Befunden von HIV und Hepatitis. – Sophie war wie eine weibliche Ausgabe von Johann, emsig, sorglos und irgendwie sogar imponierend beschäftigt mit all dem Krimskrams, zufrieden über das gut laufende Geschäft und das heute so schöne Wetter.

Filterlileute beschaffen sich den Stoff für ihren Eigengebrauch aus gerauchten Zigaretten und Spritzen anderer, damit sie zu einem Knall kommen

Ein paar Tage später sass Sophie im Sune-Egge wegen der eiternden Geschwüre an ihren Armen. Wieder etwas später mussten wir sie in den zweiten Stock aufnehmen, da sie rasch und beängstigend abgemagert war und eine Lungenentzündung hatte. Sie ist eine von jenen geworden, die ihren Filterlitisch verlassen konnten. Sie besorgt sich das Heroin seither steril in der Abgabestelle ZOKL 2 und nimmt ausserdem sehr regelmässig und mit guter Verträglichkeit ihre Aids-Medikamente ein. Als ich Sophie im Jahr 2002 zum vorläufig letzten Mal sah, war sie gut gekleidet, sogar etwas rundlich geworden, und sie erzählte mir mit begreiflichem Stolz über ihre eigene Wohnung und dass sie die Medikamente immer nehme und dass sie eine bezahlte Arbeit gefunden habe.

Doch zurück zum *Spitz*. So hiess unter den Eingeweihten der Platzspitz. Johann war plötzlich nicht mehr bei mir. In der Zeit, als ich Sophie und ihren Verkaufsstand auf mich wirken liess, hatte er sich leise davongemacht. Ich fand ihn bald wieder, gerade als er – eine Zigarette schräg im Mund – neben einem anderen Filterlitisch stand und sich in seinen linken Arm, der mit einem Ledergürtel gestaut war, einen Schuss verpasste, welcher ihm *offeriert* worden war. Johanns Blick verriet äusserste Konzentration und war fast andächtig auf seine Ellenbeuge gerichtet. Für Johann gab es in diesem Moment nichts anderes auf der Welt.

Bei den Filterlitischen begegnete ich auch mehreren meiner vertrauten Patientinnen. Vom Sune-Egge her kannte ich sie als Regula und Katharina und Hildegard. Unwillkürlich kam mir in den Sinn, dass sie früher gewiss einmal Kindergartenmädchen gewesen sind und am Weissen Sonntag vielleicht festliche Blumenkränzlein auf dem Kopf getragen hatten und dass ihre Eltern sicher stolz waren auf sie. Hier und jetzt waren sie *Strichfrauen*. Verwahrlost, elend müde und traurig deckten sie sich ein mit dem Stoff, den sie nicht entbehren konnten, um dann am Abend pikant überpudert und geschminkt spazieren zu gehen an der Langstrasse.

Im Platzspitz-Gedränge bewegten sich auch die *Lieferanten* der Drogenabhängigen, jeder nur für je einen von diesen erkennbar. Von der Polizei aus gesehen waren auch diese Lieferanten nur winzige Fische in der komplizierten Drogenhierarchie. Jeder Konsument ist nämlich auch ein Händler, kennt aber individuell nur seinen persönlichen Lieferanten, dieser wiederum nur seine eigenen Kunden und seinen vorgesetzten Händler. So ist das System der Drogenwirtschaft in verschiedene Personenetagen geordnet, völlig verfilzt und undurchsichtig. Niemand kennt das ganze Organigramm der Beteiligten. Auch die, die selber im Netz verstrickt sind und zappeln, kennen nur einen Menschen in der nächsthöheren und wenige in der nächstunteren Schicht, wobei die letzteren nichts wissen voneinander. Vielleicht hatte auch Johann schnell seinen Lieferanten treffen müssen, als er mich eben für ein Weilchen verliess.

So hörte ich es jedenfalls, dass die Drogenhierarchie ein hermetisch geschlossenes und mit schrecklichen Bedrohungen gehütetes, geheimes System sei, für niemanden überschaubar. Den Händlern aller Stufen dürfte es völlig egal sein, ob ein Lehrling durch den Stoff seine Stelle und seine Laufbahn verliert, die Eltern ihr Kind, der Freund den Freund. Für sie zählt Geld.

Am frühen Abend fiel mir eine etwa 50-jährige, aufgeregte Italienerin auf, schwarz gekleidet, mit tief durchfurchtem Gesicht. Verzweifelt bahnte sie sich einen Weg durch das Gedränge neben dem Rondell. Sie suchte ihren Sohn, den sie auf dem Platzspitz vermutete.

Das war mein Nachmittag mit Johann. Dieser fand am Schluss: *Es tut mir leid, dass ich dir nicht viel habe zeigen können. Heute war der Spitz sehr ruhig, ich habe keinen einzigen Revolverschuss gehört …* Für mich waren diese Stunden eine unvergessliche Reise in ein neues Land, über das ich gelesen und gehört hatte, doch dessen Wirklichkeit mich tiefer beeindruckte als ich vermutet hatte.

Jedem Hausarzt, der seinen Patienten bis jetzt nur im geordneten Sprechzimmer sah und ihn allein auf Grund von dessen erzählten Geschichten kennt, gehen viele neue Lichter auf, wenn er den gleichen Kranken daheim besucht, bei Frau, Schwiegermutter, Kindern und Katze. Ich hatte heute meine Sune-Egge-Patienten besucht, bei ihnen „zu Hause", auf der Gasse.

Meine Beziehung zu Johann war von da ab nicht tiefer als vorher, aber reichhaltiger. In unseren Begegnungen zitterten von jetzt an alle die Bilder, Gerüche und Töne vom Platzspitz mit, der ganze Wind aus seiner tatsächlichen Lebenswelt. Auch meine anderen Suchtpatienten nahm ich jetzt wirklichkeitsnäher wahr als vorher, nachdem ich einen Teil ihrer Gasse gesehen und gespürt hatte, wenigstens während einiger Stunden. Es war mir bewusst, dass ich alles hier Erzählte an einem hellen und warmen Sommertag erlebt hatte. Wie war der Platzspitz wohl bei Nebel, oder in der Nacht, oder wenn dort Schüsse fielen?

Und wieder war Johann Patient im Sune-Egge

An einem Abend kam Johann wieder einmal als letzter in die Sprechstunde von Maja. Die beiden hatten ein herzliches Verhältnis von Ärztin zu Patient und umgekehrt. Es verband sie viel Humor und gegenseitiges Verständnis. Während dieser Sprechstunde wurde Maja für ein paar Augenblicke zu einem andern Kranken weggerufen. Als sie zurückkehrte, sah alles aus wie gewohnt: Johann war fertig verbunden – lachender Abschied. Doch als sie unter dem Pult ihren kleinen Rucksack hervorholen wollte, war der weg! Der wahrscheinlichste Verdacht fiel auf unseren langjährigen Kumpanen Johann. Vom Sozialdienst wurde seine Unterkunft ausfindig gemacht. Am nächsten Tag ging Maja dorthin und fand in Johanns Kammer, im fünften Stock eines Hauses im Seefeld, in unbeschreiblicher Unordnung haufenweise Taschen, Etuis, Körbchen und Rucksäcke, obenauf ihren eigenen – leer bis auf die Identitätskarte.

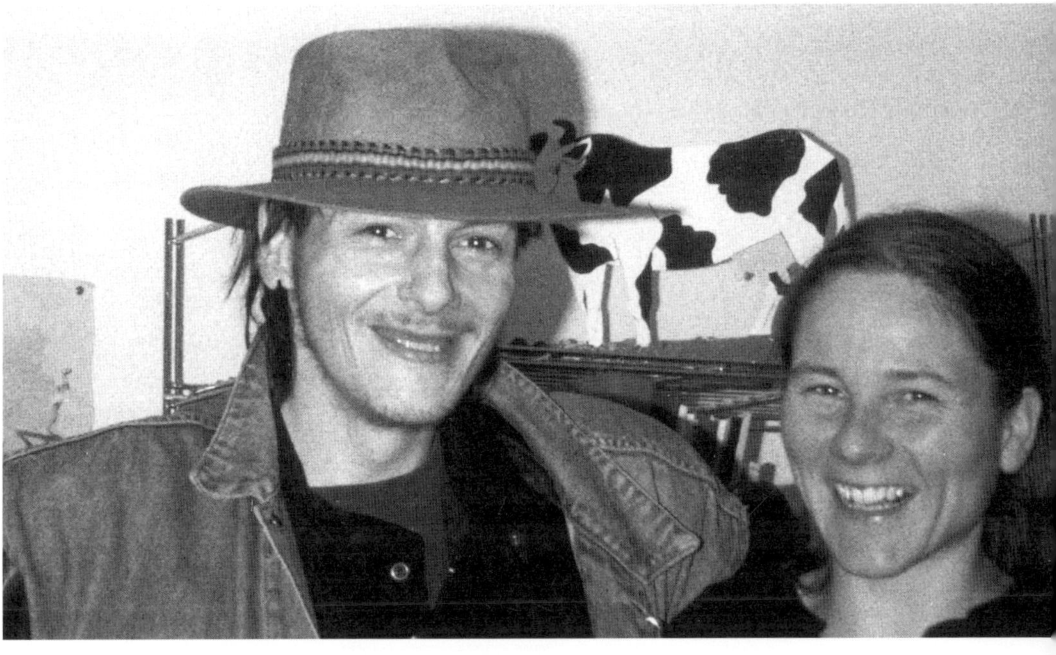

Wie konnte er nur ihren Rucksack mitnehmen?

Nach Jahr und Tag wurde Johann innert kurzer Zeit gezeichnet von seiner Krankheit, körperlich und seelisch. Er wurde mager und blass und hatte seinen *Quivive* verloren. Seine Witze wurden farblos und lahm. Sie brachten ihn und uns nicht mehr zum Lachen. Er hatte die Kraft nicht mehr, regelmässig das Methadon zu holen. Weisse Pilzbeläge im Mund waren immer häufiger aufgetreten, und Johann kannte selbstverständlich die Bedeutung davon. Als dann plötzlich das Atmen sehr schmerzhaft wurde, war er einverstanden mit einem Röntgenbild – dem einzigen in seinem Leben. Es zeigte riesige, wolkige Verschattungen in beiden Lungen. Über die Hospitalisation zu reden war überflüssig geworden.

Am vierten Tag im Sune-Egge stürzte Johann aus seinem Bett zu Boden, weil die Beine ihn nicht mehr trugen. Maja und ich hörten den lauten Aufprall in seinem Zimmer, sie vom unteren Stock aus, ich im Zimmer nebenan. Unverabredet trafen wir einander sofort in Johanns Kammer. Wir hoben ihn gemeinsam ins Bett zurück, wofür er uns dankte. Alle drei spürten wir, dass sein Leben am Erlöschen war. Wir fragten ihn, ob er Freude hätte, wenn der Pfarrer ihn besuchen komme? Johann erklärte: *Ich ha de Pfarrer miner Lebtig nie brucht und bruch en jetz au nöd, aber seiche sötti. Drum han i wölle ufschto für uf d'Schissi, und denn hät's mi gopfertori überschlage.* – (Seine Antwort hätte auf gut Hochdeutsch so gelautet: Meiner Lebtag habe ich den Pfarrer nie gebraucht und brauche ihn auch jetzt nicht, aber ich muss Wasser lösen. Darum wollte ich aufstehen und zum Abort gehen, und dann bin ich – nicht übersetzbar – gestürzt.) Am Nachmittag dieses Tages starb Johann.

Der Tag seiner Beerdigung

Von der Einwohnerkontrolle Zürich aus war Johanns Familie über seinen Tod benachrichtigt worden. Die Eltern wünschten, dass er im heimatlichen Dorf begraben werde, obwohl sie seit Jahren nicht gewusst hatten, ob überhaupt und wo und wie ihr Sohn noch lebe.

Gemeinsam mit Käthi Micheli, der Leiterin unseres Sozialdienstes, und mit unserem damaligen Hauswart Ernst Hammer, die ihn beide auch sehr gut gekannt hatten, bin ich an einem schönen Frühlingstag in Johanns Heimatdorf gefahren. Es war eine seltene und bewusste Ausnahme, dass wir am Begräbnis eines unserer Patienten teilnahmen. In aller Regel schafften wir für die Lebenden und mussten uns darauf beschränken, vor allem weil die Arbeit unsere Stunden vollständig ausfüllte.

Bei unserer Ankunft auf dem grossen Platz vor der Kirche standen dort im Sonntagsgewand bereits die Familie des Verstorbenen und viele Leute aus Dorf und

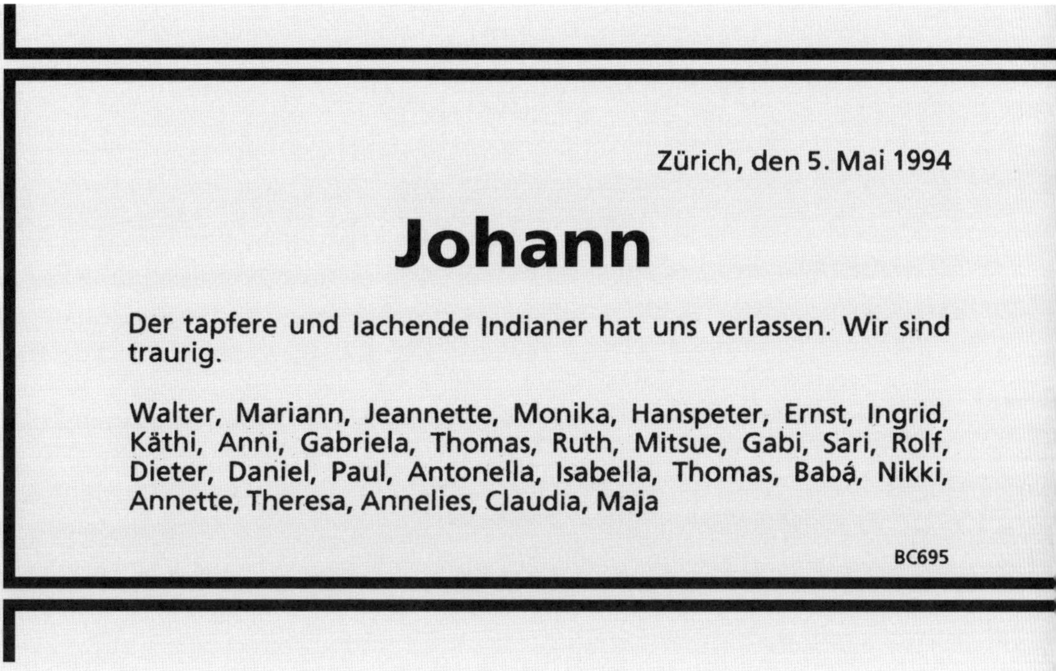
Zürich, den 5. Mai 1994

Johann

Der tapfere und lachende Indianer hat uns verlassen. Wir sind traurig.

Walter, Mariann, Jeannette, Monika, Hanspeter, Ernst, Ingrid, Käthi, Anni, Gabriela, Thomas, Ruth, Mitsue, Gabi, Sari, Rolf, Dieter, Daniel, Paul, Antonella, Isabella, Thomas, Babá, Nikki, Annette, Theresa, Annelies, Claudia, Maja

BC695

Die Anzeige in der Zeitung

Tal. Ein paar Hirsche grasten auf der steilen Wiese hinter der Kirche. Mitten auf dem Dorfplatz war Johanns schöner Sarg aufgebahrt. Als die Glocken zu läuten begannen, trat ein greiser, hoch gewachsener Priester in weissem und rosarotem Gewand aus dem Portal und lud alle in die Kirche ein. In dem weihevollen Raum, gross für das kleine Dorf, wurde die Trauerfeier in alter Tradition abgehalten. Käthi und ich mussten uns leicht abstützen auf der Kirchenbank vor uns, und wir runzelten im gleichen Augenblick die Stirne, als der Priester die Worte sprach: *In seiner Güte hat der Herr über Leben und Tod seinen treuen Diener Johannes zu sich in die Ewigkeit abberufen.*

Am feierlichen Mahl nach dem Gottesdienst, mit Eltern, Priester und Geschwistern, hörten wir, was für ein lieber Knabe der Johann immer gewesen sei.

Wie Afra Weidmann als Krankenschwester den Platzspitz erlebte

Im Anschluss an meine Beschreibung der Erlebnisse mit Johann und unseres gemeinsamen Ausfluges auf „die Gasse" möchte ich zur Ergänzung Afra Weidmann mit zwei ihrer Impressionen vom Platzspitz zu Wort kommen lassen. Sie hat dort jahrelang gearbeitet. In ihrem Buch – *Rondell* – bezeugt sie tiefe, wirklichkeitsnahe und nachfühlbare Eindrücke von diesem Ort.

Friitigabig:

Häsch e Zigi
häsch es Füür
en Schnägg für echli Food
zwei Fränkli für es Schlüssfach
en Lappe für min Aff?

Spitzegoggi prima Schuger
Rohyps Meti Ketalgin …

Was luegsch so blöd
Warum schtasch schtill
häsch Angscht ich biisse nööd
häsch na nie en Mänsch gsee
bisch eini vo dr Schmier?

Spitzegoggi prima Schuger
Rohyps Meti Ketalgin …

Häsch es Ise
häsch en Schtutz
e Losche für e Nacht
was isch für Ziit, was tamisiech
ich mues tschüss uf de Strich

Spitzegoggi prima Schuger
Rohyps Meti Ketalgin …

In ihrem zweiten Text drückt Afra Weidmann zuerst das Grauen aus, das sie befällt beim Eintritt in die Platzspitz-Welt. Dann folgt aber eine wesentliche Verwandlung: Aus der angsterfüllten ersten Annäherung – und nach der aktiven Auseinandersetzung mit dem leidvollen Thema – hat sich im Rückblick Gelassenheit ergeben. Die Schutzmauern der gesicherten Existenz haben sich als Attrappen und Sichtblenden erwiesen, die den Blick in eine tiefere Wahrnehmung der Wirklichkeit verhindert hatten.

So schwindet die Angst …
in der offenen Begegnung mit dem Elend

Immer noch: Suchen nach Gründen

Wenn ich die Grenzen der Ausgegrenzten schrittweise überschreite,
die Komfortzone des blossen Engagiertseins verlasse
und in die Angstzone mich begebe, wo ich Angst mir nicht vorstelle,
sondern schweissnass erlebe mit verkrampften Eingeweiden,
das heisst fachsprachlich vegetativ,
das heisst menschensprachlich dem Willen entzogen, lebendig
– dann lebe ich.

Wenn ich rückwärtsblickend den Rückzug zu sichern versuche,
kann es sein, dass meine Schutzmauern flacher erscheinen
oder verschwunden sind, hinfällig geworden,
es waren nicht Mauern, sondern Attrappen und Sichtblenden.

So schwindet die Angst, weicht einer Ahnung
von einem In-der-Welt-sein-Können, das schrankenlos ist.

Vielleicht ist es diese Ahnung, die mich hinauszieht
aus den eingemauerten, verblendeten, versicherten Einsamkeiten.

Filterli-Tisch und Verwahrlosung: Der Sune-Egge aus der Sicht des Patienten I. C.

Von Ende Januar 1992 an bis Ende März 1992 war ich Patient im Sune-Egge. Vorher unterhielt ich zirka ein Jahr lang am Platzspitz einen Filterli-Tisch. Ich hatte mich für einen Filterli-Tisch entschieden, weil ich dadurch – im Gegensatz zum Vermitteln oder Verdealen von Drogen – sozusagen mein eigener Boss war. Ich konnte den

Wir zahlten dadurch gesundheitlich einen relativ hohen Preis, aber wir mussten nicht stehlen oder lügen

Laden zumachen, wann es mir passte, und musste nicht nach der Pfeife der Dealer tanzen und mich auch nicht an deren Arbeits- und Abrechnungszeiten halten. Viele andere Fixer, die ebenfalls einen Filterli-Tisch unterhielten, taten dies aus denselben Gründen wie ich. Vielen von diesen Leuten war es wie mir bewusst, dass wir dadurch gesundheitlich einen relativ hohen Preis zahlen mussten. Aber wir mussten nicht stehlen oder lügen – zumindest gut für unser Gewissen.

An dem Tag, an dem ich in den Sune-Egge kam, wollte ich eigentlich nochmals zum „Filterlen", aber ich war dermassen auf Entzug, dass ich es vor lauter Schmerzen nicht mehr vom Taro (Tagesaufenthaltsraum für Obdachlose) auf den Platzspitz geschafft hätte – der Sune-Egge war sehr viel weniger weit entfernt.

Als ich am Abend dieses Tages im Sune-Egge ankam, war ich total auf dem Aff. Mein rechter Fuss war wegen einer Infektion schon so weit am Verfaulen, dass die Ärzte auf den ersten Blick nicht wussten, ob eine Amputation nötig sei. Dazu kam noch der Verwesungsgeruch, den die Ärzte und die Praxisfrauen ertragen mussten, als sie meinen Fuss auspackten, der in etliche übereinander gestülpte Plastiksäcke eingepackt war. Der Gestank war fürchterlich. Allein deswegen schäme ich mich heute noch, und es wird mir noch lange leid tun, dass die an diesem Abend in der Praxis des Sune-Egge Anwesenden das aushalten mussten. Ausserdem hatte ich lange, verfilzte und total schmutzige Haare, einen langen Vollbart voller eingetrockneter Essensreste, und die

Haut auf meinem ganzen Körper war bedeckt mit einer monatealten Schweiss- und Dreckschicht. Auch das mussten die damals Anwesenden ertragen, und ich glaube, dass diejenigen, die an dem Abend anwesend waren, wissen, dass ich mit der Beschreibung meines damaligen Zustandes nicht übertreibe. [Ja, wir erinnern uns sehr intensiv daran, wie wir an jenem Winterabend die Haustüre und alle Fenster der Praxis und des Treppenhauses lange Zeit offenhalten mussten, bis die Luft wieder einigermassen frisch war!! - Anmerkung des Herausgebers.]

Zum Glück war der Zustand meines Fusses und mein sonstiger Zustand nicht so schlimm wie es auf den ersten Blick ausgesehen hatte. Ich bekam das letzte freie Bett und hielt mich strikt an die Weisung des leitenden Arztes: Absolute Bettruhe. Der Fuss musste jedenfalls nicht amputiert werden, worüber ich natürlich sehr froh war.

Von da an begann für mich der Alltag im Sune-Egge, d. h. mein Verband wurde täglich gewechselt. Dadurch lernte ich nach und nach immer mehr Leute kennen: Ärzte, Schwestern bzw. Pfleger, Praxisfrauen, Seelsorger, das Küchenteam, die Leute vom Hausdienst und vom Sozialdienst – und natürlich auch die Patienten, wobei ich die meisten allerdings schon von der Gasse her kannte. Interessant war auch der Kontakt mit dem Heimleiter, dessen Aufgabe, glaube ich, nicht immer ganz leicht ist.

Eine grosse Ehre schliesslich war für mich der Besuch von Pfarrer Ernst Sieber, der mich duzte und mir alles Gute wünschte. Überhaupt hat es mich angenehm überrascht, dass sich hier alle Leute duzen, egal, welche Stellung einer oder eine hat, egal auch welches Alter. Das Duzen trägt zu einer lockeren, offenen und freundschaftlichen Stimmung bei.

Nun war ich also im Bett, wurde von freundlichen Schwestern gepflegt, war nun logischerweise nicht mehr auf der Gasse, fixte infolgedessen nicht mehr und erhielt als Ersatz Methadon.

Nach und nach kamen auch so genannte „normale Gefühle" wieder an die Oberfläche, also ins Bewusstsein, welche vorher jahrelang durch das Feeling, durch den Flash, das ein Fixer durch Heroin und Kokain oder – was am stärksten ist – durch den Heroin-Kokain-Cocktail erreicht, auch bei mir verdrängt oder überlagert worden waren. Diese „normalen Gefühle" waren anfangs so ungewohnt und teilweise so stark, dass ich wirklich manchmal ein Beruhigungsmittel brauchte. Je stärker das Mittel, umso besser. Weil ich mich durch diese Gefühle manchmal beinahe überwältigt fühlte. Ausserdem wollte ich auch nicht, dass man mir etwas anmerkte. Ich wollte cool bleiben.

Ein Beispiel für solche Emotionen: Ich bin unter Frauen aufgewachsen (Mutter und drei Schwestern) und glaube, dass ich mit Frauen genauso gut sprechen und umgehen kann wie mit Männern. Auf der Gasse sah ich beide Geschlechter mit denselben Augen. Entweder waren es gute Kollegen, Kolleginnen, oder dann nicht. Nie habe ich auf der Gasse eine Frau als mögliche Freundin betrachtet. Liebe? Sex? Kein Interesse, nicht einmal im Traum. Kurz: Das ganze Thema war mir schnurzpiepe. Sex machten die Gassenfrauen auf dem Strich, um sich den nächsten Knall zu finanzieren, und ich tat das mit meinem Filterli-Tisch. Untereinander waren wir gute Kollegen, die sich alle Erfahrungen – sowohl die besten als auch die schlechtesten – freimütig und in absoluter Offenheit erzählen konnten, wenn uns danach war und wir dazu Zeit hatten.

Und nun, nach nicht allzu langer Zeit im Sune-Egge, nach einiger zeitlicher Distanz zur Gasse sah ich, dass es ausserhalb der Gasse bei den *Normalos* teilweise wunderschöne und intelligente Frauen gibt, mit denen zusammen man viel Spass haben könnte. Ich selber sah unterdessen völlig anders aus. Von vielen Leuten wurde ich erst gar nicht mehr wiedererkannt: Kurze Haare, Bart weg und gewaschen. Nun geschah etwas, was mir schon sehr lange nicht mehr passiert war: Ich erblickte eine

nach einiger Distanz zur Gasse sah ich, dass es ausserhalb der Gasse bei den "Normalos" teilweise wunderschöne und intelligente Frauen gibt …

diese Gefühle überwältigten mich, ich brauchte Beruhigungsmittel … Ich wollte cool bleiben

wunderschöne Frau und war überwältigt von einem Gefühl der Liebe zu dieser Frau. Ich versuchte, dieses Gefühl irgendwie loszuwerden, aber es ging nicht weg. Also ging ich zu ihr hin und sagte ihr: *Ich liebe dich.* Natürlich hatte sie einen Freund, aber auch ohne diesen Freund wäre es nichts geworden. Allein der mentale Unterschied wäre unüberwindbar gewesen. Ich, 32 Jahre alt, seit 14 Jahren Fixer, hätte diese Frau mit all meinen Problemen ins Unglück gezogen. Ich bat sie um ein Andenken, und immer, wenn ich dieses Andenken betrachte, werde ich an sie denken und ihr und ihrem Freund alles Glück dieser Welt wünschen, ohne daran teilzuhaben.

Unterdessen wurde ich weiter gepflegt und blühte, wie andere Leute sagten, wieder richtig auf. Ich bin aber auch noch nie so gut behandelt worden wie im Sune-Egge. Ausnahmslos alle, die hier arbeiten, waren ausserordentlich freundlich zu mir. Ich wurde perfekt wieder hergestellt und sogar Spezialschuhe, die ich zum normalen Gehen benötige, weil ich gehbehindert bin, wurden für mich organisiert. In einer solchen oder einer ähnlichen Umgebung, wo nicht meine Fixervergangenheit zählt, sondern nur das, was ich bin oder leiste, könnte ich nochmals arbeiten und leben.

Jetzt, wo ich körperlich wieder fit bin, nachdem mir so gut wie möglich geholfen wurde, kommt meine Zukunft. Darüber denke ich viel nach. Es ist eine sehr komplizierte Sache. Nur ich selbst kann meine Zukunft machen. Und wenn ich weiss, was ich überhaupt will, dann werde ich auch Wege zum Ziel finden. Dann werde ich mir auch gerne geschäftlich helfen lassen.

Anmerkung von W. Munz: An einem Sommertag 1994 kehrte I.C. völlig unerwartet in den Sune-Egge zurück. Er kam nicht als Patient, sondern war ein sorgfältig gekleideter, vielseitig interessierter und aufgestellter Mann. Er besuche uns, um uns zu danken für die seinerzeitige Betreuung, die ihm die Türe zu einem neuen Leben aufgestossen habe. In der Freude über diese Begegnung, die uns im Hause alle glücklich machte, fragte ich I. C., ob er für den nächsten Jahresbericht des Sune-Egge einen kleinen Bericht schreiben wolle.

In der Cafeteria
Skizzen von Hanny Fries

Die Cafeteria ist das Herzstück des Sune-Egge. Sie dient zum täglichen Verweilen, zum Warten, zum Schwatzen, zum Essen. Jeden Donnerstagmorgen wird hier eine Andacht gehalten. Hinter dem Hauseingang gelangt man über die erste Treppe hinauf in die Cafeteria, wenn man auf dem kleinen Boden im Praxisstock durch die meist offene Türe nach links geht, während der Eingang rechts zur Sprechstunde führt.

Während der Öffnungszeiten der Praxis von 9–12 und 15–18 Uhr sitzen oder stehen oder schlafen die ambulanten Patienten an einem der sieben holzeingefassten Schiefertische und warten auf ihre Sprechstunde. Auch wer das Methadon abholt, darf hier, wenn er Zeit hat, etwas ausruhen. Die hospitalisierten Kranken, die aufstehen können, verlassen ihren Bettenstock und sind auch in der Cafeteria. Hier können sie ihre Besucher empfangen, und man darf sogar gratis einen Kaffee aus der Maschine herauslassen und ein Stück Brot aus einem Korb nehmen. Angehörige und gute Freunde von Schwerkranken können ihre Patienten selbstverständlich im Zimmer besuchen, wenn sie sich bei der diensthabenden Schwester melden. Unzählige

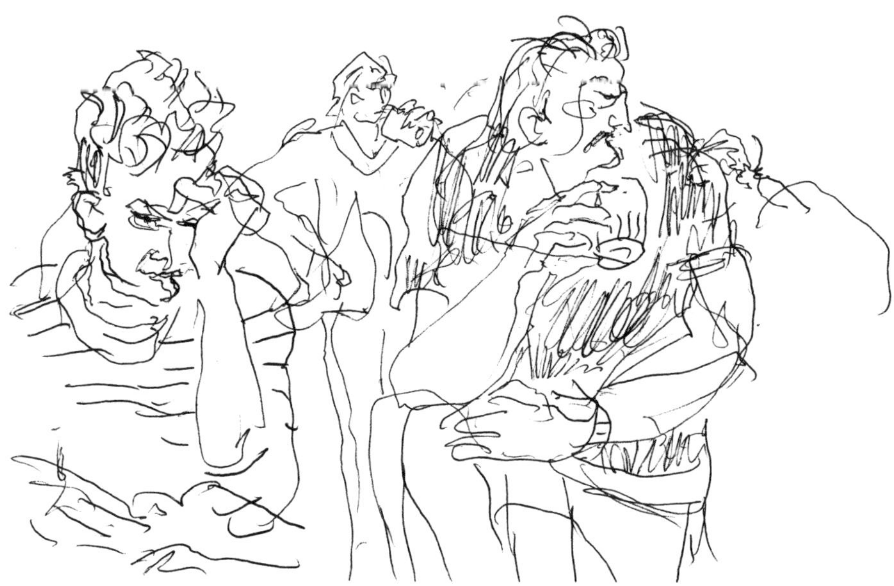

So viel Probleme! Wie weiter?

Gespräche gibt es in der Cafeteria. Es wird vom *Stoff* geredet – das sind die Drogen – und von der *Schmier* – das ist die Polizei – und von Schwierigkeiten – das ist, was unsere Patienten immer haben.

Dann berichtet einer, dass gestern Cirino gestorben sei, mitten im Tram. Alle haben wir diesen lieben und komplizierten Menschen gekannt. Im Behandlungsraum neben dem Sprechzimmer haben wir ihm unzählige Male das Geschwür an seinem linken Vorderarm verbunden. Er brachte es nie fertig, von der Nadel wegzukommen, so sehr er uns immer wieder versicherte, er wünsche nichts sehnlicher als das! Cirino spritzte sich das Gift immer links über dem Handgelenk in den Vorderarm, weil er nirgends mehr Venen fand. Auch hier hatte er keine mehr. Sie waren alle verstochen und untergegangen. Kokain stellt nämlich die Blutgefässe am Injektionsort so eng, dass die Haut und die darunter gelegenen Gewebe nicht mehr genügend ernährt werden und darum absterben. Wie oft haben wir Cirino diesen Zusammenhang erklärt, und wie oft hat er ihn mit dem Verstand auch begriffen. Einmal liessen wir sein Geschwür mit einer Hautverpflanzung sogar operieren, was kurzfristig Erfolg brachte. Aber Cirino blieb Cirino und spritzte weiter, und sein Vorderarm wurde wieder wund. Gestern ist er also gestorben.

... eine rebellierende Hoffnung, selber endlich aus dem Dreck und aus der Scheisse wegzukommen

An den Tischen breitet sich nach dieser Nachricht traurige und ängstliche Geschlagenheit aus. Nach einer Weile spürt man bei manchen Leuten aber eine rebellierende Hoffnung, selber endlich aus dem *Dreck* und aus der *Scheisse* wegzukommen.

Jetzt ruft eine junge Frau: *Habt ihr den Valentin gesehen, der immer so jämmerlich drauf war? Dem geht es wieder super!*

An einem andern Tisch reden sie nicht, sondern lehnen einsam und verdrossen herum. Sie dösen vor sich hin, erschöpft vom Wirrwarr ihrer Situation, überwältigt von Müdigkeit oder vom Rohypnol, das sie sich draussen noch beschafften, um vergessen zu können und ihr Leben auszuhalten.

An einem der kleineren Tische sitzt nervös und allein der hagere Daniel. Auch im Sommer hat er immer eine gestrickte Kappe auf dem Kopf, weil er es nicht ertragen würde, wenn die anderen seinen kahlen Schädel sähen. Verbissen und reizbar ist er mit seinem kleinen Computer beschäftigt. Alle möglichen Wohnorte, lauter Einzelzimmer, hat er eingespeichert. Jeden Tag muss er die Adressen, wo er abgewiesen wurde, aus seinem Computer entfernen und tippt dafür die neu gefundenen Möglichkeiten ein. Das dauert schon seit Wochen so. – Von den 60 mg Valium, die Daniel sich als Tagesdosis auf dem schwarzen Markt angewöhnt hatte und die er leider später von einem Arzt seit Jahren noch bekam, können wir ihn nicht abbringen. Alles geduldige Zureden und alle Sorgfalt in unseren Entzugsbemühungen haben nichts bewirkt. – Einmal schenkte ich Daniel ein Buch und schrieb eine persönliche Widmung hinein, dazu meinen Dank für sein Vertrauen. Ich schrieb auch mein Bedauern, weil wir ihm bis jetzt nie grundsätzlich helfen, sondern ihn nur begleiten konnten. Immer wieder sagt mir Daniel, dieses Buch sei das Wertvollste, was er besitze. Dann bin ich beschämt und denke daran, dass ich daheim viele schöne Bücher besitze und dass ich von Zeit zu Zeit Ferien habe und mit meiner Frau eine Wanderung oder eine interessante Reise unternehme oder dass wir miteinander eine Musik hören, die uns beiden gefällt. Dann steht mir Daniel so nahe. Eigentlich darf ich ihn nie fallen lassen.

Jetzt sitzt Daniel nicht mehr allein, denn Donato vom dritten Stock ist zu ihm gekommen. Er ist seit Jahren im Aids, doch geht es ihm erfreulich gut, weil er treu die neuen Medikamente schluckt und sie zum Glück beschwerdefrei erträgt. Ausgerechnet du, Donato, findest den Rank zum Einsiedler Daniel und bringst ihn zum Reden. Du, der du die eigene Krankheit nur mühsam annehmen kannst und sagst, du lebest nur noch für deine neunjährige Anna, die du so liebst. Donato, der du in unserem Atelier ergreifende und starke Bilder deiner Einsamkeit und deiner Hoffnungen malst, es ist schön, dass du dich zu Daniel gesetzt hast. Es tut euch beiden gut.

Von Donato hängt übrigens sein neuestes Bild in der Cafeteria: *Die Schnur, die zum Leben wird*. Donato hatte drei Schnurstücke zu einem Zopf geflochten und entdeckte dann, wie für ihn dieser Zopf zur grundsätzlichen Nabelschnur wurde. Aus dieser Idee ist sein Bild entstanden, dem er den Namen gab: *Von der Nabelschnur, von meinem Töchterchen Anna und vom wunderbaren Universum*. – Seit einiger Zeit werden besondere Bilder aus unserem Malatelier für eine Weile in der Cafeteria ausgestellt, wenn Malerin oder Maler damit einverstanden sind.

Jetzt schiebt Ursula den mager gewordenen Marcel vom dritten Stock auf seinem Rollstuhl in die Cafeteria. Marcel hat fast keine Stimme mehr. Die Kraft der Beine hat ihn vor Wochen verlassen. Kurz darauf verlor er das Augenlicht. Nur knapp kann er seinen Kopf noch aufrecht halten. Darum hat sein Rollstuhl über der Rückenlehne noch eine Stütze, deren halbrunder Bügel seinen Kopf von hinten her weich und sicher umfasst. Nach mühsamen Tagen im Bett tut das so wohl: Wieder einmal hinunter können in die Cafeteria! Wieder einmal das bunte Leben der anderen spüren, selbst wenn man sie nicht mehr sieht, ihren Zigarettenrauch mitatmen

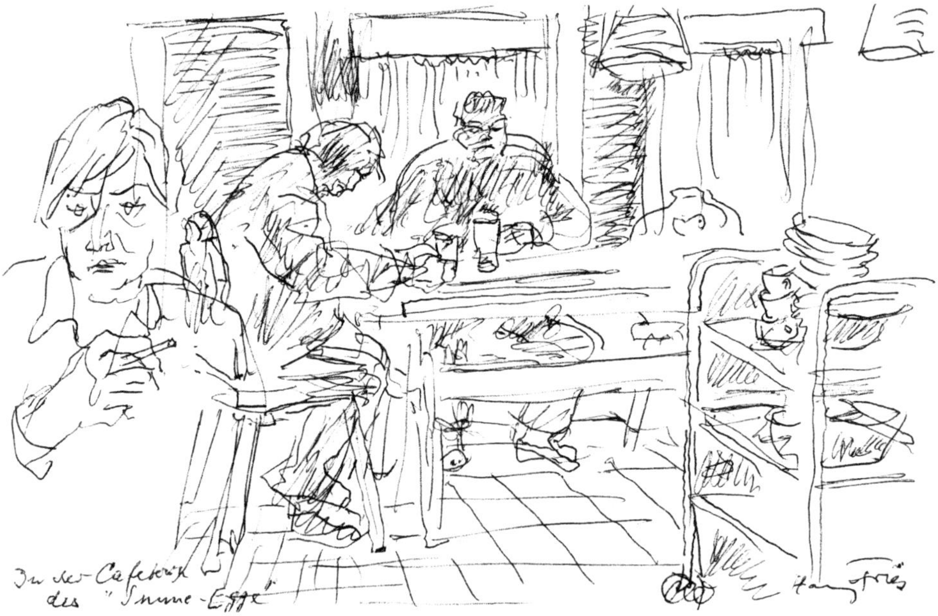

Überall Betroffenheit

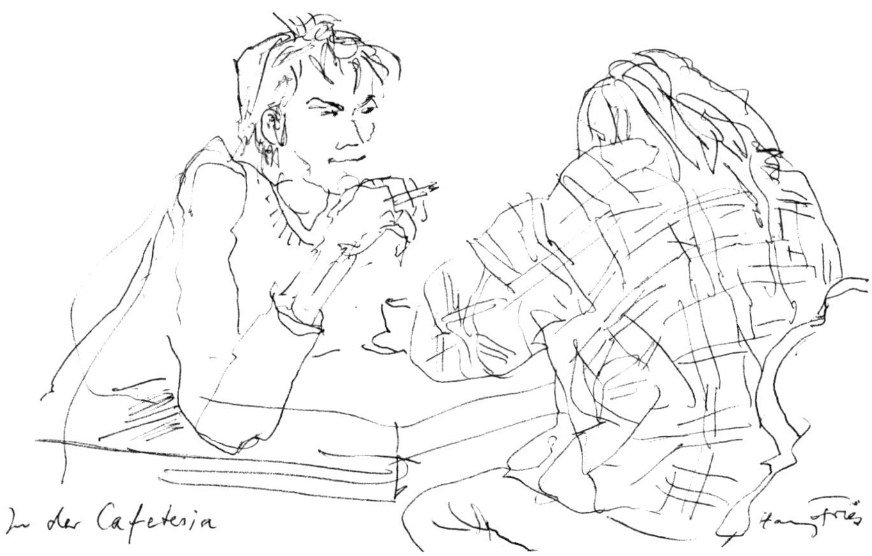

Was denken sie wohl in ihrem Schweigen?

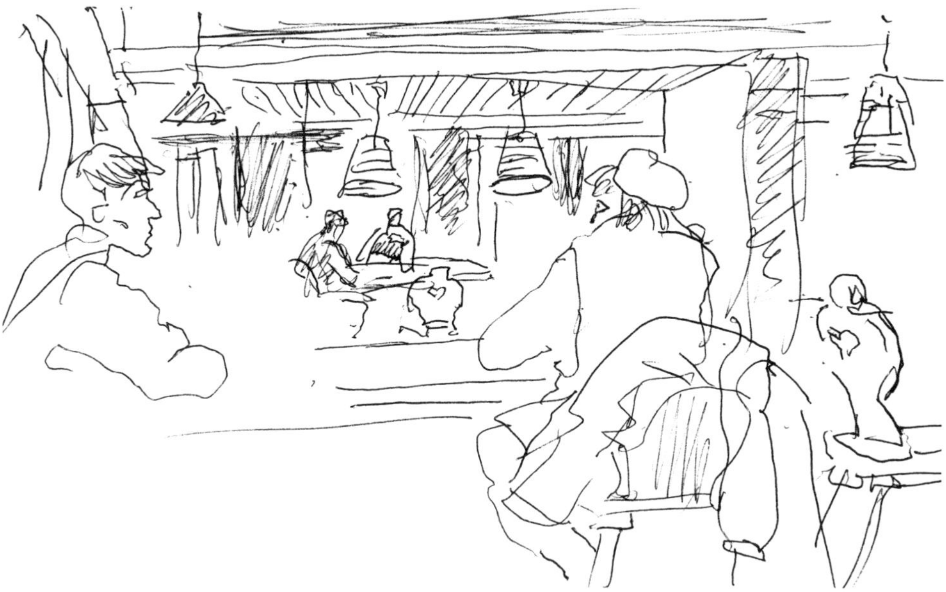

Diese reden nicht

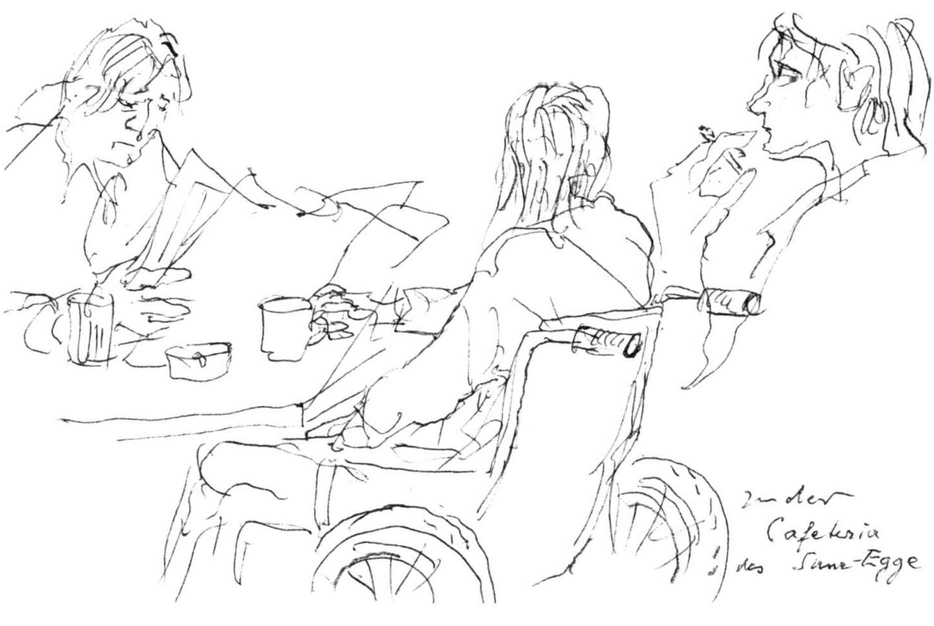

Ein Schwerkranker bei denen, die noch besser daran sind

dürfen, manchmal einen lieben Zuspruch hören oder eine Hand spüren von einem Freund oder einer Freundin, die Marcel von früher kennen, vom Platzspitz her oder vom Letten oder vom Knast oder vom Krankenzimmer für Obdachlose oder von früheren Aufenthalten im Sune-Egge. Schon nach einer Viertelstunde bittet Marcel die Schwester leise, ihn wieder in den Lift und ins Zimmer hinaufzubringen. Die Cafeteria hat ihn erschöpft. Aber sie hat ihn auch glücklich gemacht: Er war nochmals bei den Leuten!

Wieder an einem andern Tisch schnäbelt ein verliebtes Paar. Erleichterung und Freude sind beiden anzuspüren, und eine gemeinsame Sehnsucht nach etwas Besserem als die Droge, vielleicht die Hoffnung auf eine Zukunft zu zweit? Vielleicht sogar frei von allem Gift?

Manche Patienten haben einen unbezwingbaren Drang, sich aus allen Bindungen zurückzuziehen. Sie schlafen dann tagelang und überall, zumal sie in der Nacht die ersehnte Erholung nicht finden wegen plagender Erinnerungen und Alpträumen, von

So gehören die einsamen Stillen … die frechen Schimpfer … die Schwerkranken und wir Angestellten geheimnisvoll zueinander

denen sie immer und immer wieder heimgesucht werden. Wenn diese Leute nach ein paar Tagen im Sune-Egge ein gewisses, wenn auch noch ganz zerbrechliches Gefühl von Geborgenheit bekommen haben, so schwanken sie im gleichzeitigen Bedürfnis nach Distanz und Nähe hin und her. Dann kann es für sie ein grosses Glück werden, sich einmal anschmiegen zu dürfen und Wärme zu spüren.

So gehören die einsamen Stillen ebenso wie die empörten und manchmal frechen Schimpfer, die Dahindämmernden, die Liebespärchen und die Schwerkranken und auch wir Angestellten geheimnisvoll zueinander.

Eben hat sich ein wild anmutender, unrasierter Mann in schmuddeligen schwarzen Lederkleidern ans Klavier gesetzt. Selbstvergessen beginnt er zu spielen, ohne Noten, schön und richtig gut! Er spielt Chopin, und einige von uns spüren, wie sehr er innerlich bewegt ist. Wo hat dieser Unbekannte, dem die Leute von Zürich gewiss instinktiv aus dem Weg gehen, wo hat dieser Mann ein solches Klavierspiel gelernt, so rührend zart, dann beschwingt und tanzend und schliesslich triumphierend stark? Von welcher Lehrerin hat er das gelernt? In welchem Elternhaus? Was ist seither geschehen?

Unterdessen ist es elf Uhr geworden. Eine fast gebrochene, zugleich aber erleichtert und dankbar wirkende Mutter bringt auf Verabredung hin ihren schwer kranken Sohn in den Sune-Egge. Er spricht leise, schwer verständlich, und seine Bewegungen sind unsicher und langsam. Eine gesunde, strahlende Tochter begleitet die beiden. Dem ausgemergelten Sohn mit dem fahlen, trockenen und schuppenden Gesicht, seinen abgebrochenen oder fehlenden Zähnen, seinen braun verrauchten Fingern und den müden und doch noch ein wenig hoffnungsvollen Augen sieht hier jeder an, wofür dieser Neue zu uns kommt. Er kommt mit Mutter und Schwester den Sune-Egge anschauen, ob dieses Haus ihm zusagen könnte für die verbleibende Zeit? Und ob er hier überhaupt Aufnahme finde?

Mittags um 12 Uhr müssen alle Leute die Cafeteria verlassen. Wer noch nicht in der Sprechstunde war, setzt sich zum Warten auf eine Treppenstufe im Hausgang. Jetzt wird der grosse Raum gelüftet. Alle Aschenbecher werden geleert und geputzt, die Tische und Stühle sauber gemacht, ganz sauber. Um halb ein Uhr kommen die gehfähigen Hospitalisierten und die Angestellten zum Essen. Jeder stellt sich in die lange Schlange vor der Theke. Der Koch teilt dort aus – Tellerservice.

Es gibt keine feste Sitzordnung, dafür immer wieder neue Gesprächsgruppen und manchmal sehr unerwartete Begegnungen. Josy, heute neben mir am Tisch, verwickelt mich ernsthaft in eine theologische Frage, die ihn fest beschäftigt und offensichtlich belastet. Während wir miteinander reden, steht an einem andern, auch voll besetzten Tisch plötzlich Trudi auf. Wir kennen einander recht gut. Sie ist auf der Gasse völlig

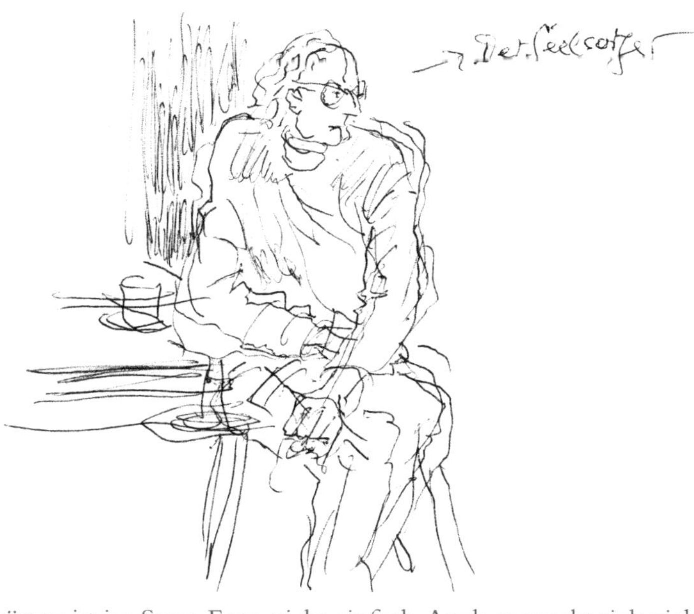

Sein Trösten ist im Sune-Egge nicht einfach. Auch er macht sich viele Gedanken

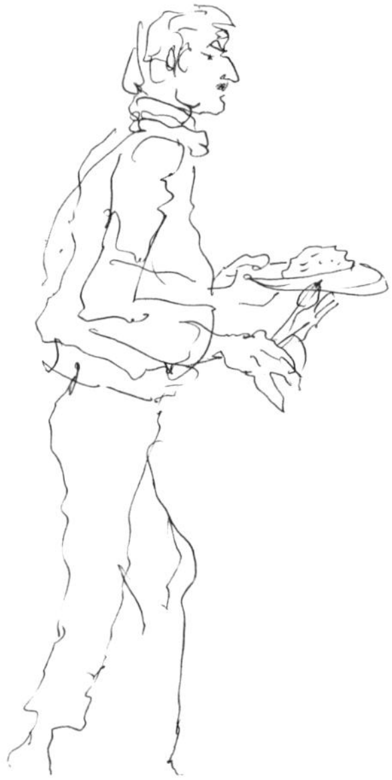

Das gute Essen stellt uns auf!

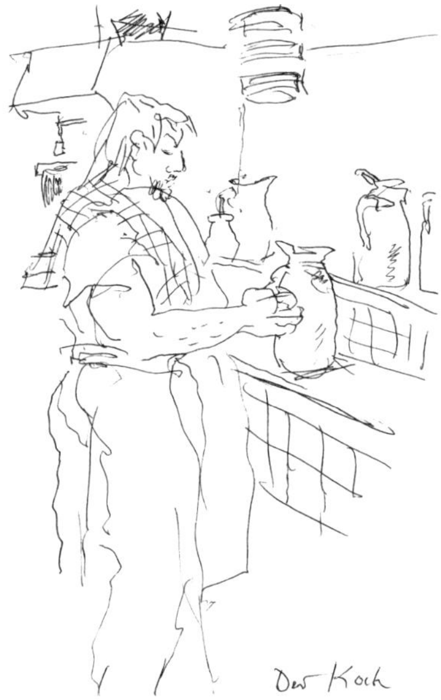
Der Koch

Der Hilfskoch Wolfgang

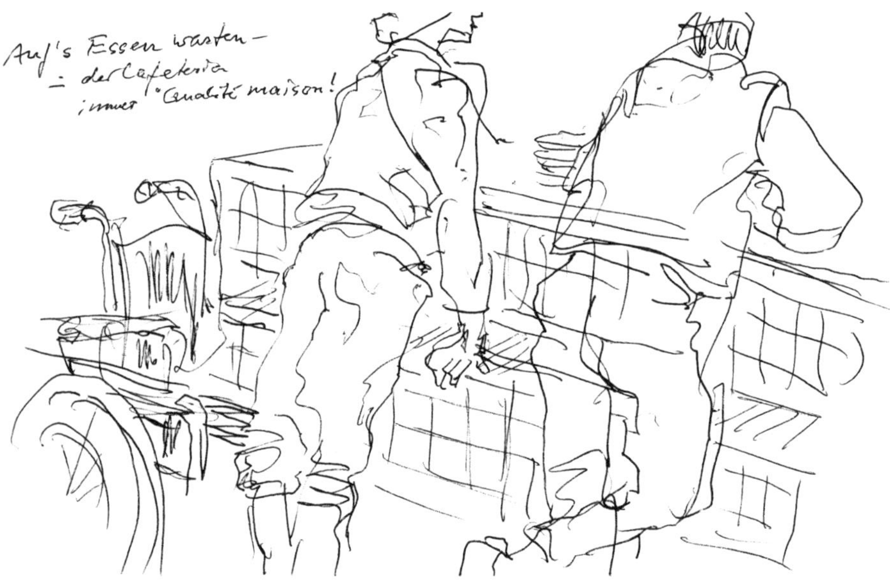
Auf's Essen warten –
der Cafeteria
immer
Qualité maison!

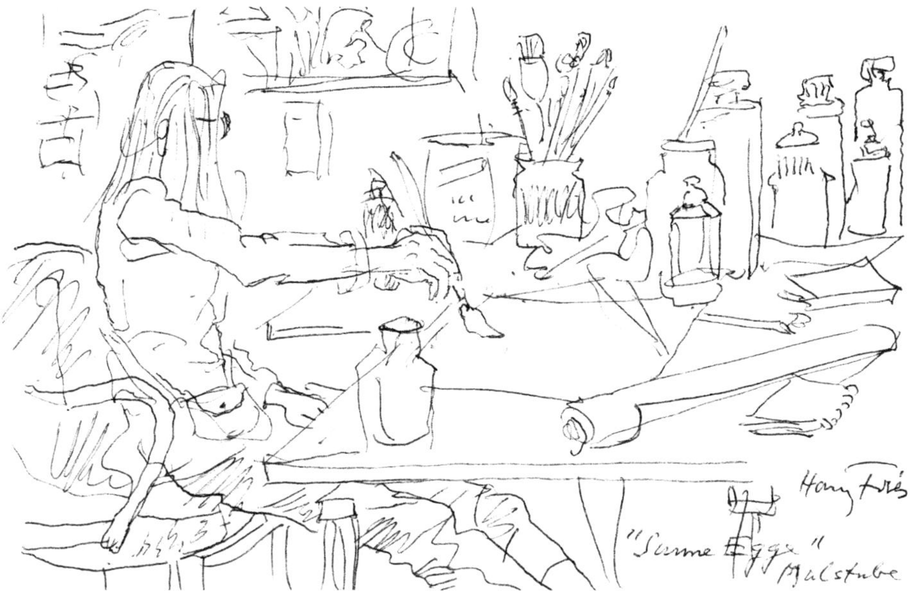

Beim Malen drücken wir viel Inneres aus, für das wir keine Worte haben

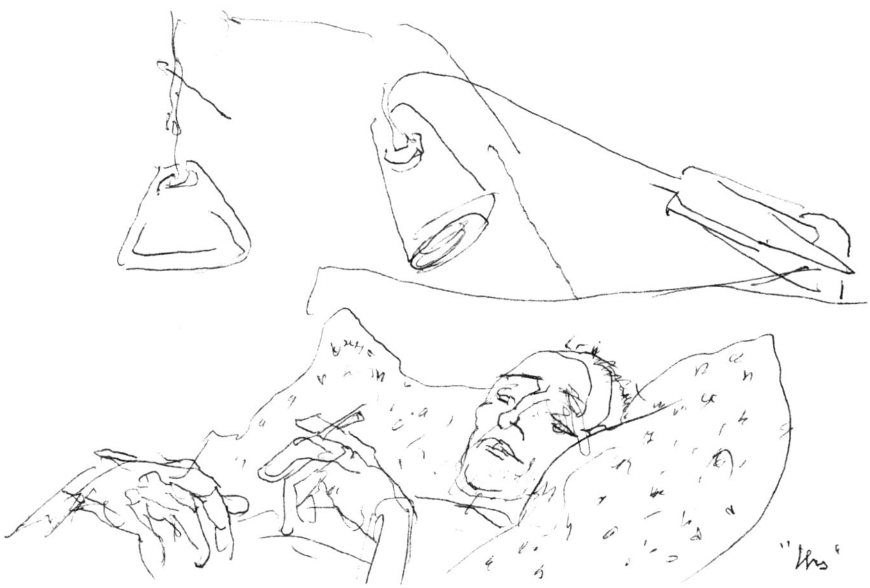

Urs an seinem letzten Lebenstag

distanzlos geworden, und ihr Gesicht ist übersät von roten Koki-Tüpfeln. Über zwei Tische hinweg ruft sie mir jetzt total ungeniert und laut zu: *Du Walter, ist es wahr, dass die Alkoholiker beim Geschlechtsverkehr nicht mehr viel spüren?* – Was soll ich Trudi antworten? Das Gespräch mit Josy, obwohl auch nicht ganz unkompliziert, war doch etwas einfacher.

Wie unser Koch und seine zwei Gehilfen in der kleinen Küche täglich zwischen 40 und 50 Mittagessen in überraschender *Qualité Maison* pünktlich und sauber bereithalten können, überrascht mich immer wieder. Manchmal denke ich: *Wenn ich ein Arzt bin wie du Uwe oder du Charlie ein Koch bist, oder du Yvonne eine Köchin, so bin ich zufrieden.*

Der Nachmittag in der Cafeteria wird genau so verlaufen wie der Morgen, das heisst: Immer wieder anders! Notfall, Wechsel und Überraschung sind im Sune-Egge die einzigen Konstanten.

Während die Cafeteria auf diese Weise meistens eine wirbelnde und oft laute Welt ist, liegen in den oberen Stockwerken unsere stiller gewordenen Patienten. Wenn einer von ihnen sterben musste, so treffen wir uns an einem der nächsten Tage wieder in der Cafeteria, mit allen, die dabei sein mögen. Patienten, Angehörige, Freundinnen und Freunde versammeln sich zu einer Besinnung und Andacht. Zweimal war auch der frühere Hausarzt des Verstorbenen dabei. In der Cafeteria brennt dann auf dem Sims des Kachelofens für ein paar Tage eine Kerze zum Andenken, und auf einer gemalten Karte steht sein Name.

PS: Herzlich danke ich der Kunstmalerin Hanny Fries in Zürich für die eindrücklichen Zeichnungen dieses Kapitels, welche alle im Sune-Egge entstanden sind.

Herbert: Auf Kurve im Sune-Egge

Um den in diesem Kapitel beschriebenen Mann hat sich jemand unvergleichlich eingehender gekümmert als ich, aus allernächster Nähe und vor allem auf die Dauer. Er hat ihn fast wie einen Sohn begleitet.

Mancher unserer Patienten hatte nämlich einen oder mehrere Menschen, die ihn weit gründlicher kannten als wir: seine Mutter, den Vater, einen Lehrmeister, eine Freundin oder einen Freund, einen Fürsorger, eine Krankenschwester oder einen Arzt. Es gibt aber Situationen, in denen der Weg zu einem neutralen Dritten unbelasteter zu gehen ist als der zu einem Vertrauten.

Im Sune-Egge kannten wir etliche Patienten nur auf Grund kurzer Begegnungen, in welchen das augenblicklich drängendste Bedürfnis so zuvorderst stand, dass alles andere im Hintergrund blieb. Den dramatischen Akt auf der betreffenden Lebensbühne sahen wir dann nur wie durch einen engen Schlitz zwischen fast völlig zugezogenen Vorhängen. Wohl mühten wir uns, hinter Vorhang und Kulisse zu blicken und zu hören, um womöglich weiterführende Vorschläge oder eine solide Begleitung anbieten zu können.

Sofortentscheide wurden uns nicht selten abgenötigt von den Patienten, Soforthandlungen beinahe gewaltsam erzwungen

Es geschah weder aus Oberflächlichkeit noch aus Bequemlichkeit, dass wir uns in der Bilanz rasch erworbener Einzelkenntnisse gelegentlich entschliessen mussten, einen „gordischen Knoten" kurzerhand zu durchhauen. Sofortentscheide wurden uns nicht selten sogar abgenötigt von den Patienten, Soforthandlungen beinahe gewaltsam erzwungen. Diese Situationen können gefährlich sein, wenn aufbrausend, unzugänglich und unerbittlich etwas gefordert wird. Dann ist es wichtig, Erfahrung und Geduld in sich zu tragen, selbst wenn diese im akuten Sturm der Gedanken kaum ins Bewusstsein aufsteigen können.

Der griechische Arzt Hippokrates lehrte, dass der günstige Augenblick zum Handeln oft flüchtig ist. So steht es im ersten von ihm überlieferten Aphorismus geschrieben:

Das Leben ist kurz,
die Kunst ist lang,
der günstige Augenblick flüchtig,
die Erfahrung trügerisch,
die Entscheidung schwierig.

Die Gelegenheit für ein nützliches Eingreifen kann also äusserst kurz dauern. Als Schwierigkeit kommt hinzu, dass jeder von uns Schauspieler in einem Stück ist, für das er nicht vollständig vorbereitet ist. Wir brauchen uns dafür nicht zu entschuldigen, wenn wir einer plötzlich auftretenden Herausforderung nicht tadellos gewachsen sind.

Der barmherzige Samariter war auch kein Professioneller, aber seine Tat blieb für immer ein Beispiel. Es ist zugleich unsere menschliche Not und Würde, dass wir trotz unserer Unvollkommenheit in grosse Aufgaben gestellt sind und sie erfüllen müssen.

Die erste Begegnung mit Herbert

Vor dem hinteren Eingang zum Sune-Egge, von welchem Aussenstehende nichts wissen, kauert am frühen Morgen des 9. März 1992 ein mir unbekannter Mann. Er befindet sich in Deckung auf jener schmalen, nach unten führenden Treppe. Möglichst ohne bemerkt zu werden, hat er sich in den eng umbauten Hinterhof begeben und wartet jetzt darauf, ob er einem Mitarbeiter des Hauses, der von hier aus den Sune-Egge betreten wird, sein Anliegen anvertrauen kann. Herbert will nicht ins Haus kommen, schon gar nicht vom üblichen vorderen Eingang her. Die Pforte auf der Seite der Konradstrasse ist ihm zu hell, und von den vielen Leuten könnte ihn einer erkennen. So kommt es, dass mein erstes Gespräch mit Herbert – hin und her leise geführt – nicht eine Konsultation im Sprechzimmer ist, sondern auf der kleinen Treppe des Hinterhofs ein rasch getroffenes, stilles Einvernehmen, das zwischen uns bleibt. Was Herbert mir anvertraut, ist dies: Er sei seit heute früh *auf Kurve* aus der Strafanstalt Saxerriet im Rheintal. Aus einem bestimmten Drang heraus, den er nicht erklären könne, habe er dort entweichen müssen. Nichts anderes sei ihm möglich gewesen als diese Flucht. Seit acht Monaten sei er im Saxerriet. Vorher sei er sieben Jahre im Knast von Regensdorf gewesen. Er werde sich morgen im Bezirksgefängnis von Zürich melden, aber heute müsse er unbedingt die Freiheit haben und brauche darum *bitte bitte bitte das Methadon*! Er sei ein Freund von Geni und von Mägi, die

wir beide im Sune-Egge kennen. Geni ist tatsächlich vor wenigen Monaten bei uns gestorben, und Mägi ist zur Zeit in unserem dritten Stock hospitalisiert.
– *Walter – Methadon bitte, bitte!* – Ich bringe es ihm.

Die zweite Begegnung

Am übernächsten Tag hockt Herbert wieder auf der Treppe vor der Hintertüre des Sune-Egge, auch heute äusserst scheu und unruhig – wie ein gejagtes Reh. In Herbert sind Angst, Drang nach Opiat, schlechtes Gewissen, Verfolgungswahn. Er stottert, er habe den Schritt ins Bezirksgefängnis noch nicht machen können – *Bitte nochmals Methadon!* Er habe 14 Jahre gefixt, seit drei Jahren nicht mehr. Ohne Methi müsse er wieder Heroin spritzen – *bitte, bitte!*

Ich vertröste Herbert für eine Weile. Ich will meinen erfahrenen Kollegen Fredi Studer vom KFO um Rat fragen. Seine Auskunft lautet: *Ermutige Herbert, den ich kenne und grüssen lasse, und sag ihm, er soll sich doch wirklich selber melden im Bezirksgefängnis. Nachher sei er in der für ihn bestmöglichen Position. Und verweigere ihm das Methadon nicht, damit er Zugang und Vertrauen zu dir und euch gewinnt, und damit es ihm nach der Stillung des Opiathungers überhaupt möglich wird, sich den Behörden zu stellen.*

Herbert bekommt das Methadon, dankt und verschwindet. – Während knapp vier Jahren sehe ich ihn nicht mehr.

Die dritte Begegnung

Am 15. Februar 1996 sitzt Herbert wie früher auf der hinteren Eingangstreppe, wieder voll Schreck und Angst, verzweifelt. Diesmal ist er auf Kurve aus der Anstalt von Ringwil. Es gelingt mir, Herbert so ins Haus zu bitten, dass er eintritt. Scheu huscht er durch den leeren unteren Hausflur. Dann verschwinden wir miteinander im Lift, und gleich darauf sitzen wir zu zweit in meinem Arbeitszimmer im vierten Stock, die Türe mit dem Schlüssel geschlossen.

Seine Erregung schlägt zum Teil auf mich über. Eine Weile schweigen wir. Dann öffnet sich in ihm plötzlich eine innere Schleuse. Wie ein Wasserfall quellen, fliessen und stürzen Gefühle und Worte aus Herbert heraus. Er berichtet, mit Geni sei er 1983 in Spanien gewesen. Dies war während eines Haftunterbruches, der ihm infolge seines Hodenkrebses gewährt worden sei. Im Inselspital von Bern habe man ihm vorher erklärt, er werde sterben an dieser Krankheit. Dann sei in Spanien ein Doppelmord passiert – ja – er und Geni seien verantwortlich dafür. Dann sass er für Jahre wieder im Knast – Regensdorf, Saxerriet, Ringwil. Für dieses Jahr sei ihm die Halbfreiheit zugesagt worden. Seit 1984 sei er HIV-positiv, wegen dem Fixen. Er sei in Behandlung im Unispital Zürich. Man gebe ihm Methadon, Seresta, Bactrim und dazu jeden Tag 21 Tabletten von drei verschiedenen Sorten. Aber es gehe ihm immer schlechter. Er werde schwach und habe den Eindruck, man wolle ihn jetzt am Aids sterben lassen. Seine Mitgefangenen in Ringwil nähmen ihm die vielen Kontrollen im Unispital übel; sie vergönnten ihm diese „Freiheiten". Und noch etwas: Seit fünf Jahren habe er eine Beziehung mit einer Frau, die geschieden sei und zwei Kinder habe. Dort gehe es auch nicht gut. Die Frau arbeite Tag und Nacht und vernachlässige die Kinder. Er habe sich von dieser Frau getrennt. Er habe sie zu lieb, als dass er ihr sich selbst und seinen Stress auch noch zumuten könne. – Pause – Er fühle, dass er viel Unterstützung bekomme, aber alles helfe ihm nicht mehr. Er habe Angst vor seinem eigenen Selbstmord. In letzter Zeit sei er im Urlaub der Halbgefangenschaft mehrere Male auf dem Motorrad durch Kreuzungen gerast – mehrmals bei Rot! Dann bricht Herbert in Tränen aus – erledigt …

Ich frage ihn, ob er Ernst Sieber kenne? Ob ich ihn rufen solle? Ja, Herbert kennt ihn. Er sei heute nicht nur wegen des Methadons gekommen, sondern auch wegen dem Pfarrer.

Etwa eine halbe Stunde später sitzen wir zu dritt an meinem runden Arbeitstisch. Zuerst wiederholt Herbert vor dem Pfarrer seine jüngste Geschichte, am Anfang ordentlich gefasst. Wie der Pfarrer ihn aber nach der nächsten Stunde fragt und nach der Fortsetzung dieses Tages, da gerät Herbert wieder in Panik. *Ist es nicht vernünftiger, dich selber zu melden statt auszusteigen?* Der Pfarrer nimmt die zitternden Hände von Herbert in seine ruhigen. Da dies auch nach einer stillen Weile noch nicht genügt, bekommt Herbert von mir – mit seinem und des Pfarrers Einverständnis – eine Tablette Trasentin unter die Zunge. Allmählich legt sich der Schrecken. Der Pfarrer geht weiter: *Herbert, was gewinnst du, was verlierst du? Dein Abhauen heute morgen ist nicht nur Flucht. Du suchst Zuflucht, und darum bist du in den Sune-Egge gekommen. Wenn du auf der Kurve bleibst, so holt dich deine Vergangenheit wieder ein wie schon so oft. Du gerätst in die Kontrolle der Polizei, die dich sucht und finden wird, und morgen steht deine Geschichte im Blick.*

Pause. Ein zweites Trasentin wird nötig. Der Pfarrer: *Wenn ich jetzt dem Direktor Meier von Regensdorf anläute und dich dorthin zurückbringe – bist du einverstanden?*

Langsam beginnt Herbert einzusehen. Als er so weit ist, lässt sich der Pfarrer mit der Strafanstalt verbinden: *Herr Direktor Meier, grüezi, ich bin es wieder einmal, Pfarrer Sieber. Ich habe einen Kollegen bei mir, den Sie wahrscheinlich suchen. Er ist seit heute morgen auf der*

Kurve von Ringwil. Ich kann Ihnen den Mann sofort nach Regensdorf bringen und tue es auch, wenn Sie mir versprechen wollen, dass mein Freund durch seine heutige Flucht nicht zu Schaden kommt. – Herbert und ich hören das Gespräch der beiden mit.

Kurze Zeit später fahren Ernst Sieber und Herbert im kleinen roten Auto des Pfarrers nach Regensdorf. Ich denke, dass Ernst es fertig bringt, Herbert aufzurichten und mit ihm noch ein paar andere Dinge zu reden. Ich vermute und hoffe, dass Herbert am anderen Ufer des reissenden Stromes von heute sogar mit einiger Zuversicht ankommen wird, wenigstens mit so viel Hoffnung, dass er auch diesen Tag lebendig überstehen kann.

Soforthilfen ersetzen beharrliche Programme nicht. Sie gehören dazu und haben das Grosse, dass sie augenblickliches Unheil manchmal abwenden können.

Thomas: Auf der Suche nach dem Leben

Seine faszinierende Vorderseite

Schon lange hatte er in seinem Zimmer im 3. Stock gewohnt, als ich 1991 im Sune-Egge ankam. Als ein Insider der Sucht, Insider aber auch in erstaunlich vielen anderen Lebensbereichen, führte der damals 37-jährige Thomas mich bereitwillig ein in manches, was mir bisher verborgen war. Von den Momenten des Triumphs bis zum Ekel und Schmerz, welche die Sucht beschert, wusste ich damals kaum etwas. Und dass sie ihre Gefangenen nur selten wieder freigibt, auch wenn diese mit all ihrer Kraft aussteigen möchten aus ihr, auch das war mir noch nicht bekannt.

Alles was er an Menschen sehen konnte, hat Thomas von jung auf beobachtet. Und er wollte es auch selbst kennen lernen, aufspüren, fühlen, geniessen – und sei es: erleiden! Unwiderstehlich suchte er die bewusste und umfassende Teilnahme an allem, was für ihn irgendwie erreichbar war.

So hatte er gelernt, studiert und experimentiert, hatte Bücher verschlungen, Musik gehört und Musik gemacht. Es muss eine bewegte, schwierige Lebensgeschichte gewesen sein, schon damals.

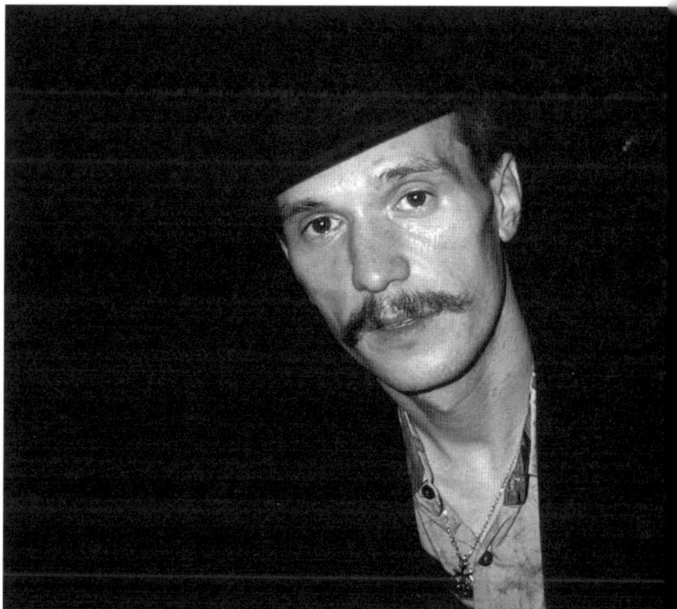

Ein kluger, ernster und lustiger Mann

Bevor er in den Sune-Egge eintrat, hatte er an der ETH in Zürich gearbeitet. In seinem Krankenzimmer stand das grösste und mannigfaltigste Büchergestell des ganzen Hauses, viel reichhaltiger als das in meinem Arbeitszimmer, wo neben medizinischer Fachliteratur, vor allem über

Sucht und Aids, ein paar Geschenke von Patienten aufgestellt waren. An einer Wand meines Zimmers hing ein aus Gips geformter und rührend angemalter Clown, der auf einem goldenen Halbmond balancierend ritt. Die unvergesslich liebenswürdige Patientin Rosi hatte ihn mir auf einer Visite geschenkt und dazu gesagt: *Er ist zum Andenken an mich, wenn ich dann gestorben bin.*

Im Zimmer von Thomas standen auf dem breiten, bis zur Zimmerdecke reichenden Gestell dicke Bände über Chemie, Physik, Geologie, Astronomie, dann Reisebücher, dann Klassiker der deutschen Sprache und selbstverständlich auch die „Pharmacopoea Helvetica". Dies ist ein Medikamenten-Kompendium für Ärzte und Apotheker, welches Thomas besonders hinsichtlich der Schmerzmittel, Weck- und Aufpeitschsubstanzen genau kannte. Auf einem andern Regal standen Bücher von Kierkegaard und Shakespeare. Auch viele moderne Romane und Schallplatten, Tonbänder und CD waren da, von alter, neuerer und neuester Musik. Wo ich nicht einmal Namen kannte, hat mir Thomas auf mein gelegentliches, fragendes Antippen hin die Entwicklungsgeschichte und Bedeutung gewisser Werke erläutern können. Er wusste mir auch begreiflich zu machen, warum ihr Inhalt ihn persönlich berühre – oft nämlich, weil das Gelesene oder Gehörte ihn aus einer besonderen Traurigkeit wieder aufgestellt habe.

Kannte er auch die Gasse? Und wie! Der Platzspitz und viele seiner Benützer waren ihm bekannt, fast wie sein Zimmer im Elternhaus oder der Arbeitsplatz an der ETH.

Ich vermute, dass Thomas sich aus einem ähnlichen Wissensdrang mit der Droge einliess, wie Faust sich nach seinem Rundum-Studium der Magie ergeben hatte, schliesslich dem Erdgeist, schliesslich dem Teufel. Sie wollten beide dem eigentlichen Wesen der Dinge, ihrer Quintessenz, auf den Grund oder mindestens auf die Spur kommen. In allen Richtungen suchte Thomas sein Leben zu erweitern und zu vertiefen. Die meisten anderen Patienten berichteten mir über die Gasse nur das Nötigste. Sie spürten wohl meinen guten Willen als Arzt, aber auch meine Unerfahrenheit in ihren Dingen. Vielleicht wollten sie mich *vor dem üblen Scheiss der Gasse verschonen*, doch eher spürten sie einfach keine Veranlassung, mich in ihr Vertrauen und in ihre Lebenswelt einzubeziehen. Thomas aber wollte mir in den Sattel helfen, damit ich mich in dem schwierigen Gelände im und um den Sune-Egge auskenne und schwimmen lerne in diesem trüben Wasser mit seinen unerwarteten Stromschnellen und gefährlichen Wirbeln. Von unserem ersten Händedrück an hatten wir einander nicht nur respektiert, sondern ins Herz geschlossen. Rasch entdeckten wir gemeinsame Interessen, die weit über Heroin und Aids hinausgingen: Pflanzen und Tiere, Schmetterlinge im besonderen, Afrika, psychosomatische Erfahrungen, die wir an uns selbst und an den Menschen des Sune-Egge beobachten und miteinander besprechen konnten.

Wenn Thomas während der Krankenvisite spürte, dass ich nicht völlig gegenwärtig war, so suchte er intuitiv nach der Ursache dafür und fand sie meistens rasch. Arglos und zuvorkommend fragte er: *Walter, isch öppis?* Dann konnte ich ihm meinen augenblicklichen Zweifel anvertrauen, ob ich im Sune-Egge am rechten Platz sei, oder mein Unbehagen nach einem Patientengespräch, oder meine Betroffenheit über ein ausweglos scheinendes Schicksal. Ich konnte ihm auch sagen, dass ich müde sei.

Die Besuche bei Thomas dauerten oft länger als die in manchem Nachbarzimmer, sodass wir aus verschiedenen Gründen vereinbarten, nur rein medizinische Visiten durchzuführen: Patient anhören, untersuchen, besprechen und verordnen. Wir beschlossen dies wegen der Ökonomie der Zeit, von der begleitenden Krankenschwester wie von mir. Später am Tag, in einer dafür geschaffenen Pause oder am Abend, ging ich allein nochmals zu Thomas. Dann suchten wir Antworten auf Hintergrundfragen: … *Warum eigentlich?* … *Wenn schon, was dann?* … *Wie weiter?* …

Aids ist eine fürchterliche Krankheit. Aber sie hat zwei gute Seiten

Doch auch die konzentriert medizinisch geplanten Besuche waren Zeit raubend und anspruchsvoll, denn Thomas wollte seine Beschwerden nicht nur wahrgenommen, sondern womöglich auch erklärt haben. Von einem neu empfohlenen Medikament wollte er Wirkung und Nebenwirkung und die mögliche Beeinflussung seiner übrigen Behandlung besprechen. Nutzen und Gefährdung mussten sorgfältig gegeneinander abgewogen werden. Bei Thomas entdeckte ich, was ich später bei fast allen aufmerksamen Aids-Patienten erlebte, wie erstaunlich häufig quälende körperliche oder psychische Symptome auftreten und sich rasch verändern, sodass eine tägliche Beachtung notwendig ist.

Thomas sagte mir einmal: *Aids ist eine fürchterliche Krankheit. Aber sie hat zwei gute Seiten: Sie dauert nicht endlos, sondern bringt in wenigen Jahren den Tod, und zweitens lässt sie dich am Lebensrand, wo sie dich hinstellt, Erfahrungen machen, die sonst nicht zu haben sind.*

Über dem Kopfende seines Bettes hing die Fotografie seiner Freundin, ein vergnügtes und keckes junges Frauengesicht unter einem schwarzen Hut. Thomas erzählte Liebes von ihr. Zur Zeit unserer Begegnung war die Freundin bereits an Aids gestorben.

Rechts vom Bett standen kompliziert verkabelte technische Apparate: das Telefon, ein Radio mit Empfangsgerät und Kopfhörern, mit welchem Thomas Musik und andere Sendungen aufnehmen konnte, ohne seine Nachbarn in den Nebenzimmern zu stören. Im Weiteren gab es einen Kassettenrecorder, ein Grammofon und einen Computer. Diesen benützte er gern, weil es ihm wegen Schwäche und ausfahrender Bewegungen seiner Arme kaum mehr möglich war, von Hand zu schreiben. Und es war ihm doch wichtig, Erinnerungen oder jetzige Gedanken festzuhalten. Noch heute sehe ich Thomas im Rollstuhl vor seinem Computer sitzen.

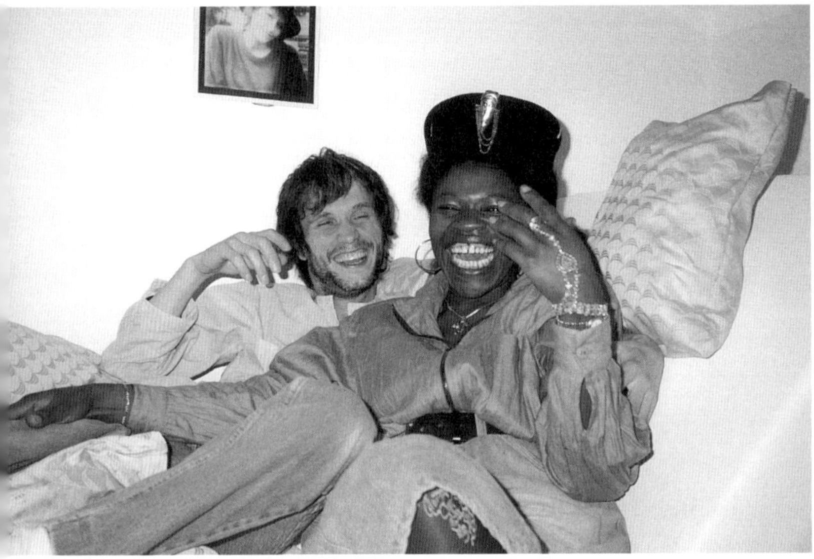

Woher nur kamen alle diese Besucher zu ihm?

Lustig sein blieb ihm auch in der Krankheit lange Zeit möglich.

Auffallend viele und verschiedenste Besucher kamen zu ihm, aufgestellte Kolleginnen und Kollegen von der ETH, anhängliche Freunde, auch Mutter und Vater. Häufig kam Guido Schwitter. Dieser katholische Theologe arbeitete schon seit Jahren im Zürcher Aids-Pfarramt, während Sibylle Schär dort die evangelische Seelsorgerin war. Die beiden wirkten wunderbar zusammen. Gegenseitige Stellvertretung war für sie ebenso problemlos wie für die Patienten. An Guido Schwitter hatten viele unserer Kranken eine echte Stütze, kannten ihn von früher und liessen ihn neben Ernst Sieber am häufigsten rufen, wenn sie sich elend fühlten. Ich vermute, dass Guido im Zimmer von Thomas ebenso Hilfe, Anregung und Kraft gefunden hat wie ich selber.

Patienten, die vor ihrem Eintritt in den Sune-Egge keinen Seelsorger gekannt hatten – es waren viele – schlossen sich in der Regel gern einem unserer jungen „hauseigenen" Pfarrer an, die sich engagiert einsetzten und ihrerseits viel lernen konnten. Nacheinander hatten Beat Kunz, Paul Wellauer, während eines Jahres der Franziskaner Bruder Benno und Martin Hess dieses wichtige Amt inne. Während Ferienzeiten kamen stellvertretende Pfarrer aus der Stadt. Über Jahre hat Pfarrer Sieber monatlich ein Mal die Predigt in der Cafeteria gehalten.

Kein anderer unserer Patienten wurde so häufig auswärts eingeladen wie Thomas: zu einem Nachtessen, in ein Konzert, ins Kino oder an eine Party. Es dünkt mich wahrscheinlich, dass er bei solchen Gelegenheiten, zu denen er mit Rollstuhl und Tixi-Taxi geführt wurde, Heroin, Kokain oder beides zu sich nahm, was er von Zeit zu Zeit gewiss nicht lassen konnte. Wir haben Thomas während seiner Jahre im Sune-Egge aber höchstens fünf Mal erwischt beim heimlichen und im Hause verbotenen Konsum von Drogen.

Die qualvolle Rückseite

Sogar Thomas war ein Gefangener der Sucht, auch wenn diese sich im Sune-Egge hauptsächlich auf den langweiligen Konsum zahlloser Zigaretten und vieler Medikamente verlagert hatte, ausserdem auf das Erbitten von allen denkbaren Handreichungen, die Thomas als selbstverständlich empfand. Manchmal lag er tief im Bett, verdriesslich, wehleidig und anspruchsvoll. An den Fenstern durfte dann kein Vorhang geöffnet werden, auch wenn sein Zimmer von Zigarettenrauch übersättigt war. Nach dem längsten Lüften stanken die Vorhänge, die Bücher und das Bettzeug immer noch trocken vor sich hin und nötigten alle zu lästigem Husten, Thomas am meisten. Seine Bewegungsarmut machte jede Geste und jeden Schritt schmerzhaft. Den eben beschriebenen Dauerkonsum verschiedenster Dinge und Erleichterungen hasste er und konnte ihn doch nicht entbehren.

Die Zeit reut mich, umständlich in den Rollstuhl gesetzt und dort angebunden zu werden …

Kannst du dir diese Demütigung überhaupt vorstellen?

So gab er den Schwestern nicht selten auf die Nerven, auch mit dem Läuten der Notglocke, mit immer neuem Wunsch nach Umlagerung, kaum war er umgelagert worden. Auch bezüglich des Essens hatte Thomas besondere Wünsche, und er wollte seine Mahlzeiten unbedingt im Zimmer serviert bekommen, da das Hinübersteigen auf den Rollstuhl so schmerze und da die schale und oberflächliche Gassenatmosphäre unserer Cafeteria ihn ohnehin *grausam anscheisse*. Diese im Sune-Egge häufig gehörte Vokabel brauchte auch Thomas. Ich höre ihn noch erklären: *Nochmals und ehrlich: Die Zeit reut mich, mühsam mich aus dem Nest zu drehen und aufzustehen, um dann umständlich in den Rollstuhl gesetzt und dort angebunden zu werden … Kannst du dir diese Demütigung überhaupt vorstellen? … Und dann durch die enge Zimmertür in den noch engeren Lift fahren, um zwei Stockwerke tiefer die Flüche, die Prahlerei und den Stumpfsinn der Gasse wieder und wieder mitanzuhören … Und bald muss ich aus Müdigkeit, Ekel oder weil ich aufs WC muss, doch einen Helfer bitten, mich in den eigenen Schlag zurückzubringen … Nein! Erspart mir das!*

In der seit Jahren quälend langsamen Abfolge der Tage – ohne Aussicht, je wieder gesund zu sein – war Thomas überempfindlich, menschenscheu und wählerisch geworden in seinem Umgang, dazu verdrossen und in der Tiefe seines Herzens traurig wegen seiner Unbeholfenheit und Krankheit. Überdies musste er immer neu spüren und hören, er sei *selber schuld wie alle anderen.* Menschenwürde brauchen wir alle, und wenn sie ständig bedroht ist, so quält dies einen empfindsamen Menschen grässlich, gewiss mehr als den anderen, dem ein einfacheres Gemüt beschieden war. Die immer Gesunden und die Unbescholtenen können sich das nicht vorstellen.

So lebenserhaltend die Pflege und Behandlung für Thomas waren, der Sune-Egge wirkte für ihn auf die Dauer vielleicht doch lähmend und zusätzlich krank machend.

Hermann Hesse schreibt im Gedicht „Stufen" etwas sehr Wahres. Obwohl seine Verse gewiss nicht im Gedanken an einen chronisch kranken Menschen verfasst wurden, passen sie gut auch zu dessen Dasein und Schicksal:

> *… Kaum sind wir heimisch einem Lebenskreise*
> *und traulich eingewohnt, so droht Erschlaffen.*
> *Nur wer bereit zu Aufbruch ist und Reise*
> *mag lähmender Gewöhnung sich entraffen …*

Es gibt ein französiches Wort, dessen Herkunft ich nicht kenne: *Le travail construit – la charité détruit.* Eigentlich darf gegen die *charité* im Sinn der griechischen Agape, der barmherzigen Liebe, nichts gesagt werden, aber ein Korn Wahrheit liegt durchaus in dem Spruch.

Vielleicht hatten wir Thomas verwöhnt. Vielleicht zelebrierte er gelegentlich in Selbstmitleid seine persönliche Vergangenheit, indem er dank *Charme trotz Elend* seine Besucher und uns faszinierte. Lange Zeit liess er sich jedenfalls mehr bedienen als dass er sich selbst herausforderte durch eine noch so bescheidene, eigene und kreative Leistung. Ich bedauere, dass der Sune-Egge noch kein Malatelier besass, als Thomas bei uns war. Es ist möglich, dass sich dort manches geklärt und entwickelt hätte.

Wie rätselhaft ist der Mensch mit seiner Vorder- und seiner Rückseite! Beide sind wahr, auch wenn sie sich zu widersprechen oder gar auszuschliessen scheinen. Nach einer einzigen Wendung der Figur kann der Mensch plötzlich ganz anders imponieren! Gerne würde ich wieder einmal mit Thomas reden, auch darüber.

Der Tod der anderen

Wahrscheinlich wäre er aus dem Sune-Egge geflohen, hätte er die Kraft dazu gehabt. Aber er hatte sie nicht, noch nicht. In unserem Hause bedrückte ihn neben der eigenen Lage auch etwas anderes furchtbar: der Tod der anderen.

Es beschäftigte Thomas, wenn von seinen Nachbarn im dritten Stock einer hinausgetragen wurde in der langen Holzkiste, bald ein fremd gebliebener, bald ein vertraut gewordener Kamerad, jedenfalls immer einer wie er, mit der gleichen Krankheit wie er. Damit das Hinaus- und Hinuntertragen des Sarges durch das enge Treppenhaus nicht so traurig auffalle, wurden die zwei Männer vom Bestattungsamt jeweils frühmorgens in den Sune-Egge bestellt, wenn die Patienten noch schliefen, oder während der Ruhezeit nach dem Mittagessen. Aber gut sichtbar brannte dann doch während einiger Tage auf dem Kachelofen in der Cafeteria eine Kerze mit einem angelehnten Kärtchen zur Erinnerung. Einmal brannten drei Kerzen gleichzeitig.

Sag mir bitte nicht mehr, wenn einer gestorben ist

Von Thomas aus gesehen hatte Pfarrer Sieber in seinen Andachten gut predigen, wenn er sagte: … *Livian ist heimgegangen* … *Peter ist heimgegangen* … Der Pfarrer redete aus seinem persönlichen Glauben heraus. Charismatisch gelang es ihm, manche Patienten und Mitarbeiter wirklich zu trösten mit seiner unerschütterlichen Hoffnung auf die Erlösung. Thomas aber konnte damit nicht getröstet werden. Und zu seiner Zeit gab es noch keine Medikamente gegen Aids.

Dies alles hat Thomas nur schwer ertragen. Er bat mich: *Sag mir bitte nicht mehr, wenn einer gestorben ist.* Daran änderte auch der Gedanke von Goethe nichts, den wir ab und zu miteinander besprachen: *Leben ist der Natur schönste Erfindung, und der Tod ist ihr Kunstgriff, viel Leben zu haben.*

Für mich gilt das wunderbare Wort des 23. Psalms: *Der Herr ist mein Hirte, mir wird nichts mangeln … Und ob ich schon wanderte im finstern Tal, ich fürchte kein Unglück; denn du bist bei mir, dein Stecken und Stab, der tröstet mich.* Ob Thomas im Grund seines Herzens auch so glauben konnte, weiss ich nicht. Ich zweifle daran und hoffe es doch. Auf jeden Fall blieb der Tod für uns beide im tatsächlichen Erleben des Abschieds etwas ganz Ernstes. Wir gewöhnten uns nie an ihn.

Die unwahrscheinliche Wendung, die uns alle überraschte

Diesem Abschnitt möge ein Gedanke von Luise Rinser vorangestellt sein: *Krisen sind Angebote des Lebens, sich zu wandeln. Man braucht noch gar nicht zu wissen, was neu werden soll: Man muss nur bereit und zuversichtlich sein.*

Nach schwierigen und sehr oft passiv erlebten Monaten war in Thomas ein von niemandem erwarteter Entschluss gereift: *Liebe Leute! Ich muss weg vom Sune-Egge. Ich danke euch für alles. Jetzt muss ich an einem neuen Ort zu leben versuchen, denn hier werde ich sonst bald sterben. Dort lebe ich vielleicht wieder!*

Wie in der Seele von Thomas dieses Märchen vom Aufwachen aus einem Vortodesschlaf aufdämmern konnte, wie in seiner täglichen Realität ein solcher Entschluss zur eigenen Renaissance entstand und klare Gestalt annahm und aus welchem Quell er die Kraft zur Verwirklichung schöpfte, das verstehe ich bis heute nicht.

Im Allgemeinen verwenden wir den Begriff „Wunder" und die entsprechende Wortfamilie unbedacht und sicher zu häufig. In der gegenwärtigen Phase des Lebens von Thomas drängte sich mir aber der Gedanke ans Wunder auf. Nicht zur Erklärung – sonst wäre ein Wunder ja nicht wunderbar – sondern einfach zum Bedenken und zum Beherzigen, folgen hier einige Gedanken aus der Literatur:

Ein lateinisches Sprichwort: *Per aspera ad astra* - durch Raues zu den Sternen.

In seinem Buch „Goethe – der heilkundige Dichter" schreibt Frank Nager: *Für Goethe ist Krankheit nicht ein zufälliger und unerklärlicher Überfall aus dem Hinterhalt, sondern eine Schickung mit kreativer Potenz. Bei allem ungeduldigen Sich-Aufbäumen und trotz zeitweilig erbittertem Hadern in der Krankheit erkannte Goethe immer wieder ihre heilenden Absichten. Ihr eigentliches Ziel ist bei Goethe Entwicklung, Erweiterung, inneres Erneuern. Als strenge, aber weitsichtige „Zuchtmeisterin" will Krankheit einen „geistigen Menschen" hervorbringen; sie ist für ihn immer wieder Etappe im Werden der Persönlichkeit.*

Dazu passen Goethes bekannte Verse:

Und solang du das nicht hast,
dieses Stirb und Werde,
bist du nur ein trüber Gast
auf der dunklen Erde.

Zurück zu Thomas!

Für uns im Sune-Egge war es höchst erstaunlich, wie er nach dem Erleiden seiner Krankheit jetzt ein Aktiver wurde, der mit unumstösslicher Überzeugung an einer von ihm geplanten neuen Zukunft arbeitete.

Thomas besorgte sich Reiseprospekte, liess seinen Pass erneuern, erkundigte sich nach Methadon-Möglichkeiten im Ausland, legte sich schliesslich darauf fest, in Lanzarote, einer der kanarischen Inseln, ein anderes Leben zu versuchen. Andere Patienten aus dem Sune-Egge waren vor ihm schon für einige Tage dort gewesen, für *letzte Ferien*, in Begleitung von einer oder zwei Krankenschwestern. Thomas aber wollte nicht in die Ferien. Sein Entschluss hiess: *Weg von Zürich! Hinaus in die Freiheit! Und in Lanzarote werde ich sie finden!*

Beharrlich fügte er für diese Zukunft Baustein auf Baustein. Er begann, selbstständig aus dem Bett und auf den Rollstuhl zu klettern, zunächst mühselig. Handreichungeen anderer lehnte er jetzt ab. Bald tauschte er den Rollstuhl gegen die anspruchsvolleren und eigene Kraft voraussetzenden Krückstöcke, mit denen er sich den Wänden seines Zimmers entlang arbeitete, sich dann in den Korridor hinaus wagte, bis er schliesslich vorsichtig, langsam, zielstrebig und allein die Treppen hinunterkam – zum Essen in der Cafeteria!

Es war ein überaus glückliches Geschick, dass wir in jener Zeit Andrea Herold als Physio- und Ergotherapeutin im Sune-Egge hatten. Sie war erfahren und hatte einen weiten Horizont, kannte Thomas gut und war imstand, ähnlich wie er an Unmögliches zu glauben. Andrea hatte während längerer Aufenthalte in Indien gelernt, das Leben auch von zusätzlichen Blickwinkeln her zu sehen als ausschliesslich aus schweizerischer Sicht. Mit ihr war es vorstellbar, aufzubrechen in eine unbekannte Zukunft, und mit ihr könnte Thomas sogar Pferde stehlen, wenn dies einmal nötig sein sollte. Sie war bereit, ihn nach Lanzarote zu begleiten.

Der Aufenthalt in Lanzarote

von Andrea Herold

Mit Thomas auf die Reise zu gehen, war eine Herausforderung. Sozialtantenduft musste abgeschminkt sein, die Unterstützung so elegant wie möglich. Fliegen hiess für Thomas, unerträglich lange im Rollstuhl sitzen zu müssen, und es klappte nur mit einer heimlichen Spritze, die er sich selber machte. Sonne, Palmen und Inselwind waren nur mit grossen Strapazen erreichbar!

In den ersten Tagen im Hotel am Meer reihte sich eine Prüfung an die andere. Zum Beispiel wollte Thomas ohne Rollstuhl und Stöcke zum Diner erscheinen. Wie ein Zauberlehrling versuchte er, souverän Herr und Meister zu sein über seine spastischen Arme und Beine. Danach folgten zwei Tage von totaler Erschöpfung und deprimierter Bettruhe.

Thomas hatte unter anderem Morphium, was bekanntlich auch Verstopfung bewirkt, sodass die WC-Tour immer eine Qual war. So stand klar: Morphium musste sofort abgebaut werden, und ein Arztbesuch war dringlich. Da war die Angst, das Geheimnis Aids könnte entdeckt werden. Diese Krankheit war in Lanzarote nicht geduldet. Thomas jonglierte geschickt auf Französisch mit Fragen und Antworten und bekam, was er brauchte.

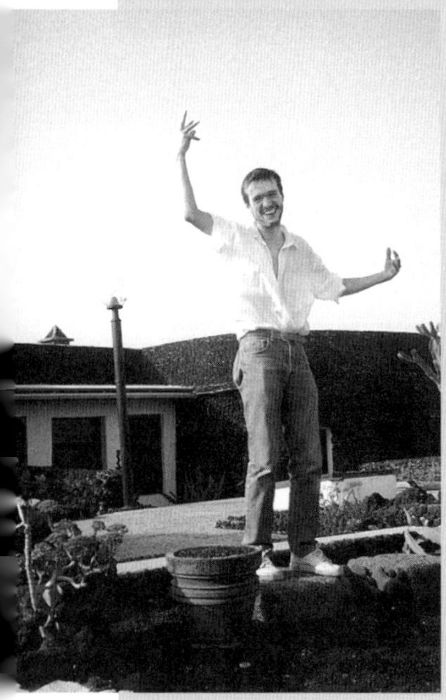

Thomas auf Lanzarote – oder ist es Alexis Sorbas auf Kreta?

Das nächste Abenteuer winkte. Er wollte die Insel auskundschaften, ein Auto mieten und selber fahren. Ich schloss ab und zu die Augen entlang der kurvenreichen Passstrasse, nicht mit den Wimpern zuckend, wenn seine Arme ausfuhren. Es brauchte all unseren unerschütterlichen Glauben, um die Berge dieser Krankheit zu versetzen.

Nach zehn Tagen liess ich Thomas allein auf der Insel zurück. Ich weiss, dass er bei ganz guten, lieben Leuten privat unterkam, dass er erstarkte und alle Medikamente abbaute, bis auf ein paar Tropfen Baldrian zum Einschlafen.

Eine letzte Erinnerung: Als ich ging, wollte mich Thomas zum Flughafen bringen. Ich zog es vor, den öffenlichen Bus zu nehmen und argumentierte, ich sei dann sicher nicht zu spät. Wer aber schon dort stand, als ich zum Flughafen kam, war Thomas. Er war mit seinem gemieteten Auto gekommen, um mir ein letztes Mal Lebewohl und Danke zu sagen: Ein echter, alles gewinnender Gentleman!

Thomas in der Erinnerung seiner Familie

Sieben Jahre nachdem Thomas gestorben war, besuchte ich seine Eltern und den älteren Bruder. Ich wurde herzlich empfangen. Bisher hatte ich Thomas nur von seiner Warte aus und von meinen eigenen Beobachtungen her gekannt. An diesem Tag erfuhr ich manches für mich Neue.

Während unseres Gespräches weinte der Vater ein paar Mal. In der Mutter stiegen herzlich liebe, aber auch ausserordentlich leidvolle Erinnerungen auf. Der Bruder hatte die sachlichste Beziehung. Aus der Distanz der Jahre hörte ich von allen, dass sie ihn, äusserlich und innerlich, immer wieder aufgenommen hatten, dass es aber Augenblicke gab, *da er uns bis zur Weissglut trieb.* Doch die ganze Familie spürte, dass Thomas sich Mühe gab, so viel er konnte. Schon als Kind muss er schwierig gewesen sein. Er wollte nicht zur Welt kommen. Die Geburt dauerte 36 Stunden. Als Säugling und Kleinkind machte er Terror, trank nicht, schlief nicht.

Die Mutter erzählt: *Wir waren an einem sonnigen Tag miteinander im Garten. Viele Blumen, viele Bienen. Ich sagte: „Du darfst die Bienchen nicht in die Hand nehmen, sie stechen." Kaum hatte ich mich weggedreht für einen Moment, so sah ich Thomas mit seinem Händchen auf dem Rücken. „Das ist aber geschwollen … Büebli, Büebli! … Ich sagte dir doch: Bienchen nicht in die Hand nehmen." Die Antwort des kleinen Thomas folgte augenblicklich: „Das ist kein Bienchen, das ist eine Brennnessel die fliegt".* (Wie früh war Thomas Thomas!)

Und doch fährt die Mutter fort: *Er hatte nie Geheimnisse vor mir. Mit seinem Mami redete er immer. Ich war sein Abfalleimer, doch er hat auch viel Schönes in den Kübel geworfen. Mit dem Vater hörte er oft Musik.* (Der Vater hat Tränen in den Augen.)

Früh musste ein Kinderpsychiater beigezogen werden. Der Intelligenz-Quotient sei gut gewesen. Thomas machte mit vier Jahren Dinge, die andere mit 10–12 Jahren tun. Aber die seelische Entwicklung war so unendlich schwierig, erinnern sich die Eltern. Durch die Primarschule kam er mit Ach und Krach, via Förderklasse. Dann folgte die Sekundarschule, wo er nicht bleiben konnte, dann eine Privatschule, aus der er ausgeschlossen wurde. Seine Mitschüler bewunderten ihn, aber Thomas machte immer anderes als was er tun sollte.

Mit 14 Jahren nahm er Optalidon. Die Mutter erzählt, Thomas sei in die Drogen gerutscht, weil sie mit ihrem autistischen jüngsten Sohn so absorbiert gewesen sei. Und Alkohol sei für ihn noch schlimmer gewesen als die anderen Drogen. Nach dem zweiten Bier sei er betrunken gewesen. Thomas habe sich immer sehr unsicher gefühlt und sei in Alkohol und Drogen geflüchtet in der Hoffnung, sein Selbstwertgefühl zu finden. Immer hatte er ältere Kameraden um sich, später Studenten, von denen er viel lernen konnte. Der Bruder erinnert sich, er habe nie herausgefunden, ob Thomas tatsächlich so viele echte Interessen gehabt habe oder ob alles Profilierungssucht und Spinnerei gewesen sei. Er erlebte seinen jüngeren Bruder als permanenten Gratwanderer zwischen Minderwertigkeitsgefühl und Grössenwahn.

Die Mutter denkt daran, wie Thomas mehrmals am Morgen guten Mutes aus dem Haus gegangen sei, und zwei Stunden später habe die Polizei angeläutet wegen Beschaffungskriminalität draussen. Thomas habe alles verkauft, Eigenes und Geraubtes, seine Kleider und die Uhr, alles ... Zu Hause habe er nicht gestohlen, ausser wenn er drogenabhängige Kollegen heimbrachte: ... *Dann bedienten sie sich* ...

Er konnte beruhigt werden mit einer Beethoven-Symphonie, auch mit Mozart, aber ganz besonders mit Beethoven. Später habe er Pachelbel, J.S. Bach und Telemann geliebt. Er habe Querflöte gespielt – *ein wenig*. Neue Musik sei nicht seine Sache gewesen.

Manchem abhängigen Kameraden habe Thomas guten Rat geben können für den Umgang mit den Drogen, und er habe sich immer um ihn gekümmert, wenn einer in Not war. Thomas machte keine Matura. Er zeichnete beim Vater, der Architekt war, doch ohne eine Lehre abzuschliessen. Der ältere Bruder wurde selbstständiger Architekt, der jüngere arbeitet heute in einer Behindertenwerkstätte als Töpfer.

Während seines 31. Lebensjahrs sei Thomas verheiratet gewesen. Ich war erstaunt, als ich den Namen seiner Frau erfuhr, denn ich kannte sie als Patientin im Sune-Egge. Nicht einmal am Hochzeitstag sei sie als Braut ins Elternhaus gekommen. Sie brauchte Geld von ihm und habe es jeweils in der ETH abgeholt, wo Thomas damals arbeitete. Nach einem Jahr wurde die Ehe geschieden.

Von einer Krankenschwester hörte ich, sie sei eine gute Freundin von Thomas gewesen. Offenbar war es die muntere Frau, deren schönes Bild mit dem schwarzen Hut über dem Kopfende seines Bettes im Sune-Egge hing. Diese Freundin hatte Abstürze, kam in den Sune-Egge und starb dort 1990 an Aids.

Thomas hat auch ausserhalb seines Elternhauses eine ungewöhnliche Lebensschule durchgemacht. Seine Bildung hat er sich auf Wegen und Umwegen erarbeitet, die ihn zum Teil weit abseits des Gewohnten führten. Viele seiner Stationen sind heute niemandem mehr bekannt.

Nach seiner Zeit in Lanzarote schloss Thomas zwei Aufenthalte in Indonesien an, ganz selbstständig. Von dort aus schickte er mir einen begeisterten Kartengruss in den Sune-Egge. Es stand darauf, er lerne indonesisch, könne einfache Besorgungen schon mühelos selbst erledigen. Er möchte tiefer in diese schöne Sprache eindringen, doch sei das nicht leicht … An seine Eltern schrieb er Briefe, die er zum Teil heimschickte, zum Teil in sein indonesisches Notizbuch eintrug. Die Eltern haben mir dieses Heft anvertraut.

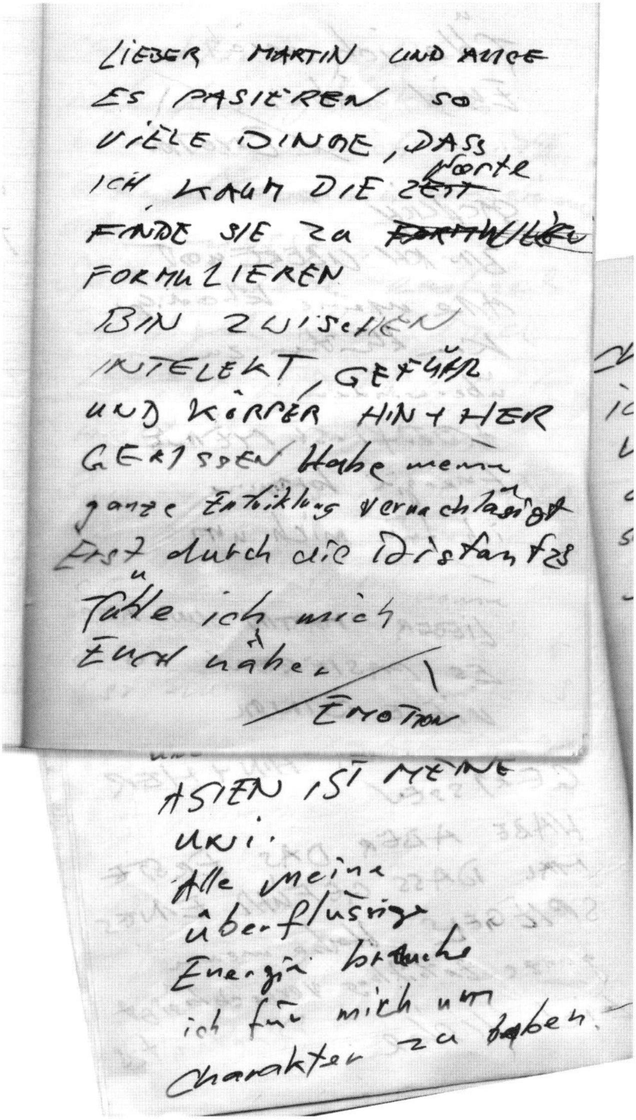
LIEBER MARTIN UND ALICE
ES PASIEREN SO
VIELE DINGE, DASS
ICH KAUM DIE ~~ZEIT~~ Worte
FINDE SIE ZU ~~FORMULIE~~
FORMULIEREN
BIN ZWISCHEN
INTELEKT, GEFÜHR
UND KÖRPER HIN + HER
GERISSEN Habe meine
ganze Entwiklung vernachlässigt
Erst durch die Distanz
fühle ich mich
Euch näher
EMOTION
ASIEN IST MEINE
UNI.
Alle meine
überflüsige
Energie brauche
ich für mich um
charakter zu haben.

Aus dem Notizbuch

Der Sinn des Textes ist klar, und er berührt durch eine wehmütige Einsicht, zugleich durch den neuen Enthusiasmus von Thomas. Die Schrift lässt die eingeschränkte Feinheit seiner Handbewegungen erkennen, die Orthographie eine gewisse Schwäche des kontrollierenden Verstandes.

In einem anderen Brief des Notizbuches heisst es:

> *Hier lerne ich zu schweigen und versuche, mich so anständig wie möglich zu benehmen. Erst durch die Konfrontation mit den verschiedenen Faceten finde ich die Tür zu mir selbst somit zu Euerer Liebe die ich erst jetzt erkennen kann. Da die Angst vor allem das schlechte gewissen geplagt hat. Es liegt an mir es zu ändern. Ich gehe in die schöhnste Uni die es gibt (Liebe) … Erst jetzt merke ich wie Ihr mich beschenkt. Habt Geduld mit mir ich liebe und respektiere Euch. Macht Euch keine Sorgen. Auch lerne ich erst jetzt mit dem Geld umzugehen … Ich bin glücklich weil ich mich mit allen Menschen auseinandersetzen muss. Sprache Liebe einfach Spiegel für mich. Es ist wirklich nicht so wie ich den Westen kennengelernt habe! aber erst jetzt habe ich einen Weg gefunden dass ich glücklich bin zu lernen … Ich liebe und vermisse Euch …*

Nachdem Thomas zum zweiten Mal nach mehrmonatigem Aufenthalt aus Indonesien zurückgekehrt war, fanden ihn seine Eltern an einem Morgen unangemeldet – und zur grössten Überraschung – in ihrem Garten! Nach langer Reise war ihr Sohn erschöpft zu Mutter und Vater heimgekommen.

Kurze Zeit später meldete sich Thomas im Sune-Egge, um anzufragen, ob er wieder in den dritten Stock eintreten dürfe. Miteinander überlegten wir hin und her. Ich riet ihm, die alte Erfahrung bei uns nicht zu wiederholen, sondern nochmals eine neue Lebenszeit zu beginnen. Nach sorgfältiger Vorbesprechung empfahl ich Thomas das Ankerhus an der Gladbachstrasse in Zürich, wo ihm eine feine Art von Ruhe und eine Gediegenheit ohne Übertreibung angeboten werden könne, die ihm jetzt entsprachen und die wir in unserem gassennahen Sune-Egge nicht hatten. Überdies war mein befreundeter Kollege Reinhard Baumann jetzt der ärztliche Leiter des Hauses. Er würde Thomas sehr kompetent behandeln und begleiten.

Im Ankerhus verbrachte Thomas die vier letzten Lebensmonate. Seine Angehörigen durften stets um ihn sein. Nach der erfüllten und beschwerdefreieren Zwischenzeit war das Aids leider quälend zurückgekehrt. Immer häufiger wiederholte Thomas seinen klaren Wunsch zum Sterben, an die Adresse seiner Familie und auch gegenüber Dr. Baumann. Vater, Mutter und Bruder erzählen, es habe diesbezüglich nicht mehr der geringste Wankelmut bestanden. Jahrelang war Thomas Mitglied von Exit gewesen. Jetzt verlangte er endgültig nach Ruhe. Seine Familie und sein Arzt nahmen den Wunsch ernst und rangen sich durch, Thomas zu unterstützen.

Weil ein solches Sterben im Ankerhus nicht möglich war, bot der ältere Bruder seine eigene Wohnung an, dass Thomas dort sterben dürfe. Im Abschied war die ganze Familie versammelt. Als der Trank schon vor ihm war, habe Thomas seinen

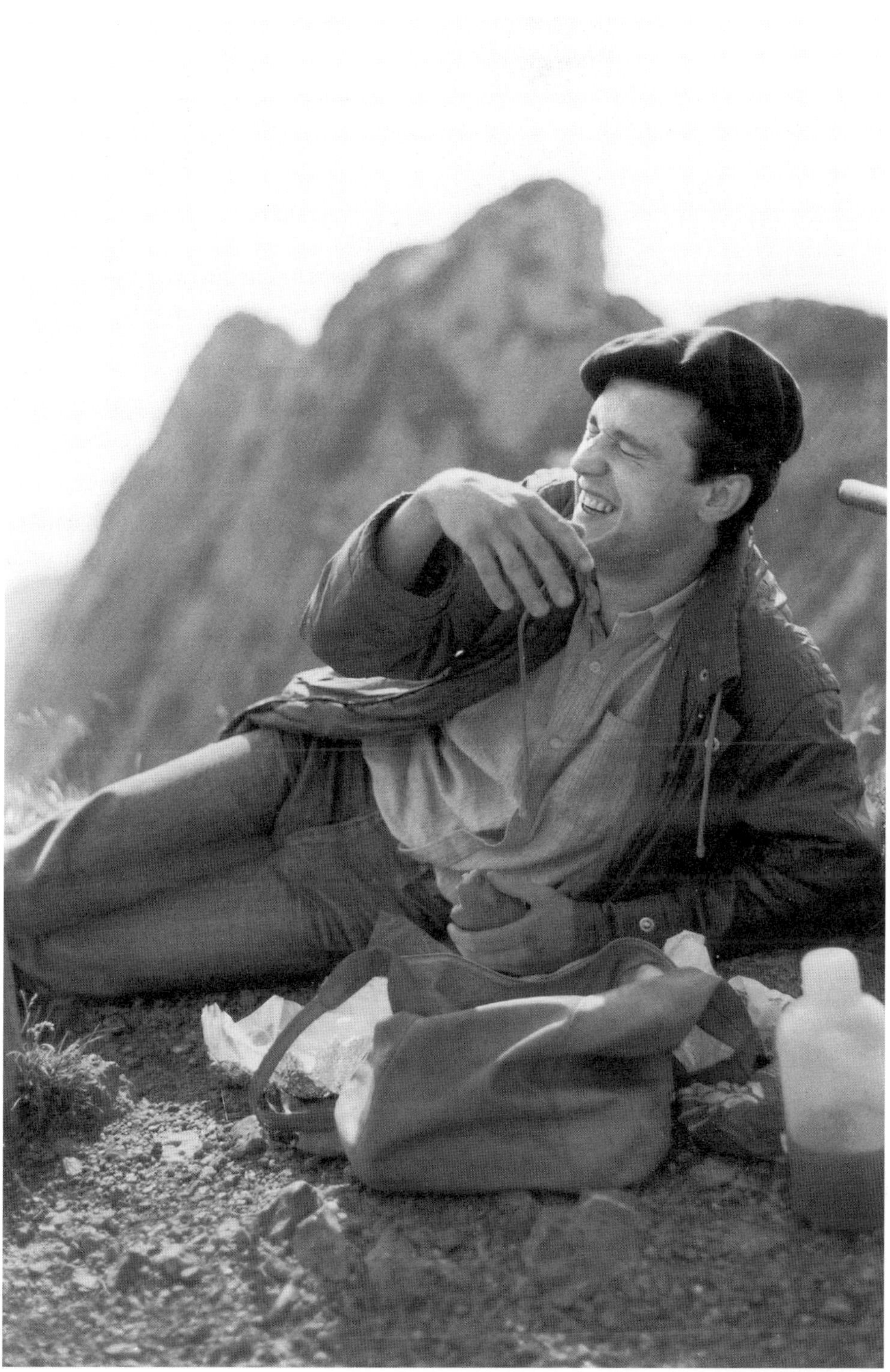

Viele besondere Wege … auch herrliche Marschhalte …

Eltern gedankt und sie um Verzeihung gebeten *dafür, dass ich es nicht geschafft habe.* Und sie sagten ihm, sie hätten gespürt, dass er es immer wieder versucht habe. Die Mutter fragte, ob er noch eine Musik hören möchte? Thomas habe geantwortet: *Ich mag gar nichts mehr, nur Ruhe. Ich hörte so viel schöne Musik, aber jetzt ist Euer Hiersein viel wichtiger.*

Zum Schluss fragte ich die Familie, ob ich den Vornamen ihres Sohnes im geplanten Buch verwenden dürfe, oder ob es ihnen lieber sei, wenn sein Name geändert werde wie bei allen anderen beschriebenen Patienten. *Selbstverständlich dürfen Sie mit seinem richtigen Namen über Thomas schreiben. Sie können auch unseren Familiennamen nennen. Thomas gehört immer zu uns, und wir gehören zu ihm.*

Vater, ich verspreche dir: Ich werfe mein Leben nicht fort, sondern lebe es bis zu Ende

Dies ist die Geschichte von Marco, der sein 41. Lebensjahr, sein drittletztes, im Sune-Egge verbrachte. Vorher und nachher lebte er in zahlreichen anderen Stationen. Marco hat mir in vielen Gesprächen persönlich anvertraut, was hier folgt, doch darf ich es weitergeben. Wir haben früh darüber gesprochen. Was aus den Originaldokumenten in seiner Krankengeschichte stammt, ist als solches gekennzeichnet.

Gemeinsam hinterfragten wir seine Wünsche und Forderungen. Meine Stellungnahmen dazu mussten sorgfältig und logisch begründet sein, sonst hielten sie nicht stand im Kreuzfeuer von Rede und Antwort. Oft waren wir nicht einig, aber jeder achtete den andern.

Ein belastetes Leben

Vater, Mutter und die zwei einzigen Brüder starben durch Suizid. Marco wurde mit 27 Jahren HIV positiv wegen seines intravenösen Drogenkonsums. Nach menschlichem Ermessen war er als Erster von der Familie zum Sterben vorgesehen, überlebte aber alle anderen und stand hellwach in seinem weiteren Leben.

Familie

Der Grossvater mütterlicherseits sei Kantonsarzt in einem Nachbarkanton gewesen. Die Mutter war Krankenschwester, gemäss Marco *mit Zeichen einer Schizophrenie in ihren frühen Jahren*. Der Vater führte als Kaufmann ein eigenes Konfektionsgeschäft.

6. November 1982:	Der um zwei Jahre jüngere Bruder, Lehrer von Beruf, verzweifelt wegen seiner Homosexualität, wirft sich unter die Eisenbahn.
6. November 1986:	Der jüngste Bruder stirbt am *goldenen Schuss*, das heisst an einer Überdosis von Drogen.
6. Oktober 1988:	Der Vater stirbt den Hungertod, in Verzweiflung über seine Söhne und nachdem die Mutter bereits ihren 10. Suizidversuch

	unternommen hat. Vor seinem Tod verlangt der Vater von Marco dies: *Vater, ich verspreche dir: Ich werfe mein Leben nicht fort, sondern lebe es bis zu Ende.*
6. November 1988:	Die Mutter stirbt an Tabletten-Intoxikation, im Beisein von Marco.

Marcos Geschichte

Wiederholt und ausdrücklich betonte Marco, der Anfang seiner Sucht liege zeitlich lange vor den tragischen Ereignissen um Geschwister und Eltern. Doch es war ihm klar, dass dem Verhängnis in der Familie und seinem Absturz in die Droge eine gemeinsame, ihm zwar verborgene Ursache zugrunde liege. In diesem Verhängnis sah er das Schicksal seiner Brüder und von Vater und Mutter ebenso wie seinen persönlichen Weg.

Mit 14 Jahren begann er Haschisch zu konsumieren. Vom 15. Jahr an probierte er vieles andere aus. Zwischen dem 16. und 18. Jahr rauchte Marco harte Drogen und spritzte sich diese auch bald intravenös. Mit 18 Jahren erfolgte sein Coming-Out: *Ich bin drogensüchtig, und der Heroinrausch fasziniert mich mehr als alles andere.* Ausstieg aus der Handelsmittelschule ein Jahr vor der Matura. Darauf Verkäuferlehre, die abgeschlossen wurde. Mit 20–22 Jahren angestellt im väterlichen Geschäft, bis zu dessen Konkurs. Dann verschiedene Arbeitsplätze, nachher eine mehrjährige Weltreise. Einem meiner Kollegen im Sune-Egge erzählte Marco, er habe anschliessend die Erwachsenenmatura bestanden.

In den Jahren 1982–1988, als Marco 26–32 jährig war, rang er zäh und mühsam um Drogenfreiheit und Ordnung in seinem Leben. In dieser Zeit sind mindestens neun Drogenentzüge durchgeführt worden, fünfmal in der Psychiatrischen Klinik Königsfelden, drei- bis viermal in der Hard, einmal in der Rheinau. Dass manchmal erfreuliche Erfolge erzielt wurden, bezeugen drei angeschlossene Therapieperioden: 14 Monate in Sonnenbühl, 18 Monate in der Vita Nova des „Patriarche", 6 Monate in der Hard – insgesamt 38 Monate! Dass auch Abstürze erfolgten, ist aus den vielen Entzugsanstrengungen ebenso ersichtlich wie aus der Tatsache, dass Marco in dieser Zeit während dreieinhalb Jahren im Gefängnis war.

Marco berichtete, dass trotz seines Versprechens an den Vater etliche suizid-ähnliche Ereignisse vorkamen, meistens am Anfang von Gefängniszeiten, doch seien dies eher Hilferufe und Verzweiflungsschreie gewesen als ernst gemeinte Selbstmordversuche. Nachdem all die erwähnten abstinenten Behandlungen von Marco gescheitert waren, begann er 1988 mit der Methadonsubstitution.

Er lebte dann während einiger Jahre mit einem Freund zusammen in einer eigenen Wohnung. Aus dieser Zeit muss ein Ereignis erwähnt werden, das der Leser zwar in einem Augenblick zur Kenntnis nimmt, welches aber Marco zutiefst und nachhaltig belastet hat. Als er nämlich nach einigen Tagen Abwesenheit in seine Wohnung zurückkehrte, fand er dort seinen Freund tot auf dem Boden liegend. Marco setzte eine Todesanzeige in die lokale Zeitung. Als die betroffenen Trauernden waren notiert: Marco und der Hund seines Freundes.

Die Preisgabe der Freiheit, das Ja zum Hospiz – und die Schwierigkeit, einen geeigneten Platz zu finden

Unbändig, zum Teil mit wildem und ziellosem Zorn, zum Teil aber auch mit wachsender Angst hatte Marco seine innere und äussere Freiheit bisher geliebt, gebraucht und verteidigt. Doch unaufhaltbar wurde er in der Aids-Krankheit schwächer und spürte immer deutlicher seine Unfähigkeit zum selbstständigen Wohnen. Schliesslich durfte von einem Fürsorger mit Marcos Einverständnis ein geeigneter Ort für ihn gesucht werden. Dieser Entschluss wog für den Patienten äusserst schwer, denn er war nicht möglich ohne die Einsicht, dass die nächste Station vielleicht die letzte seines Lebens werde.

Die Suche nach einem solchen Ort – Unterkunft, Behandlung und Pflege – war immer schwierig, nicht nur weil die Nachfrage viel grösser war als die Zahl guter Angebote, sondern auch, weil in der Regel ganz verschiedene Instanzen eingeschaltet, gefragt und gegenseitig orientiert werden mussten. Im Fall von Marco waren es der Hausarzt, der zuständige Sozialarbeiter, das Bezirksgericht, die kantonale Aids-Hilfe, die Krankenkasse, die Methadonapotheke, und insbesondere – wegen der ausserkantonalen Hospitalisation und den daraus sich ergebenden finanziellen Konsequenzen – auch der Kantonsarzt.

Selbstverständlich wurde wenn immer möglich die Familie des Betroffenen mit einbezogen, doch war diese praktisch ausnahmslos erleichtert und dankbar, wenn irgendeine Möglichkeit von Unterbringung angeboten wurde. Für Marco konnte keine Familie angefragt werden, weil niemand mehr lebte. Das Aufspüren eines geeigneten Platzes und später die Organisation des Eintrittes dorthin war für alle Beteiligten und in jedem Fall ein arbeitsintensiver, komplizierter und meist langer Weg – am Telephon, in persönlichen Gesprächen und am Schreibtisch: Gesuch um Kostengutsprache mit entsprechender Begründung … und so weiter. Auch für die Betroffenen bedeutete das Warten auf eine neue Unterkunft oft einen leidvollen Hindernislauf, den sie nicht verstanden, da sie in aller Regel weder eine Ahnung noch irgendein Verständnis hatten für die administrativen Zusammenhänge, die stimmen mussten.

Wahrscheinlich wissen die meisten Sozialarbeiter im Drogenbereich, welche länger als vier Wochen an der gleichen Stelle gearbeitet haben, ein Lied zu singen von ihrer Enttäuschung oder gar von ihrer Wut, wenn ein „Klient" am Vorabend oder auch am Morgen seines Eintrittes in die nächste Station schlicht von der Bildfläche verschwunden und untergetaucht ist!

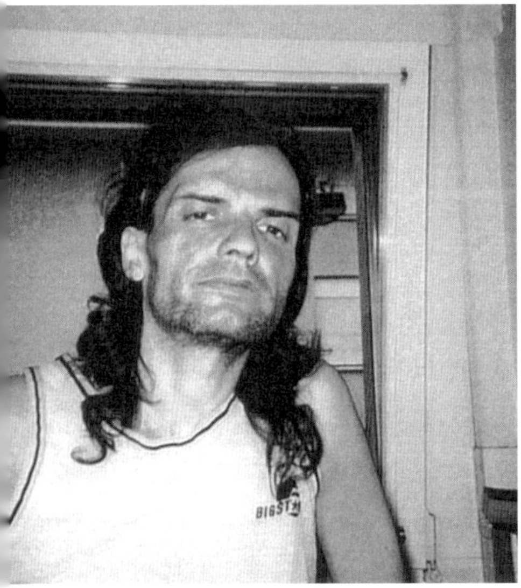

Vor seinem Eintritt in den Sune-Egge war Marco verbraucht und müde.

In Sachen Bürokratie hatten wir im Sune-Egge grosses Glück. Pfarrer Sieber erlaubte uns grundsätzlich, im Notfall jeden Hilfesuchenden ins Haus aufzunehmen, auch wenn dieser Mensch keinen Namen angeben wollte und auch wenn wir über seine Herkunft und Versicherungslage keine Ahnung hatten. Es genügte, wenn die jeweils Verantwortlichen im Hause von der Notwendigkeit der Hilfe überzeugt waren. Um diese menschliche Freiheit haben uns die Kollegen von öffentlichen Institutionen begreiflicherweise beneidet. Dass nachher auch bei uns administrative Abklärungen folgten, ist selbstverständlich.

Helfen, wenn man helfen konnte, war und ist für Ernst Sieber ein kategorischer Imperativ von Herz und Verstand. In diesem Sinn war er ein beeindruckender barmherziger Samariter. Wo zunächst kein Weg zur Hilfe gefunden werden konnte, so schaffte er einen und beging ihn womöglich schnurstracks. Nachträglich ist er für die von ihm aufgestossene und sofort benützte offene Türe vor Pontius und Pilatus eingestanden, wenn dies nötig war, entweder selbst oder mit der Hilfe eines seiner Sozialarbeiter, doch geschah dies immer mit des Pfarrers starker Rückendeckung.

Im Fall von Marco waren alle Beteiligten kooperativ. Er konnte am 9. Januar 1996 an der Konradstrasse 62 einziehen.

Marco im Sune-Egge

Der ärztliche Überweisungsbrief lautete so:

Sehr geehrte Frau Kollegin, sehr geehrter Herr Kollege,

Mit Verspätung berichte ich Ihnen über obgenannten Patienten, den ich bisher hausärztlich betreute. Ich danke Ihnen für die Aufnahme im Sune-Egge. Das Hauptproblem findet sich in Form einer Polytoxikomanie mit respektive bei Störung der Persönlichkeitsentwicklung. Zudem liegt eine HIV-Infektion im Stadium B2 (C2?) vor. Es ist sehr schwierig, die psychischen Symptome des Patienten einzuordnen, zeigt sich doch ein Gemisch von medikamentös bedingten Veränderungen, eigenwillig und auch eigenständig sonderlingshaftem Benehmen und möglicher HIV-Enzephalopathie. Mangels therapeutischer Konsequenzen wurde bisher auf die Durchführung eines MRI verzichtet. Schwerwiegende Komplikationen sind bis jetzt nicht aufgetreten. Der Patient war 1993 wegen einer beidseitigen, unkomplizierten Lungenentzündung mit nicht identifiziertem Erreger im Kantonsspital XY hospitalisiert. Status nach Hepatitis A 1978, serologisch Hepatitis C positiv seit 1990. Auf eine antivirale Therapie wurde in Anbetracht der Gesamtsituation (Kooperation, Disziplin) verzichtet; zudem zweifle ich am wirklichen Nutzen dieser Therapie.

Letzte Medikation, welche ich vom vorgängig betreuenden Psychiater 1995 übernommen habe: Methadon 85 mg täglich, Rohypnol 6 mg täglich, Ritalin 40 mg täglich.

Mit freundlichem Gruss
Ihr XY

Marco kam in reduziertem Allgemeinzustand zu uns: mager, geschwächt, trotzdem mit einer selbstverständlichen, auffallenden Würde. Metallbeschlagene Schuhe, Lederhosen, Lederkittel über dunklem Hemd, Lederhut. Im Gespräch war er hellwach. Er erklärte, er sei ein *autonomer Mann,* und er wirkte auch so. Er wusste, wer er war und was er wollte, und um Letzteres fragte er kristallklar und unmissverständlich, in allem Anstand.

Wurde ein Wunsch nicht erfüllt, so spürte ich an ihm ein intelligentes, tief innen trauriges Wissen, dass er leider am kürzeren Hebelarm war als wir von der Institution, um die er dankbar sein musste und tatsächlich dankbar war. Nach sorgfältiger, ruhig scheinender Überlegung – innen mag er zwar getobt und gekocht haben – bekundete Marco sein Verständnis für unsere Ablehnung und zog sich in der Regel fast unheimlich still zurück. Er wusste gewiss selbst von den vielen Zusammenhängen, die unsere Weigerung rechtfertigen konnten. Wenig später kam er geschickt ins Gespräch zurück und formulierte seinen Wunsch in etwas bescheidenerem Ausmass, akzeptabler für uns, aber doch ganz zielstrebig, denn er wollte es wirklich, wenn er etwas wünschte.

Unverschämt war es nicht, was Marco verlangte: Etwas längeren Ausgang, etwas mehr Medikamente, wo immer möglich eine eigene Kammer statt des Dreierzimmers im zweiten Stock, wo er am Anfang war, weil wir nichts anderes anzubieten hatten. Marco war übrigens mit seinen beiden Bettnachbarn bis zur Zuvorkommenheit anständig und freundlich. Er liess sie nie spüren, dass sie ihn störten. Freilich lebte er still und zurückgezogen in diesem Zimmer, versenkte sich in Bücher von Strindberg, Ibsen und Jens Peter Jacobsen, und er machte sich auffallend viele Notizen.

Dass dieser Marco auf ein Zimmer für sich allein hoffte, war verständlich, obwohl sein körperlicher Zustand vergleichsweise ordentlich war und sich sogar bald verbesserte, wenn also von der Pflege her noch keine Notwendigkeit für ein Einerzimmer bestand. Es gibt aber auch psychische Indikationen für ein Einzelzimmer. Nach wenigen Wochen wurde eines frei. Jetzt trugen Marco und ein Helfer seine Koffer, die bisher im Keller des Sune-Egge eingelagert waren, in den dritten Stock hinauf, wo sie ausgepackt wurden. Sie enthielten zahlreiche Bücher, verschiedenste Andenken von der Weltreise, auffallend viele Gegenstände mit Totenkopf-Symbolen, an Aschenbechern, Bilderrahmen und Lämpchen. Im Weiteren gab es unzählige Dolche in ihren Scheiden und andere ohne Etui, grosse Klappmesser und zierliche kleine Messerchen und Scherlein aus Messing, wie ich noch nie so viele beieinander gesehen hatte. Gemäss Hausordnung mussten alle scharfen Gegenstände abgegeben werden, was Marco natürlich grosse Mühe kostete: *Wieder eine Preisgabe, wieder eine Beschneidung von Menschenrechten,* sagte er. Doch wie erwähnt waren es hauptsächlich Bücher, dazu schwere Schachteln, wahrscheinlich voller Aufzeichnungen und Notizen von Marco, die ich nie zu sehen bekam. Dies alles kennen lernen zu wollen wäre auch nicht mein Recht gewesen, ganz abgesehen davon, dass es mir zeitlich unmöglich war, mich um Einzelheiten von Hab und Gut der Patienten zu kümmern.

Jedes der damals zwölf Zimmer im dritten Stock war die zwar eng gewordene und höchst wahrscheinlich letzte Lebenswelt für seinen Bewohner, enthielt aber das für ihn unersetzliche und unverwechselbare Eigentum aus seiner Vergangenheit. Bei dem einen waren es ein Werkzeugkasten und einige Schrauben und Holzlatten, bei einem anderen ein paar Plüschtiere, Spielzeugautos, Modelleisenbahnwagen oder ein Kissen mit besonderer Geschichte, ein Gitterkäfig mit dem für seine Besitzerin unentbehrlich gewordenen Hamster oder Fotos von lieben Menschen, gestorben oder noch im Leben. Es waren für sie keine gewöhnlichen Sachen, die unsere Patienten früher von Unterkunft zu Unterkunft weitergeschleppt hatten, in Koffern, Plastiksäcken, Schachteln oder Büchsen. Immer aber waren es ihre eigenen, ganz wichtigen Dinge.

Es gab annähernd gemütliche Patientenzimmer und andere, wo eine drückende Atmosphäre herrschte und in denen bitter geschwiegen wurde, vielleicht wegen eines längst vergangenen Verbrechens, das nie gesühnt werden konnte. Es gab viele Gründe zum Schweigen. Wieder in anderen Zimmern war von A–Z nichts recht. Dort wurde fast dauernd gejammert oder unerträglich frech geschimpft, bis ein gelegentlich gut verpasster Paukenschlag wieder für einige Zeit Ruhe schaffte. Die Dinge und die Leute wurden dann unmissverständlich bei ihrem Namen genannt, solange, bis wieder offen, vernünftig und in Anstand geredet werden konnte. Für Fälle, die auch auf diese Weise nicht zu regeln waren, kannte unsere Hausordnung, die in jedem Zimmer gut sichtbar angeschlagen war, verschieden abgestufte Massnahmen bis hin zum vorübergehenden Hausverbot. Nicht immer war es leicht im Sune-Egge.

Manchmal war ich den Tränen nahe und manchmal der Wut. Es ging den meisten so, die hier arbeiteten. Zum Glück waren wir ein Team, niemand war allein

Im Zimmer von Marco entstand für uns fast nie eine angenehme Stimmung, nicht nur wegen der Totenschädel an den Wänden und auf dem Gestell. Zwar konnte er mit mir und ich mit ihm irgendein Thema interessant und sachlich diskutieren, doch am Ende lief unser Gespräch zu oft darauf hinaus, dass ich etwas zu erlauben oder zu verweigern hatte. Leider konnte ich Marco auch nie etwas „zuliebe" tun. Kaum je war es möglich, mit ihm über kleine Dinge gemütlich zu plaudern. Lächeln oder Schmunzeln gab es in seiner Nähe nicht, dazu waren Marcos Augen irgendwie zu weit offen, zu scharf und zu kritisch hindurchblickend bis auf das kahle Knochengerüst der Dinge, als ob ein solches überall bestehe. Alles Spielende, Weiche, Duftende, was in irgendeinem Wind hin und her fächelte, alles Pflanzliche, in Geduld und mit Vertrauen Wachsende – fehlte in seiner Nähe oder war so zugeschüttet, dass es zu fehlen schien. Selbstverständlich rechnete ich – damals im Sune-Egge wie heute aus der zeitlichen Distanz – diese Sachlage und diese Eigenschaften von Marco ihm in keiner Weise als verschuldeten Mangel an, sondern versuchte sie zu verstehen als Ergebnis seiner aussergewöhnlich belastenden Lebenserfahrung und auch als Folge seiner Krankheit. Überhaupt lag es weder in meiner Kompetenz noch Absicht, irgendetwas so oder so anzurechnen oder zu bewerten.

Marco äusserte sich mir gegenüber meistens mündlich, doch erhielt ich von ihm auch schriftliche Botschaften, welche vieles von dem spüren liessen, was ihn belastete und quälend trieb:

Momentan tigere ich unruhig umher, immer mit dem gefühl alles auf ein photo bringen zu müssen, was unmöglich, ich dennoch ständig versuche, von mir selbst verlange. raubbau bewusst betreibe. Seit 2 mt habe ich null reserven mehr, in jeder beziehung. meine glieder und muskeln beginnen zu schmerzen, andauernd stärker werdend. ohne die ritalines (amph. methylphenidat) bin ich nichts imstande zu tun. dies gibt mir schwer zu schaffen. am 6. 11. 96 werde ich sterben, ja will es. glaubt mir, dies ist möglich und machbar. das datum hängt mit meiner geschichte zusammen... dieser effort, alles niederzuschreiben, kopieren, zimmer einrichten etc. war eben nur möglich, weil ich zusätzlich noch kokain konsumiere (sniffe). dabei ist mir euch allen gegenüber nicht wohl, denn ich spüre von eurer Seite das grosse vertrauen, das ihr mir entgegenbringt. bitte sprecht mit mir über dies thema ... im übrigen habe ich eine vom aargauer kantonsarzt ausgestellte bewilligung, die mir neben der opiat abgabe auch diejenige von amphetaminen zugesteht, ohne mit einem limit oder einschränkung. dennoch möchte ich euere zusage. ich bin zu müde um zu kämpfen.

Momentan tigere ich unruhig umher ...
am 6. 11. 96 werde ich sterben ...
dies ist möglich und machbar.
ich spüre von eurer Seite
das grosse Vertrauen,
... bitte sprecht mit mir über
dies Thema ...

Um so schöner ist es, dass über zwei Freundinnen von Marco berichtet werden kann, die in seinem einsam gewordenen Leben helle Lichtblicke waren. Diese Freundinnen hielten nicht nur zu ihm, sondern ich hatte den Eindruck, dass er auch für sie ein wichtiger und guter Freund war.

Marlies hiess die eine Frau. Von ihr erzählte er mit grösster Achtung und Anhänglichkeit. Sie hatte zwei Kinder, und das Wohl von allen dreien lag Marco fest am Herzen. Über Samstag / Sonntag durfte er gelegentlich Gast sein in dieser Familie, manchmal auch etwas länger. Marlies schrieb mir einmal:

Lieber Walti,

Dein Anruf letzte Woche hat mich sehr gerührt. Ich schätze Deine taktvolle Anteilnahme. Marco hat mir sehr geholfen, und zusammen mit den Kindern erlebten wir eine ganz wertvolle Woche. Natürlich macht mich die kurze Lebensperspektive von Marco manchmal traurig – anderseits ist meine Ehrfurcht vor dem Leben so gross, dass ich den Tod als Bestandteil akzeptiere. Die Zeit, die ich mit Marco erleben darf, erfahre ich als grosses Geschenk, denn wir

haben uns gegenseitig viel zu geben. Ich bin sicher, dass Du diese Qualität verstehst und bin froh, dass Du Marcos Vertrauensarzt bist. Mit herzlichem Dank für alles, und gute Kraft für Dich und Deine Arbeit wünscht Dir
Marlies.

Die andere Frau war eine freiwillige Helferin im Sune-Egge und hiess Ines. Auch sie hatte eine Familie daheim, und sie wurde für Marco ebenfalls eine sehr wertvolle Stütze. Im Sune-Egge-Jahresbericht 1996 schrieb Ines:

... Es gehört zu meinem Wesen, dass ich ständig von einer Frage zur nächsten stolpere. Als ich im Februar im Sune-Egge begann, besuchte ich Patrick, der leider im April gestorben ist. Nachdem ich mich eine Weile zurückgezogen hatte, um innerlich von ihm Abschied zu nehmen, hing die Frage in der Luft: „Und jetzt, wen besuche ich jetzt?" Es ergab sich, dass Marco, den ich durch Pät kennengelernt hatte, gerne mit mir philosophierte, wobei er aber betonte, dass er keine Freiwillige wolle und brauche...

Mir blieb es also überlassen, herauszufinden, wie denn nun meine neue Rolle genau aussah. Ich habe es – ehrlich gesagt – nie herausgefunden. Ich besuchte nun eine Zeitlang Marco in einer nicht definierten Rolle, was mich ein bisschen belustigte. Es besteht aber kein Zweifel daran, dass ich es ausgesprochen freiwillig machte.

Vor allem zu Beginn, als Patrick noch nicht lange gestorben war, berührte mich die Frage nach der Ethik meines Handelns tiefgehend und gründlich. Marco wohnte damals in einem Zimmer, das direkt neben dem von Patrick lag. Ich ging also buchstäblich einfach eine Türe weiter. Dies fand ich bildlich und symbolisch äusserst brutal und irgendwie geschmacklos ...

Nicht alle haben meine Bedenken ernst genommen. Zum Glück Marco schon, und er hat es mir sehr erleichtert, meine Bedenken auf die Seite zu legen. Er hat mir klarmachen können, dass ich weder ihn noch Pät noch sonst jemand entwürdige oder beleidige ...

Sein Abschiedsbrief an den verstorbenen Zimmernachbar Patrick

Etliche Male hat Marco von einem im Sune-Egge verstorbenen Patienten schriftlich mit einem Brief Abschied genommen. Er klebte das Blatt jeweils ohne Kommentar und Absender an dessen Zimmertüre.

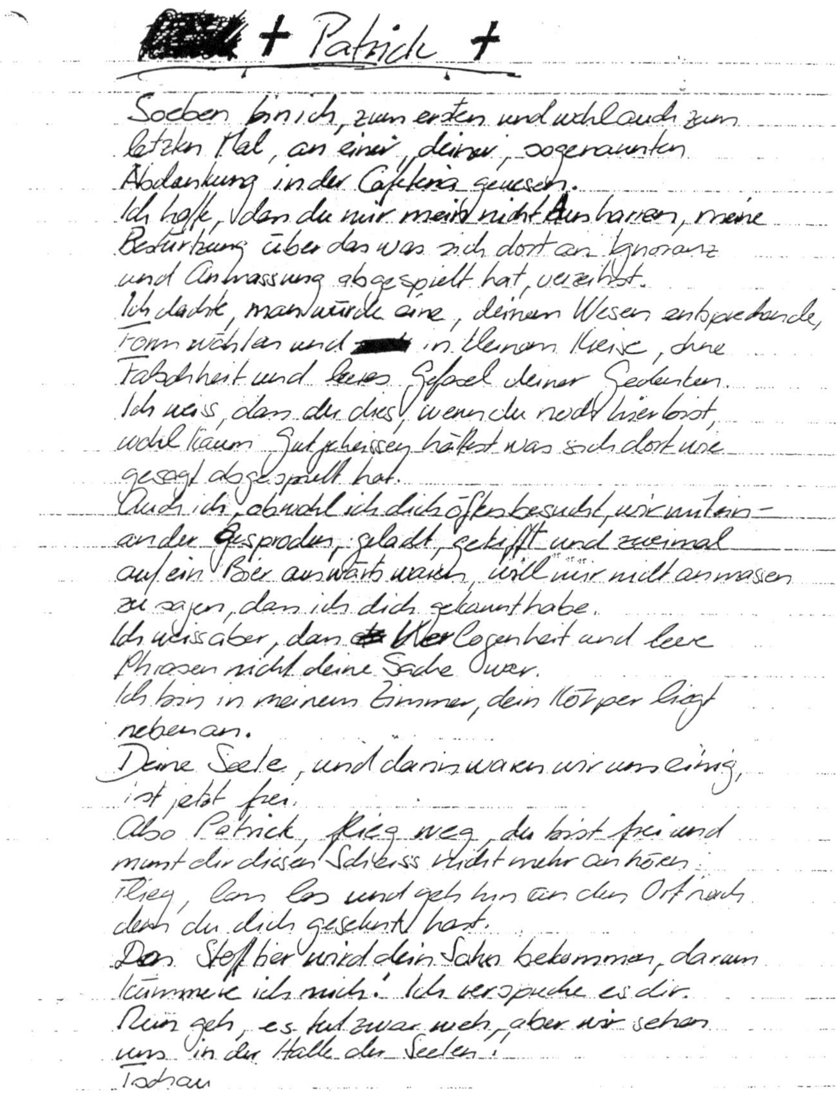
[redacted] + Patrick +
Soeben bin ich, zum ersten und wohl auch zum
letzten Mal, an einer, deiner, sogenannten
Abdankung in der Cafeteria gewesen.
Ich hoffe, dass du mir mein nicht Ausharren, meine
Bestürzung über das was sich dort an Ignoranz
und Anmassung abgespielt hat, verzeihst.
Ich dachte, man würde eine, deinem Wesen entsprechende,
Form wählen und [redacted] in kleinem Kreise, ohne
Falschheit und leeres Gefasel deiner Gedenken.
Ich weiss, dass du dies, wenn du noch hier bist,
wohl kaum Gutgeheissen hättest was sich dort wie
gesagt abgespielt hat.
Auch ich, obwohl ich dich öfters besucht, wir mitein-
ander gesprochen, gelacht, gekifft und zweimal
auf ein Bier auswärts waren, will mir nicht anmassen
zu sagen, dass ich dich gekannt habe.
Ich weiss aber, dass Verlogenheit und leere
Phrasen nicht deine Sache war.
Ich bin in meinem Zimmer, dein Körper liegt
nebenan.
Deine Seele, und darin waren wir uns einig,
ist jetzt frei.
Also Patrick, flieg weg, du bist frei und
musst dir diesen Scheiss nicht mehr anhören.
Flieg, lass los und geh hin an den Ort nach
dem du dich gesehnt hast.
Das Stofftier wird dein Sohn bekommen, darum
kümmere ich mich! Ich verspreche es dir.
Nun geh, es tut zwar weh, aber wir sehen
uns in der Halle der Seelen!
Tschau

Patrick
Soeben bin ich, zum ersten und wohl auch zum letzten Mal, an einer, deiner, sogenannten Abdankung in der Cafeteria gewesen. Ich hoffe, dass du mir mein nicht Ausharren, meine Bestürzung über das was sich dort an Ignoranz und Anmassung abgespielt hat, verzeihst. Ich dachte, man würde eine deinem Wesen entsprechende Form wählen und in kleinem Kreise, ohne Falschheit und leeres Gefasel deiner Gedenken. Ich weiss, dass du dies, wenn du noch hier bist, wohl kaum Gutgeheissen hättest was sich dort wie gesagt abgespielt hat.
Auch ich, obwohl ich dich öfters besucht, wir miteinander gesprochen, gelacht, gekifft und zweimal auf ein Bier auswärts waren, will mir nicht anmassen zu sagen, dass ich dich gekannt habe. Ich weiss aber, dass Verlogenhit und leere Phrasen nicht deine Sache war. Ich bin in meinem Zimmer, dein Körper liegt nebenan.
Deine Seele, und darin waren wir uns einig, ist jetzt frei. Also Patrick, flieg weg, du bist frei und musst dir diesen Scheiss nicht mehr anhören. Flieg, lass los und geh hin an den Ort, nach dem du dich gesehnt hast. Das Stofftier wird dein Sohn bekommen, darum kümmere ich mich! Ich verspreche es dir. Nun geh, es tut zwar weh, aber wir sehen uns in der Halle der Seelen!
Tschau

Marco vor den Kollegen des Stadtärztlichen Dienstes

Als Dr. Wettstein mit seinen Kollegen im September 1996 zur Chefvisite in den Sune-Egge kam, war Marco einer der Patienten, die ich vorstellen wollte. Er war damals seit acht Monaten bei uns. Wir kannten einander, machten uns gegenseitig keine Komplimente, doch jeder schätzte den anderen.

In gegenseitiger Anerkennung und Annahme haben wir ein schönes, wenn auch problemreiches Patient-Arzt-Verhältnis.

Marco hatte diese Formulierung geprägt und wünschte, dass ich sie an den Anfang der Präsentation für die Kollegen stelle. Wir hatten uns darauf geeinigt, dass ich seine Familien- und persönliche Geschichte sowie den gegenwärtigen Zustand darlege und dass er einige seiner eigenen Kernansichten zur Sucht, zu Leben und Sterben und zur HIV-Infektion und ihrer Behandlung erläutern würde.

Mein Teil der Demonstration ist in dem bisher Geschriebenen bereits aufgezeichnet. Die Darstellung von Marco, die er schriftlich zusammenfasste, folgt unten in ihrer originalen Fassung. Was er über den Anfang des Jahres 1995 schreibt, bezieht sich auf den Tod und Verlust seines Freundes in der gemeinsamen Wohnung.

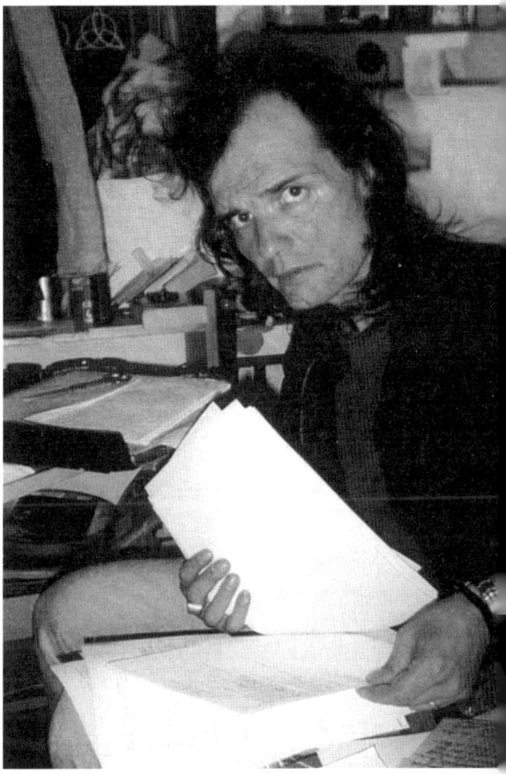

Marco bereitet sich auf die Chefvisite vor

Marcos Text ist stellenweise faszinierend eindrücklich, stellenweise beinahe lateinisch verschachtelt, einmal wirr. Die Lektüre ist nicht leicht, lohnt sich aber. Sie zeigt nicht nur den immer wieder unterbrochenen und deshalb schwierig zu verstehenden Gedankenfluss von Marco, welcher auch im spontanen Gespräch zunehmend auffiel. Der intelligente Patient legt Widersprüche in landläufig akzeptierten Gedanken dar, und er weist auf unkonventionelle Erkenntnisse hin, die deshalb nicht weniger bedenkenswert sind. Zum Beispiel kam er zu folgender Aussage:

… Sucht ist als Krankheit anerkannt. Der Süchtige wird für diese Krankheit aber bestraft.

Wenn Sucht eine Krankheit ist, so lebt der Süchtige eine Lebensweise, die er nicht selber ausgewählt hat …

Nun folgt Marcos Text, den er mit der Schreibmaschine so verfasst hatte:

Walti Munz + Co

Vortrag vom 10. 9. 96
(anlässlich Visite des stadtärztl. dienst, zürich. mtl. sitzung im s.e. konradstr. zürich, turnus 6 mtl.)

Gut die Hälfte meines bisherigen Lebens sind der Tod und das Sterben zu meinen ständigen und nicht zu verdrängenden Begleitern geworden. Zum einen sah ich unzählbare, zum Teil sehr eng verbundene Menschen sterben. Zum andern ist er mir persönlich seit ich weiss, dass ich vor über 13 Jahren den Aids-Test gemacht habe, bewusst geworden. Lange habe ich, fast noch bestärkt durch das Massensterben um mich, fast an meine Unsterblichkeit geglaubt.

Anfangs 1995 jedoch ist der Tod mich besuchen gekommen. Während gut 6 Monaten war er bei mir in meiner damaligen Wohnung. Ich habe mich während diesen Monaten in mein Zimmer eingeschlossen, das ich nur fünf mal die Woche für max. 30 Minuten verlassen habe.

Eigentlich erwarte ich jetzt, dass Sie innerlich lachend all ihre Vorurteile bestätigt sehen. Also wieder einer, dem das Virus und die Drogen das Hirn zerfressen hat. Und die psychologisch Geschulten diagnostizieren bereits in Ihren Köpfen ein psychotisches Persönlichkeitsbild mehr, aus den gleichen Gründen wie die Mediziner.

Ungeachtet dessen möchte ich Ihnen dennoch einige, und mögen es vielleicht für Sie nur eine weitere Bestätigung dessen, was Sie bereits für sich entschieden haben, zu welcher Gattung

Mensch ich zu zählen habe, Schlussfolgerungen, gediehen auf einem an und für sich verseuchten Boden, nichtsdestotrotz, die, wie ich fest davon überzeugt bin, als gemeinsamen Nenner, auf den wir aufbauen könnten, die Basis dazu sein im Stande wären.

Wir sind uns einig, dass die relativ rasche und um einen guten Drittel gestiegene Lebenserwartung der Menschen, einhergehend mit der raschen adäquat verlaufenden Technisierung der westlichen Welt KEIN Segen ist, in seiner Ganzheit!

Wir sind uns einig, dass diese Realität keinen Platz mehr für den Tod und das Sterben hat!

Wir sind uns einig, dass die Kostenspirale und die Gesundheitskosten stetig in immer höhere Sphären vorstossen, was immer zu Lasten von etwas Anderem geschieht!

Wir sind uns einig, dass es möglich ist, den Tod als festen Bestandteil unseres Lebens zu sehen und dass dieses eben deshalb so einzigartig ist, WEIL es durch das Sterben und den Tod seine ganze Identität bezieht!

Ich lebe so intensiv, jeden Moment und Augenblick im Jetzt.

Aber erst seit ich mir der Tatsache bewusst bin, jeden Augenblick geschenkt zu bekommen, den ich noch Erlebe.

Wieviel liesse sich an Leid, Arbeit, Geld, und Kosten sparen, welches anderswo dringender gebraucht wird, wenn mehr Menschen ihr Leben mit diesem Grundverständnis Erleben würden!

Übrigens: Marco lehnte für sich jede Aids-bezogene ursächliche Behandlung konsequent ab, selbst die Einnahme von Bactrim zur Verhütung von „Nebenkrankheiten". Er sagte: *Aids gehört für mich mit allen Konsequenzen ebenso wie die Sucht zu meinem Schicksal, das ich akzeptiere.*

Die Begegnung mit Marco, diesem *autonomen Mann*, war für die Kollegen des SAD eindrücklich. Die Diskusion war kurz. Sie drehte sich um die Häufung von Selbstmorden in der Familie und um die irgendwie bewundernswerte, geradezu trotzige Entschlossenheit des Patienten, vor nichts zu fliehen, sondern anzunehmen, was immer kommen würde.

Überbordende Schwierigkeiten und tragischer Abschied

Vielleicht war es weil seine Krankheit fortschritt, jedenfalls wuchs in Marco in den folgenden Monaten wie eine bösartige Geschwulst eine grenzenlose Begehrlichkeit, eine wilde Sucht nach immer mehr Medikamenten: Seresta, Dalmadorm, Toquilone, Ritalin … Zum einen Teil organisierte er seinen Konsum zunächst ohne unser Wissen auf der Gasse selbst, zum andern Teil verlangte er *diese notwendigen Medikamente* von uns, mit zunehmenden Drohungen im Verweigerungsfall. Gleichzeitig entwickelte sich eine unlautere Beschaffungshaltung, die wir nicht akzeptieren konnten.

Marco begann nämlich wieder, ärztliche Rezepte zu fälschen, wie er das offenbar schon früher getan hatte und wofür er bei Kantonsärzten und in Apotheken bekannt und berüchtigt war. Es wäre möglich, hier neben raffiniert gekonnten auch grotesk-tölpelhafte Fälschungen abzudrucken, deren plumpe Einfalt unseren kranken Marco gleichsam entschuldigen würde.

Auch hat er unser Vertrauen seltsam strapaziert, als er mit eigener Hand einen so genannten Brief von Pfarrer Sieber an sich selbst schrieb, mit welchem er sich 3930.- Franken überweisen lassen wollte, *mit Kopien an die üblichen Adressen* und mit zugehörigem Einzahlungsschein. Dieser Brief, geschrieben auf Papier vom Sune-Egge und ergänzt durch einen etwas eigenartigen Stempel der Unicef, hatte das Datum vom 5.12.96 und lautete so:

> *Mein lieber Marco! In der Beilage findest du die längst fällige Banküberweisung. Vielen Dank nochmals für deine Arbeit. Wegen dem neuen Buchprojekt müssen wir noch sprechen.*
> *Die Bank weise ich an, dir am 7.12.96 den an unserer letzten Sitzung genehmigten Unkostenbeitrag der für einmal von allen Finanzchefs der Unterausschüsse genehmigt worden ist, zu schicken.*
> *Bhüet di Gott*
> *Ernst.*

Am 20.1.1997 erhielt ich von Marco folgenden Brief:

> *So haben wir nicht gespielt Walti! Weisst du ich habe den Rüssel voll, wie ein unmündiges Bündel behandelt zu werden! Oder stört es dich und die Pflegerinnen, dass ich keine Aids-Mittel u. Prophyl. Antibios schlucke?… Also, laut Patientenrecht, auf das ich mich von nun an berufen muss, habe ich das Recht, unnötiges Leiden durch den Arzt nicht zu dulden! Es ist Paradox, als ich vor 1 Jahr eintrat, konnte ich mehr bestimmen als jetzt! …*

Im gleichen Brief folgten ultimative Medikamentenforderungen … Schon am nächsten Tag, am 21. Januar 1997, mussten wir uns von Marco trennen, weil er in seinem Zimmer mit einer Schusswaffe hantierte und damit ernsthaft drohte. An diesem Tag hatte ich die beiden folgenden Briefe zu schreiben:

Überweisung an die Psychiatrische Klinik im Heimatkanton:

Sehr geehrte Kolleginnen und Kollegen
… In den letzten Monaten zunehmend begehrliche Haltung, die autistisch-rechthaberisch wirkte. Ein Plan, die vielen Medikamente in kleinen Schritten abzubauen, wurde vor circa 10 Tagen akzeptiert, nachher mit strikter Forderungshaltung wieder verworfen. Heute besprachen wir mit dem Patienten eine in den letzten Tagen offenbar gewordene erneute Fälschung von Dokumenten und eine Erpressung von Geld, was er kategorisch bis jähzornig abstritt bis zu dem Augenblick, als die beweisenden Dokumente vorgelegt wurden.

Der Unterzeichnete schlug im Beisein des zuständigen Sozialarbeiters und einer Krankenschwester eine mehrwöchige Trennung vor und empfahl Herrn X eine freiwillige Überweisung zu Ihnen, was unter schwersten Beschimpfungen abgelehnt wurde. Wir beschlossen daraufhin einen FFE (fürsorgerischer Freiheitsentzug). Als die Sanitäter später ins Patientenzimmer eintraten, griff Herr X sofort nach einem Revolver, den er in einer Tasche hinter seinem Bett versteckt gehalten hatte. Er führte die Revolvermündung in seinen Mund, nachdem er erklärt hatte, wer ihn berühre, habe sein Leben auf dem Gewissen. Es folgte ein schwieriges Gespräch, wobei der Revolver nie gegen eine Drittperson gerichtet wurde, jedoch wurde die Situation in Anbetracht der Jähzorn-Ausbrüche des Patienten so prekär, dass wir die Polizei beiziehen mussten zur Realisierung der FFE-Überweisung – wegen Selbst- und Fremdgefährdung.

Wir sind vom Sune-Egge aus in den nächsten Monaten nicht bereit, Herrn X wieder bei uns aufzunehmen, es sei denn, wenn er wirklich eine terminale Pflege nötig haben sollte und kein anderer Platz gefunden werden kann. Es tut uns leid, dass wir diesen Patienten in seiner schwierigen Lebenslage nicht weiter behandeln und betreuen können. Wir sind Ihnen dankbar, dass Sie Herrn X in seinem Heimatkanton weiter versorgen …

Der zweite Brief war für den Patienten:

Lieber Marco!
Deine heutige Überweisung nach XY und was vorausging hat mich sehr traurig gemacht. Die Begegnung mit Dir hatte mich von Anfang an beeindruckt. Ich schätze Dich als Mitmenschen und Patienten wohl mehr als Du gespürt hast, und sicher mehr als Du mir heute glaubst. Eine Trennung ist aber nach der langen gemeinsamen Zeit aus vielen Gründen nötig geworden. Es tut

mir leid, dass Du den Vorschlag zur gütlichen freiwilligen Überweisung in eine Psychiatrische Klinik kategorisch und schliesslich zornig verworfen hast. Nachher mussten wir handeln, da wir Deine ernsten Drohungen sowie den Besitz einer Schusswaffe im Sune-Egge nicht hinnehmen konnten.
Ich hoffe, Du könnest mir später glauben, dass ich Dir nie übel wollte, sondern dass ich Dich zu verstehen suchte. Ich denke auch, Dich verstanden zu haben. Aber vielleicht wirst Du diesen Brief zerreissen als ein heuchlerisches Papier.

Lieber Marco, Du hast es schwer seit vielen Jahren, viel schwerer als ich es je hatte. Ich bin für Dich froh, dass Du eine so tüchtige Freundin hast in Marlies. Sie wird Dir diesen Brief gelegentlich bringen.

Ich hoffe, es gehe Dir möglichst gut, und ich grüsse Dich herzlich.

Walter Munz

Epilog: Gemäss Austrittsbericht der psychiatrischen Klinik konnte Marco am 10. Tag nach seiner Einweisung ohne Selbst- und Fremdgefährdung zu Marlies entlassen werden. Sie hatte sich bereit erklärt, Marco in ihrer Wohnung aufzunehmen, bis vom Sozialdienst der psychiatrischen Klinik eine geeignete neue Unterkunft gefunden sei.

Marco ist ungefähr ein Jahr später in einem Spital verstorben. Es blieb ihm vergönnt, das Versprechen an seinen Vater einzuhalten.

Vom Sinn des Malens mit unseren Patienten

An den Anfang ihres erschütternden und hilfreichen Buches „Die Narben der Gewalt – Traumatische Erfahrungen verstehen und überwinden" setzte die amerikanische Psychiaterin Judith Lewis Herman diese Worte:

> *Gewalttaten verdammt man aus dem Bewusstsein – das ist eine normale Reaktion. Bestimmte Verletzungen sind zu schrecklich, als dass man sie laut aussprechen könnte. Das ist mit dem Wort „unsagbar" gemeint. Doch Gewalttaten lassen sich nicht einfach begraben. Dem Wunsch, etwas Schreckliches zu verleugnen, steht die Gewissheit entgegen, dass Verleugnung unmöglich ist. Viele Sagen und Märchen berichten von Geistern, die nicht in ihren Gräbern ruhen wollten, bis ihre Geschichten erzählt sind. Mord muss ans Tageslicht… Die Erinnerung an furchtbare Ereignisse und das Aussprechen der grässlichen Wahrheit sind Vorbedingungen für die Wiederherstellung der gesellschaftlichen Ordnung, für die Genesung der Opfer.*

Was „unsagbar" ist, kann manchmal im Bild gemalt und „ausgedrückt" werden, dass die Genesung des Opfers auf diese Weise erleichtert oder sogar möglich wird.

In der Malstube

Der erste Stock des Sune-Egge war der Sprechzimmerboden mit dem Ambulatorium und der Cafeteria. Darüber folgten die beiden Bettenstationen. Im vierten Stock war ein helles, freundliches Zimmer als Werkstatt eingerichtet.

Früher war hier unter der Leitung von Andrea Herold getöpfert und gebatikt worden. Leintücher wurden gemalt und Speckstein bearbeitet. Neben dieser Ergotherapie half Andrea unseren Patienten auch mit Bewegungsübungen, Massage und Wasseranwendungen. Sie nannte sich selbst „Ergo-Frau", weil die Sune-Eggler die Nase schon voll hatten von unzähligen „Therapeutinnen". Ihr Zugang zu den Kranken war ein stiller. Unsere Leute akzeptierten sie mit aller Selbstverständlichkeit, so als gehöre sie einfach zu ihnen. Spürbar zeigten sie ihre Dankbarkeit. Andreas Verständnis und ihre physiotherapeutischen Mittel gegen Verspannung, Schmerzen und Angst bezogen die Seele des Patienten ein. Sie umfassten den Menschen, nicht allein das steife Gelenk oder den schmerzenden Rücken.

Andrea – Du bist eines der wirksamsten Medikamente im Sune-Egge – dies sagte ich ihr nicht selten, dieser Mutter eigener Kinder, die in ihrem Leben selbst schon vieles erfahren und getragen hatte. Meine Wertschätzung vertraute ich Andrea gerne an, meistens dann, wenn sie wieder etwas Erstaunliches zuwege gebracht hatte. Denn ihr Schaffen bewirkte bei den Patienten manchmal beinahe Wunder. Es ergänzte unsere Therapie von Medikament, Wundverband und Wärmeflasche aufs Beste, aber auch die Behandlung, welche im Gespräch oder im Ruhenlassen und Akzeptieren lag. Andrea verliess den Sune-Egge 1993, um eine ähnliche, doch selbstständige Tätigkeit anzufangen.

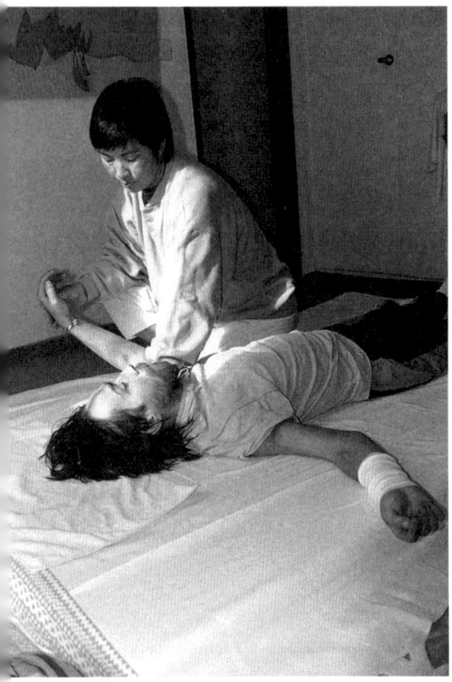

In der Physiotherapie

Damals übernahm die Japanerin Mitsue Bruderer in feiner Weise die physiotherapeutische Arbeit. Anstelle der Ergotherapie wurde für unsere Patienten ein Malatelier gegründet.

Wieder hatten wir Glück. Katharina Romanelli erfüllte den hellen Raum im vierten Stock mit neuem Sinn, mit Farben und gestalterischer Freude, und wo es angebracht war, auch mit herzlichem Lachen. Katharina war eine diplomierte Maltherapeutin und führte bei sich zuhause in Zürich-Wollishofen ein Atelier für Kinder und Erwachsene, die einzeln oder in Gruppen zum Malen kamen. Sie behielt ihr Atelier, als sie jetzt für drei Nachmittage pro Woche in den Sune-Egge einzog. Berufsbegleitend nahm Katharina weiterhin Kurse und Vorlesungen, war belesen und las weiter. Auch sie hatte zwei Kinder in der Adoleszenz. Ihr fröhliches, ansteckend strahlendes Wesen kam unseren Patienten entgegen.

Das Atelier bekam Malwände, an denen grosse oder kleine Papierbogen mit Reissnägeln befestigt werden konnten. An diesen Wänden durften unsere Patienten ihre Farben auch über den Papierrand hinausstreichen oder, wenn sie wollten, am Rand ein neues Papier ansetzen. Wenn sie sich auf diese Weise persönlich ausdrücken konnten, dann sollte kein Papierrand ihren Phantasien Grenzen setzen. Über einen möglichen Sinn von Grenzen konnte allenfalls nach dem Malen geredet werden.

Wer lieber am Tisch sass und sein Bild auf der horizontalen Platte zeichnete oder malte, mochte es tun. Unsere Leute durften im Atelier fast alles – auch einfach dasitzen, zuschauen oder nichts tun.

Vielen unserer Patienten war in ihrem Leben jeder Unternehmungsgeist und auch das Reden verleidet worden. Besonders am Anfang, kurz nach dem Eintritt in den Sune-Egge, war für etliche von ihnen selbst das Reagieren auf einfache Ansprüche von aussen kaum mehr möglich, viel weniger noch das selbstständige Fassen eines Entschlusses oder gar dessen Verwirklichung. Bei manchen Kranken spürte ich keine Spur von Willen, irgendetwas zu erreichen. Sie waren ohne jedes Programm, sonderten sich ab, dösten vor sich hin und schliefen viel. Ein neues Gestalten lag ausserhalb ihrer Sichtweite.

Wenn also in der akzeptierenden Umgebung unserer Malstube etwas aufkeimte in solchen Verstummten, dann sollte es sich frei entwickeln können. Darum wurden so fleissig neue weisse Bogen angesetzt, wenn die entstehenden Bilder am Papierrand angekommen waren. So wurde das Malatelier für manchen unserer Patienten der Ort eines erhellenden Lichtes. Im Malen konnte er das Schweigen brechen, ohne zu reden.

Etliche Kranke nahmen die Einladung zum Malen an, vielleicht schon im ersten, vielleicht im dritten Anlauf. Andere blieben in ihrem Zimmer. Von denen, die kamen, begann ein Teil zu schaffen, andere sassen stumm in der Malstube. Sie konnten vorläufig weder Stift noch Pinsel in die Hand nehmen. Doch im Grund ihrer Seele regte sich wahrscheinlich auch im scheinbaren Nichstun etwas. Was als Stimmung und Eindruck oder als noch kaum bewusster Plan in ihnen war, gewann allmählich Umriss und Form, vielleicht sogar Farbe. Kleine Anfänge konnten sich dann langsam zu einem sichtbaren Zeichen entwickeln, zu einem Strich oder zu einem Fingerabdruck mit Farbe, oder allmählich sogar zu einem Bild.

„Gelegenheit macht Diebe" – macht sie auch Maler?

Wer kennt dieses Sprichwort nicht? Warum sollte die Gelegenheit zum Malen nicht Maler machen? Im Atelier war ein Raum mit Farben und Papier. Es war vor allem auch eine feine Frau hier, die nichts forderte, doch wach war für jede noch so unbeholfene Äusserung und die freundlich eine Anregung geben konnte, wenn etwas zunächst noch Unbekanntes Gestalt suchte und „formuliert" werden wollte.

Ein Wort ist manchmal schwieriger zu finden als ein Bild. Aussprechen hat viel mit Überlegung zu tun, mit Prüfung des Gedankens, ob er gesagt werden dürfe, ob der Hörer das Wort verstehe und annehmen könne oder ob er verletzt sei und den Sprecher vielleicht gar auslache. Das Bild kann eine Botschaft verschlüsselt ausdrücken. Vielleicht wird der Sinn der Botschaft dem Malenden nicht einmal bewusst. Jedenfalls darf er hinter seinem Bild verborgen bleiben, doch die Botschaft wirkt. Wie unsere Träume fast immer als Bilder erinnert werden und nicht als gehörte Worte, so steigt ein Bild vielleicht aus grösserer Tiefe und Weite der Seele auf als ein Wort. Auch wenn das Menschenwort wundervoll sein kann in seiner Aussage oder auch mit dem Hinweis auf etwas nur Angedeutetes – manches Bild hat eine noch primärere und grundsätzlichere Botschaft als das Wort. „Reden" und „Bilden" sind verschiedene Äusserungsmöglichkeiten, und jede hat ihren Platz.

Es heisst, dass der Anfang jeder Schrift eine Bilderschrift gewesen sei, in welcher eine Mittteilung durch „Aufzeichnen von Abbildungen " erfolgte. Jesus hat viele seiner Botschaften in die Form von Bildreden, von Gleichnissen gekleidet, wahrscheinlich, weil sie auf diese Weise für seine Hörer besser zugänglich und besonders eindrücklich wirkten.

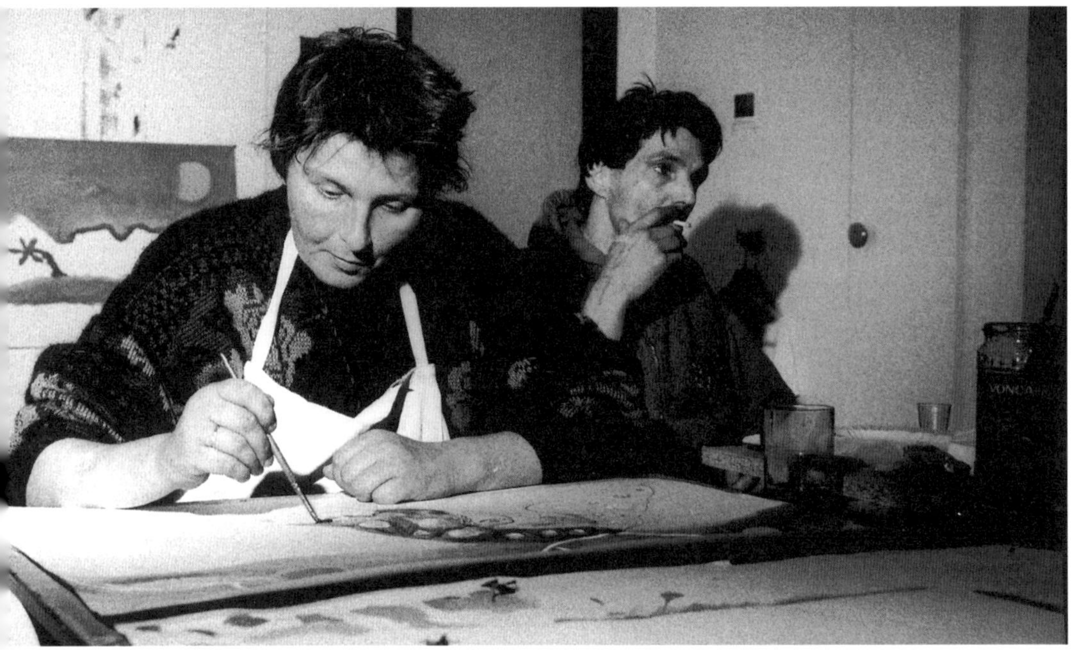

Im Malatelier

Für unsere Patienten im Sune-Egge brachte das Malen noch eine andere hilfreiche Erfahrung. Anfangen ist zwar unmöglich ohne einen Entschluss dazu. Doch sobald begonnen ist mit einer Linie oder einem Farbtupf, so drängt uns etwas, über diesen Anfang hinaus und weiter zu schaffen, anzubauen am gezeichneten Haus, vielleicht ein Fenster hinzuzufügen, ein Kamin, den Garten mit einem Baum darin und die Katze vor der Türe.

Hermann Hesse sprach in seinem Gedicht *Stufen* viel Wahres aus, auch dieses:

> *... Und jedem Anfang wohnt ein Zauber inne,*
> *der uns beschützt und der uns hilft, zu leben....*

Es war also der Sinn des Malateliers, dass es unseren Kranken Gelegenheit gebe, in den Wurzelgrund ihres Wesens und ihrer Erfahrungen hinabzusteigen und auf diesem Wege bewussten oder unbewussten Problemknäueln zu begegnen. Vielleicht würde sich von diesen komplizierten Knäueln etwas entwirren lassen. Vielleicht könnten zugeschüttete eigene Kräfte entdeckt, vielleicht sogar das Zuschüttende selbst wahrgenommen werden. Und wo etwas festgehalten, allenfalls in einem selbst gemalten Bild „fixiert" ist, da ist es leichter anzugehen als ein unfassbar Unheimliches, welches nirgends einen Griff zum Zupacken aufweist. Die Psychiater sagen, dass „frei flottierende Angst" für den Ängstlichen eine schwerere Last sei als wenn er sich fürchtet vor einer präzisen Bedrohung.

So erstrebte die Maltherapie im Sune-Egge sehr ähnliche Ziele wie manche andere Methode, welche bedrängten Menschen Erleichterung schenken oder sie zu Klärung führen möchte. Im Atelier von Katharina Romanelli stand bewusst interpretierende und psychologisierende Arbeit nie im Vordergrund. Die Malstube bedeutete wohl alles oben Beschriebene, sie war aber auch zur einfachen Freude da, zum Spiel und zur farbigen Abwechslung vom farblosen Alltag. Dies schloss die differenzierte Besprechung

Versuche nicht, in Worten verstehen zu wollen, was der Patient als Bild ausgedrückt hat

eines Bildes mit dem Patienten keineswegs aus, wenn der gute Augenblick dafür gekommen war. Katharina hatte für diesen geeigneten Augenblick einen feinen Sinn. Wenn für einen Patienten die Barriere zum Malen zu hoch war, so fand es Katharina nicht abwegig, mit dieser Frau oder diesem Mann einen Spaziergang zu machen, einmal oder zweimal um den Sune-Egge-Block zu wandern oder den Kranken in seinem Rollstuhl zu stossen: von der Konradstrasse zur Klingenstrasse, weiter über die Limmatstrasse zur Hafnerstrasse und dann zurück zu unserm Hauseingang. Auch ein kleiner Zwischenhalt auf einer sonnigen Bank im Park des Museums für Gestaltung oder in einer Beiz hatte Platz.

Als Arzt war ich fasziniert von der Malstube, wo gleichsam spielerisch und absichtslos gestaltet wurde und wo doch erstaunliche therapeutische Wirkung entstand. Hier war es möglich, je nach Patient auf Grundwasser zu stossen oder trübe Tümpel mit schlammigem Grund zu entdecken, sickernde Rinnsale oder schnell strömende Flüsse zu beobachten, gelegentlich sogar sprudelnde Quellen und glitzernde Wasserspiele, dann wieder Wolken und Niederschlag, in welchen die Sonne einen Regenbogen hineinzaubern konnte.

In meiner Begeisterung habe ich auf der Krankenvisite oder auf der Ofenbank in der Cafeteria manchem Patienten die Richtung zu Katharinas Malzimmer gewiesen. Auch ging ich selber immer wieder gern dorthin, nicht zum eigenen Malen – dazu fehlte leider die Zeit –, sondern zum Beobachten und Teilnehmen. Dort fand ich Patienten, die in ihrem Rollstuhl selbstvergessen am Tisch sassen, zeichneten oder malten. Andere arbeiteten an einer Malwand und merkten nicht einmal, dass ich eingetreten war.

Gelegentlich versuchte ich, einem Patienten über sein Bild Fragen zu stellen. Mit freundlichem Anstand hat mich Katharina dann jeweils zur Vorsicht gemahnt und mich angehalten: *Versuche nicht, in Worten verstehen zu wollen, was der Patient als Bild ausgedrückt hat.*

Jedenfalls wurde die Malstube für mich eine neue ärztliche Erkenntnisquelle. Was ich von einem Patienten durch das Miterleben seines Bildes erfuhr, liess mich diesen Menschen manchmal besser verstehen als es mir vorher möglich gewesen war. Denn sein Bild oder ein zunächst nur unscheinbarer Ausschnitt davon konnte ein neues Thema erschliessen, das in vorangegangenen Gesprächen unbemerkt geblieben und daher nie berührt worden war. Manches Bild stellte einen wohlbekannten Inhalt dar, doch häufig erwies sich dieser als ein verschlüsseltes Zeichen, welches zu einem Ort hinführte, der noch nicht betreten worden war. Diesem Ort Aufmerksamkeit schenken – das konnte eine zusätzliche heilende Kraft bedeuten, weil ein neuer Zugang zum Kranksein dieses Patienten gefunden war. Aus solchen Gründen war unsere „Maltherapie" auch für mich als Arzt hochinteressant und wichtig. Nun ist es Zeit, wenigstens von einigen unserer malenden Kranken zu berichten und ihre Bilder zu zeigen.

Peter und seine gemalte Selbstbiografie

Er war kurz nach Weihnacht 1994 in den Sune-Egge eingewiesen worden, in miserablem Zustand. Fahl gelb-grau war er anzusehen wegen einer chronischen Leberentzündung, mager und total geschwächt von der Summe dessen, was durch Aids und Drogen in seinem Körper und in seiner Seele angehäuft war. Schluckweh, Fieber, Atemnot und Atemschmerz, die Haut am Oberkörper übersät von vielen spinnenartig verzweigten Erweiterungen der Blutgefässe, die Endglieder aller Finger in Länge und Umfang wie aufgebläht, mit bläulich durchschimmernden und rundlich aufgewölbten Nägeln – Trommelschlegelfinger und Uhrglasnägel – wie das so heisst in anschaulicher ärztlicher Beschreibung.

Peters Gesicht hatte feine, verstehende Züge, die eine frühere zarte Lebendigkeit bezeugten. Seine Mimik aber war so langsam, dass es im Mitansehen weh tat, denn diese Langsamkeit drückte eine physisch schmerzhafte Schwäche aus. Wenn ich Peter ausnahmsweise neben seinem Bett stehen sah, so überraschte mich jedesmal seine hoch gewachsene Gestalt, die hager und knochig war. Ich denke, dass er früher ein blühender Mann gewesen ist, mit schönem Körper und Geist.

Daran erinnerte sich Peter wohl auch, doch nur wie aus ferner Distanz. Er konnte sich kaum mehr selber äussern, aber was wir sahen, spürten und doch ab und zu hörten von ihm, das liess eine ganz persönliche Vergangenheit und etwas eigenartig und angenehm Sanftes ahnen an ihm. Für mich war es immer interessant, Peter zu begegnen und ihm nach Möglichkeit zu helfen. Wahrscheinlich empfanden die Krankenschwestern Ähnliches. Dieser Mann klagte nicht, machte niemandem einen Vorwurf ausser gelegentlich sich selbst. Er begehrte nichts, liess uns aber seine Dankbarkeit spüren, wenn ihm irgendeine Erleichterung zuteil geworden war. Fast schien es, als ob erst der Wegfall einer Beschwerde in sein Bewusstsein trete, denn das vorher Schmerzhafte war nicht geäussert worden. Etwas war aber immer klar: Peter hatte innerlich grösste Mühe, diese seine letzte Krankheit anzunehmen.

Er erhielt wie die anderen eine gute Pflege und Behandlung: Ruhe und umsichtige, am Anfang passive und dann steigernd aktive Bewegungsübungen, Diät und Medikamente. Er schluckte brav den Sirup und die Kapseln, inhalierte fleissig, was empfohlen war und ertrug die Spritzen. Leider war es nicht möglich, ihn in den lebensfrohen 35-jährigen Mann zu verwandeln, der er von seinem Jahrgang her hätte sein können. Doch Peter richtete sich wieder auf, als die Lungenentzündung abheilte und der Pilz in Mund und Speiseröhre behandelt war. Wohl blieb sein Körper zerbrechlich, und auch der Geist brauchte manche Wochen, bis die Tür sich allmählich öffnete, durch die er etwas aus sich heraus treten konnte. Wir forderten am Anfang nichts. Unsere Haltung glich der eines Gärtners: Wir behüteten die keimende Pflanze vor Frost und Trockenheit, und wir waren bereit mit kleinen Mengen von frischem Wasser, wenn dies nützlich schien.

Im Februar 1995, als draussen in willkommenen Sonnenstrahlen sich etwas Frühlingshaftes regte, war Peters Leben nicht mehr auf das ausschliessliche Kranksein und Noch-nicht-Sterben beschränkt. Er begann, sich über Anregungen zu freuen und konnte jetzt bescheidene Herausforderungen annehmen. Er war sehr achtsam darin und blieb zurückhaltend in dem, was er sagte vom Besserfühlen. Die Erinnerung an die eben überstandene todmüde Zeit war ihm wahrscheinlich noch allzu gegenwärtig. Und doch war Freude zu spüren.

Irgendwann kam mein Vorschlag zum Malen. Das konnte und wollte Peter aber nicht. Seine Antwort war, er habe früher sehr gern Musik gehört, sogar etwas zu malen versucht, aber er sei dazu nicht fähig. Doch das Höckeln im nahen Malatelier war kräftemässig für ihn jetzt ein zumutbarer „Ausflug" von seinem Zimmer aus, und damit war Peter einverstanden. So sass er dann und schaute den anderen zu. Katharinas freundliches Angebot zum Mitmachen lehnte er bescheiden ab. Er könne nichts, und ausserdem wäre es *sehr schade, ihm so schönes und unschuldiges Papier und Farben und Pinsel zu geben*. Aber Peter blieb in der Malstube sitzen. Er merkte, dass hier kein Ehrgeiz bestand, schöne oder interessante Bilder zu malen. Es war keine Malschule. Auch roch hier nichts nach Psychotherapie und Anstrengung. Es war ihm wohl. Hier hatte er Frieden und spürte eine Gemeinschaft, zu der er gehören durfte, ohne etwas beitragen zu müssen. Wurde er müde, so durfte er es sagen und zu seinem Bett zurückkehren.

Und dann entstand an einem Tag doch sein erstes Bild! Auf Anhieb war es eine Fülle von Form und Farbe. Erst einige Wochen später fragte ich Peter, ob er mir etwas erzählen möchte über das Bild, da es mich fasziniere. Peter brachte es in mein Arbeitszimmer und redete hier ausführlich darüber. So wie ich es empfand,

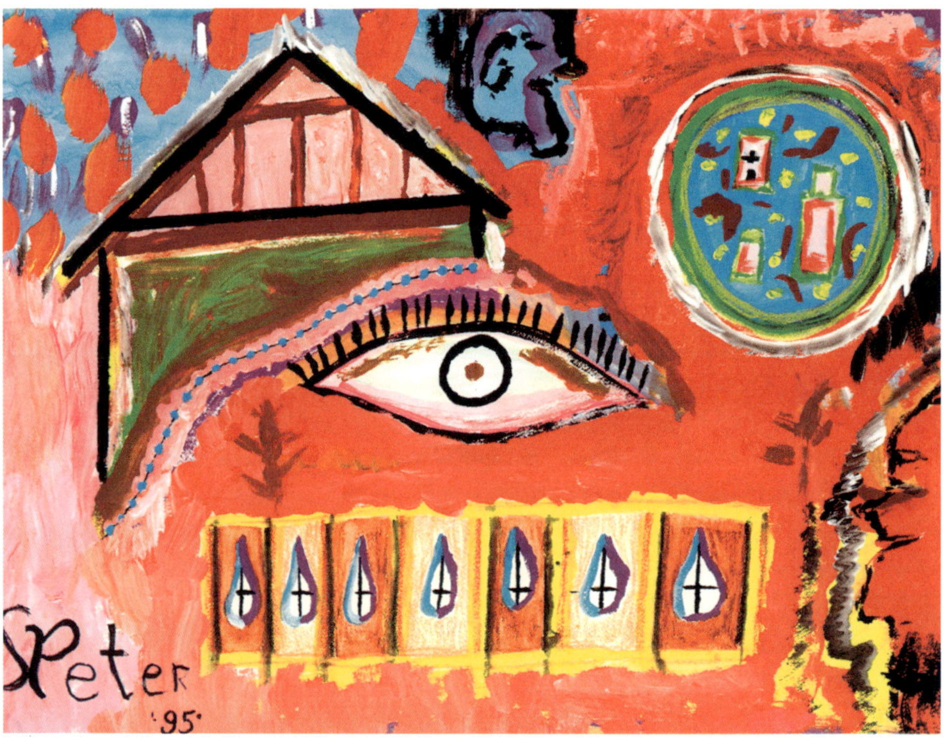

Das Traumbild vom Elternhaus,
von der Sucht, vom Auge und den Gefängnisfenstern

tat er es gern. Er erzählte, wie er zuerst lange vor dem weissen Blatt gestanden sei. Katharina habe ihm volle Freiheit gelassen. Immer habe er sich Segelschiffe überlegt, derweil aber fortwährend Katharina von seinem Leben erzählt. Über das schnell und fast unbewusst entstehende Bild sei kein Wort gesprochen worden. Im Rückblick „las" Peter mir sein Bild jetzt vor, und mit seiner Erlaubnis schrieb ich sofort auf, was er mir sagte:

Das Bild ist wie in einem Traum entstanden, an einem einzigen Nachmittag. – Offenbar habe ich drei Dinge vereinen wollen, die mir wichtig waren – die Gefängnismauer unten, die Alkohol- und Drogensucht und dann auch meine Welt und die Familie daheim.

Das ***Haus*** *kam leer und kalt heraus. Ich bin der mittlere von drei Brüdern. Die Mutter machte die Wirtefachschule. Sie wollte unabhängig werden vom Geld des Vaters. Sie konnte sich in einem Restaurant hinaufschaffen und wurde eine tolle energische Mutter für das Restaurant, aber nicht für uns Kinder und den Vater. Der Vater hielt es dann nicht mehr aus und zog weg. Dann schieden sie. Die Mutter musste ihn auszahlen bei der Scheidung, nicht umgekehrt, aber wir Kinder wurden ihr zugesprochen. Der Vater suchte seine Kollegen über die Wirtschaft. Ich war etwa zehn Jahre alt. Wenn jemand mir sagte : „Geh heim!", so wusste ich nie, sollte ich jetzt zum Vater oder der Mutter gehen. Es wurde nie klar geredet, zu wem ich gehöre.*

Die ***Perlenkette*** *unter dem Haus ist Mutters Symbol für ihren erarbeiteten Wohlstand. Sie investierte viel Geld in ihren Schmuck. Und ich verkaufte diesen Schmuck später manchmal, um Drogen zu beschaffen. Ich hielt es nicht aus, unkontrollierten Schmuck liegen zu lassen. Die Mutter warnte mich immer wieder: Peter werde nie schwul! Von Drogen sagte sie nie etwas.*

Das ***Auge****: Im Stress um die Drogen und fürs Überleben brauchte ich meine Augen überall. Es war lebenswichtig, dass ich immer umherschaute: Ist das ein Polizist? Ist es ein Passant? Ist es ein Dealer?*

Der ***Kreis*** *rechts oben ist die Sucht in meinem Leben. Ich wollte Flaschen malen, aber es ist ein Teller geworden mit ein paar Suchtmitteln darauf, Tabletten auch. Der ganze Kreis entstand einfach so, unbewusst. Vielleicht wollte ich die Sucht „einpacken". Vielleicht ist der Kreis aber auch ein Tisch im Restaurant meiner Mutter, unter dem wir als Kinder spielten. Ich bin nicht drogenfrei und lege auf das auch keinen besonderen Wert. Drogen im richtigen Konsum und Umgang müssen nicht unbedingt lebensfeindlich sein. Wenn ich einmal eine Stange trinke, so geniesse ich sie fest. Aber es ist mir nicht mehr wohl im Alkohol und im Heroin. Sie sind heute für mich zum Glück nicht mehr ein unkontrolliertes Problem. Ich bin jetzt sogar ein wenig stolz auf mich, auch darauf, dass ich jetzt einen Wohnort gefunden habe, wo ich leben kann* (wahrscheinlich meinte Peter damit den Sune-Egge). *An einer früheren Adresse wurde* *ich jedesmal kontrolliert, musste nach jedem Ausgang eine UP, eine Urinprobe, machen lassen und in ein Alkoholröhrli blasen. Immer wurde ich gefilzt. Das war so demütigend. Und wenn irgendetwas positiv war, so gab es eine Sperre für zwei Wochen – nicht mehr ausgehen, niemanden mehr empfangen! Es war mir so zuwider, bestraft zu werden für etwas, wo ich mich nicht schuldig fühlte. Bei mir war es immer so, dass ich davonlief wenn ich auf ein Problem stiess.*

Die grosse quere Figur im unteren Bildteil ist die ***Reihe der Gefängnisfenster,*** *hinter denen ich gesessen bin und wo ich manchmal die Ruhe sehr genossen habe, die Ruhe vor dem Lebenssturm, dem ich leider nicht gewachsen war. Ich war viele Male und lange im Gefängnis. Das war mir nie eine Hölle, im Gegenteil, ich war gern dort. Darum sind die Farben des Gefängnisses auf meinem Bild wahrscheinlich auch so freundlich gemalt. Gitter empfand ich als Schutz, dass nichts Böses zu mir hereinkonnte, nicht als etwas, was meine Freiheit verunmöglichte. Die Gefängnisgründe belasteten mich innerlich nicht. Es waren meistens Kleinigkeiten wie nicht bezahlter Militärpflichtersatz … jedes Mal musste ich wieder den Aff schieben … einmal war es ein eingedrücktes Fenster wegen einer Rohypnolscheibe. Viele Male war ich ein Pechvogel, immer wieder wegen so blödem Zeug geschnappt von der Polizei. In der Schweiz war ich einmal zweieinhalb Monate in der Kiste. Das war das längste. In Malaga war es ein Mal gleich lang.*

Die ***zwei Blumenpflanzen*** *kamen nicht ganz unbewusst ins Bild. Es sind südländische Blumen. Ich ging immer gern in den Süden, ans Licht. Ein Kaktus bedeutet für mich Sonne, Wärme, Kraft, schöne Zeit. Ich habe viel Sonne getankt, sodass ich jetzt auch den Winter aushalte und geniesse.*

Die ***obere Ecke links****: Ich kann das nicht erklären. Das gehört eher etwas zum Ausprobieren von Farben. Ich machte das nicht bewusst.*

Übrigens Walter, jetzt wo ich dir so viel erzählt habe aus meinem Leben: Der Übergang von 23-jährig zu 30-jährig war wichtig für mich. Vorher war es mir gut gegangen, aber mit 30 Jahren fühlte ich mich nicht mehr wohl. Es kamen die ersten Zeichen von schlechter Durchblutung, Verlust von Kraft und Gewicht, und die Leber begann zu spinnen. Als Kind schon wusste ich, dass ich vor dem Jahr 2000 sterbe und auch nicht vierzig werde. Dies war mir irgendwie klar aus dem Erlebnis des Wirtshauses. Ich hatte nie den Anspruch, alt zu werden. Ich fand auch nie, ich müsse Sport treiben, um alt zu werden. Ich wollte immer nur im Jetzt leben. Als ich 31-jährig geworden war, dachte ich: Viel älter werde ich nicht. Und jetzt werde ich im April doch schon 36!

Nach diesem ersten Bild hat Peter in rascher Folge noch viele andere gemalt. Es gab wiederholte Darstellungen von Segelschiffen, fast immer auf offenem Wasser, ohne sichtbare Ufer. Woher kamen sie? Wohin steuerten sie?

Und Peter malte Fische. Auf einem Bild sieht man einen kleinen blauen Fisch, wie er zwischen rätselvollen, doch anmutigen Gegenständen unter das grosse Blatt einer blühenden Seerose schwimmt, als ob er dort Schutz suche. Fünf lange Finger einer dunklen Hand strecken sich nach ihm aus.

Ein anderes Bild zeigt wieder einen blauen Fisch, in dessen Körpermitte ein blutrotes Zeichen gerissen ist und der schon am Rand eines grossen Tisches liegt, auf welchem in vielen Farben stumpfe und spitze Instrumente liegen, die ihn wohl nächstens stechen und zerstückeln werden.

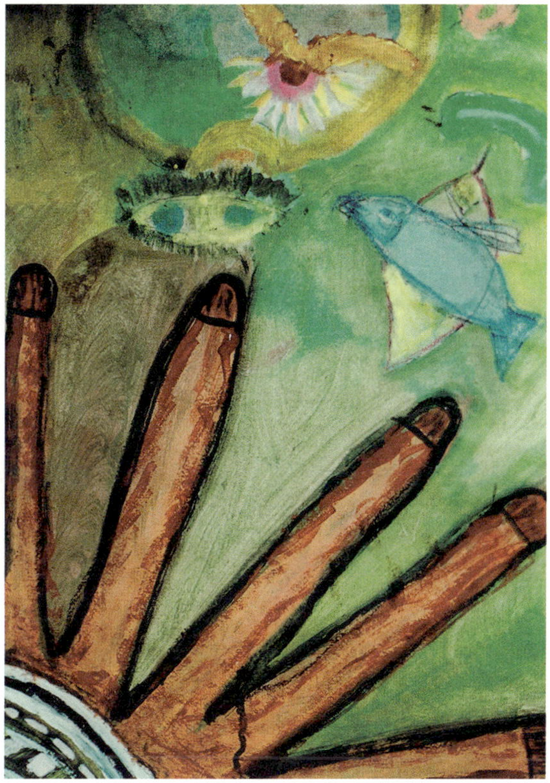

Der blaue Fisch sucht Schutz unter dem Seerosenblatt

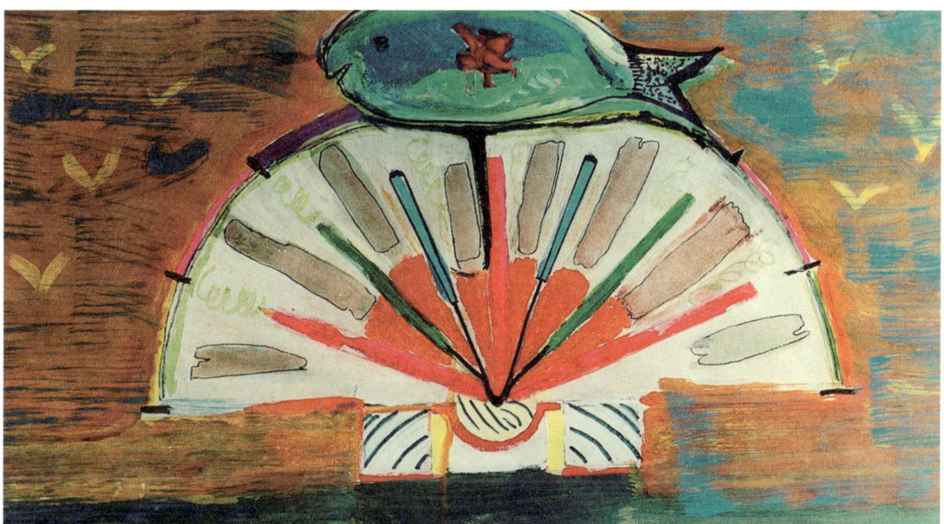

Der blaue Fisch vor seiner Zerstückelung

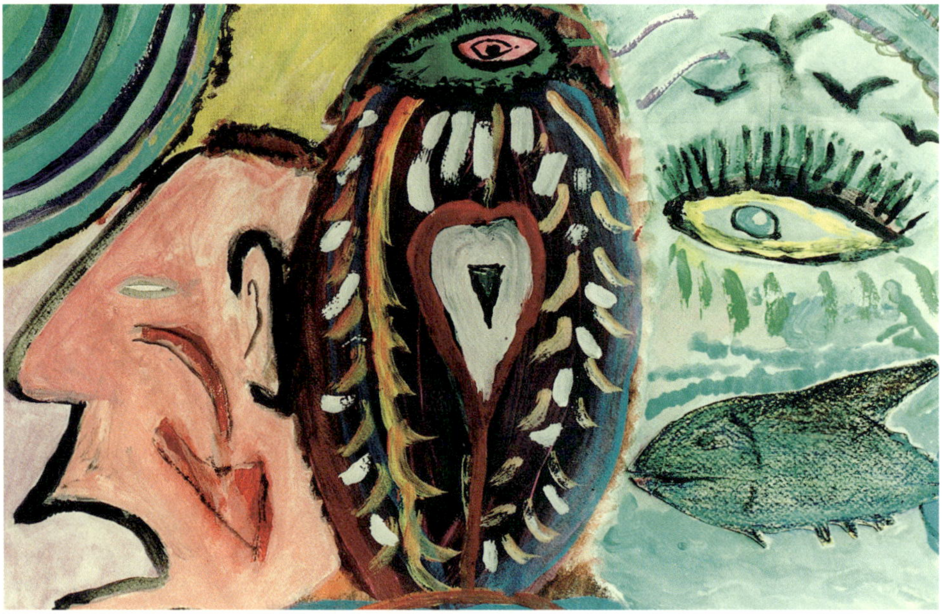

Das Schicksal schlug zu. Das Leben ist vorbei.

Ein letztes Fischbild aus einer in Wirklichkeit viel längeren Reihe ist schrecklich. Vom rechten unteren Rand her schwimmt ein noch unverletzter blau-schwarzer Fisch der Bildmitte entgegen. Über ihm blickt ein weit offenes Auge – halb selbst in Fischgestalt – auf ihn herab, und über dem Auge fliegen vier dunkle Vögel. Die Mitte des Bildes zeigt ein weisses Herz mit einem schwarzen dreieckigen Keil im Zentrum, und überall ist dieses Herz von blutroter Farbe umgeben, die nach unten trieft. Zu beiden Seiten wird das Herz eingefasst von je einem Fischskelett, Wirbelsäule und Gräte, und über allem schaut aus grünem Feld – vielleicht dem Kopfteil der toten Fische – ein rotes Auge auf die düstere Szene. Der linke Teil des Bildes wird von einem Menschenkopf in Profil eingenommen. Das Gesicht ist an zwei Stellen tief und grob verletzt, der leere Mund ist wie schnappend weit geöffnet, und ein schmaler weisser Augenschlitz erscheint schon leblos. Das ganze Gesicht wirkt tot. In der linken oberen Bildecke liegt ein Segment konzentrisch angeordneter blaugrüner und schwarzer Ringe, schwer zu deuten, vielleicht auf eine höhere Ordnung hinweisend trotz allem Schreck.

Gerade jetzt, wo ich durch das Malen mich endlich selber entdecke …

… Wie traurig, jetzt holt mich das Aids ein

Peter hat mir nur sein allererstes Bild selbst erläutert und gedeutet. Die folgenden Bilder habe ich selbst beschrieben. Ich vermute, dass Peters orientierungslose Segelschiffe – so anmutig sie zum Teil waren – ebenso wie die Fische, die er in ihrer zunehmend verzweifelten Situation malte, Selbstbildnisse unseres Patienten sind.

Er malte in immer schnellerer Folge, manchmal zwei Bilder am gleichen Nachmittag. Diese Zeit intensiven Schaffens war für ihn zugleich eine Periode wachsender Angst, denn sein Zustand verschlechterte sich zusehends.

Ein Mal klagte mir Peter sein Leid: *Walter, gerade jetzt, wo ich durch das Malen mich endlich selber entdecke und mich zum ersten Mal im Leben in ein wichtiges eigenes Arbeitsprogramm gestellt fühle … auch gerade jetzt, wo der jahrelang unterbrochene Kontakt mit meiner Mutter und zu den Brüdern sich wieder aufbaut … Wie traurig … jetzt holt mich das Aids ein, und statt dass ich mein Leben weiter klären könnte, muss ich es verlassen.*

Ich hoffe sehr, dass das Malen seiner Vergangenheit und seiner Gegenwart Peter in gewisser Weise entlastete und dass es ihm Befriedigung, hoffentlich sogar Freude bereitete, ein solches Werk zu schaffen. Anfang Mai 1995 ist Peter im Sune-Egge verstorben, glücklicherweise ruhig, nachdem er innerhalb weniger Tage jede psychische und körperliche Kraft verloren hatte.

Paulas Sehnsucht nach der blauen Blume

In ihrer Einzimmerwohnung rauchte sie jeden Abend Heroin, und sie trank sehr viel Alkohol. Sie war mit ihren späten Dreissiger- und frühen Vierzigerjahren deutlich älter als die meisten anderen Patienten. Während langer Zeit kam sie jeden Abend freundlich und dankbar das Methadon abholen bei uns. Wegen der Jugendlichkeit vieler unserer Kranker schämte sie sich dann oft und sagte manchmal mit verweintem Gesicht: *Leider stecke ich immer noch in meiner Sucht, genau so wie diese Kinder.* Lieb fragte sie manchmal, wie es uns gehe?

Viele Male mussten wir Paula hospitalisieren, meistens wegen allgemeiner Erschöpfung oder nachdem ihr „Freund" sie so geprügelt hatte, dass sie nicht mehr allein leben konnte. Dieser Freund hatte sich in ihrer Wohnung eingenistet, ohne je an die Miete einen Beitrag zu leisten. Paula erhielt die Schläge in der Regel dann, wenn sie dem Freund wieder einmal verboten hatte, mit seinem Blut beim Fixen die Wände ihrer Wohnung zu besudeln. Denn sie selbst war sauber und gepflegt, so gut es ging. Sie hat ihr Heroin geraucht, doch nie gespritzt. Also hatte sie auch nie einen Abszess, war HIV-negativ und nahm an der Gasse nicht teil. Wirkte sie von Zeit zu Zeit doch verwahrlost, so hing das meistens mit dem Freund zusammen.

Ihr Werdegang? Paula war als Tochter eines englischen Diplomaten in Ghana zur Welt gekommen. Nach unbeschwerten Kinderjahren an der afrikanischen Sonne fand sie keinen glücklichen Anschluss in England, wohin ihre Eltern zurückgereist waren. Für Mutter und Vater war es eine Heimkehr, für Paula nicht. Sonst kenne ich keine näheren Umstände oder erklärenden Hintergründe dafür, warum und wann sie ihren Drogenkonsum begann. Paula hat mir erzählt, wie sie in England Fotomodell für moderne Kleider geworden sei und dass sie in dieser Zeit zu rauchen und zu trinken begann. Sie floh dann von England auf den Kontinent, landete irgendwann in unserem Land, wurde vorübergehend die Frau eines Schweizers und war dann wieder allein. Sie schlug sich durch. Ich weiss nicht wie.

Sie stellte ihr Alleinsein dar, ihre Enttäuschung über sich selbst, ihre Trauer, aber noch viel eindrücklicher ihre Sehnsucht nach dem Schönen und Guten

Etwas in mir hielt mich zurück, Paula systematisch untersuchend auszufragen, wie ich es mit unseren Patienten meistens tat. Vielleicht hätte ich doch fragen sollen. Aber bei Paula stand ich vor einem Geheimnis, das ich respektierte, obwohl sie sich nie verschloss im Gespräch. Teilnehmend hörte ich zu, wenn sie mir etwas anvertraute, doch mochte ich nicht weiterfragen. Natürlich haben wir ihr im Sune-Egge nicht nur rein medizinisch zu helfen versucht. Es fehlte ihr nicht an den Angeboten unseres Sozialdienstes: Für Entzug, Therapie oder Wohnungssuche, letzteres mehrmals dann, wenn Paula wegen des Freundes ihre Wohnung wieder hatte verlassen müssen.

Dieser Freund Karl war übrigens ein gutmütiger und zugänglicher Ostschweizer, etliche Jahre jünger als Paula. In nüchternem Zustand war er immer anständig. Er war baumstark, meistens fröhlich, leider aber jähzornig und bis über die Ohren im grossen Drogenkonsum und im kleinen Drogendeal verstrickt. Manchmal sass er während einiger Wochen im Gefängnis, dann lebte er eine Zeitlang bei Paula, die ihn aus Mitleid und wahrscheinlich auch aus Liebe bei sich wohnen liess. Ging dies nicht mehr, so lebte Karl auf der Gasse, dann wegen Abszessen oder Lungenentzündung im zweiten Stock des Sune-Egge, nachher – trotz unserer eingehenden Bemühungen für eine gesündere Lösung – von neuem auf der Gasse und schliesslich wieder im erzwungenen Unterschlupf bei Paula, die wohl nie nein sagen konnte.

Wir meinten im Sune-Egge, das eigenartige Paar trennen zu müssen. Karl erklärte sich *ihr zuliebe* einverstanden, da er mit der Vernunft seinen immer wieder verheerenden Einfluss auf Paulas Leben einsah und bereute. Dann lebten sie für einige Wochen getrennt, und beiden ging es besser. Es dauerte aber nie lange, bis Paula wegen Beulen und Striemen auf der Haut wieder im Sune-Egge Zuflucht suchen musste. Karl hatte etliche Male Hausverbot bei uns, einmal während eines ganzen Jahres. Dies war nötig geworden, da er an einem späten Abend im Jähzorn einen Steinblock durch das geschlossene Fenster in die Cafeteria geschmettert hatte, nachdem er von der Strasse aus seine Paula auf der Ofenbank beobachtet hatte, wie sie im Gespräch war mit der Nachtschwester. Daraufhin war in ihm die Eifersucht, Sehnsucht oder welche Kraft auch immer zu stark und zu rasend geworden.

Paula konnte im Malatelier vieles von ihrem Leben deutlich werden lassen. Offenbar war ihr das Malen ein echtes Bedürfnis, denn sie kam oft auch dann ins Atelier, wenn sie nicht hospitalisiert war. Im Malen fühlte sie sich wahrscheinlich ihren Zielen näher als irgendwo sonst. Sie stellte ihr Alleinsein dar, ihre Enttäuschung über sich selbst, ihre Trauer, aber noch viel eindrücklicher ihre Sehnsucht nach dem Schönen und Guten. Das Verlangen nach der vollen Gesundheit, nach Licht und Freiheit schlief nie in ihr, auch nicht in Zeiten, wenn Paula sich scheu benahm und traurig aussah. Nur während der seltenen Begegnungen, wenn ich sie betrunken antraf, schien alle ihre Hoffnung ausgelöscht zu sein. Sonst spürte ich an ihr immer die Sehnsucht nach etwas Hellem und Zartem, das für sie aber offensichtlich besonders schwierig zu erreichen war.

Zu Hause nämlich, allein, war Paula zu schwach, um aus ihrem Teufelskreis auszutreten. Dort hatte sie sich den Griff zu Heroin und Whisky angewöhnt, welche beide nahe zur Hand waren und die sie in trügerischer Täuschung schnell in den Zustand von Losgelöstheit führten, den sie suchte.

Ich denke, dass Paula immer wieder intensiv hinaustreten wollte aus ihrem düsteren Lebenskreis. Auch vermute ich, dass sie lange Zeit an ihre schliessliche Befreiung aus der Droge geglaubt hat. Aber in ihrer zur Sucht gewordenen Abhängigkeit und in ihrer Schwäche gab sie sich immer wieder mit dem bösen Ersatz zufrieden. Und je häufiger Paula diesen fatalen Abkürzungsweg über die Droge einschlug, um Ruhe und Frieden zu finden, desto weiter entfernten sich im Alltag ihre Ziele. Für diese hatte sie aber unentwegt offen und empfänglich sein wollen. Es war für Paula darum äusserst bedrückend, dass sich die Erfahrung des Absturzes unzählige Male wiederholte.

Das Mitansehen ihrer elenden Sucht, ihr scheinbar hoffnungsloses Ausgeliefertsein an die verhasste Krankheit – das war auch für mich als Arzt schmerzhaft, bei Paula wie bei vielen anderen Patientinnen und Patienten. Es schmerzte mich, dass unsere vielfältige Zuwendung im Sune-Egge, auch mein persönlicher Einsatz, so häufig nur für eine kurze Wegstrecke halfen. Unser Angebot bedeutete zwar oft einen Trost in gegenwärtiger Traurigkeit und eine wohl tuende Verschnaufpause während der Zeit einer Hospitalisation im Sune-Egge. Dass aber nur selten ein entscheidender und nachhaltiger Durchbruch zur angestrebten Drogenfreiheit gelang, das war schwer zu ertragen.

Paulas Dank aus weniger verweinten Augen hat mich manchmal getröstet. Und mehr als ein Mal, wenn Sie mein trauriges Gefühl über ihr und mein Versagen spürte, sagte sie mir, wie zur Ermutigung: *Walter, Erleichterung bleibt immer Erleichterung, auch wenn sie nicht andauert. Bekanntlich fliesst alles.* Woher Paula den in diesem Zusammenhang tröstenden Gedanken von Heraklit - *alles fliesst* - kannte, weiss ich nicht. Vielleicht hat sie ihn selber gefunden.

Hier folgen einige ihrer Bilder, die kaum eine Erklärung brauchen:

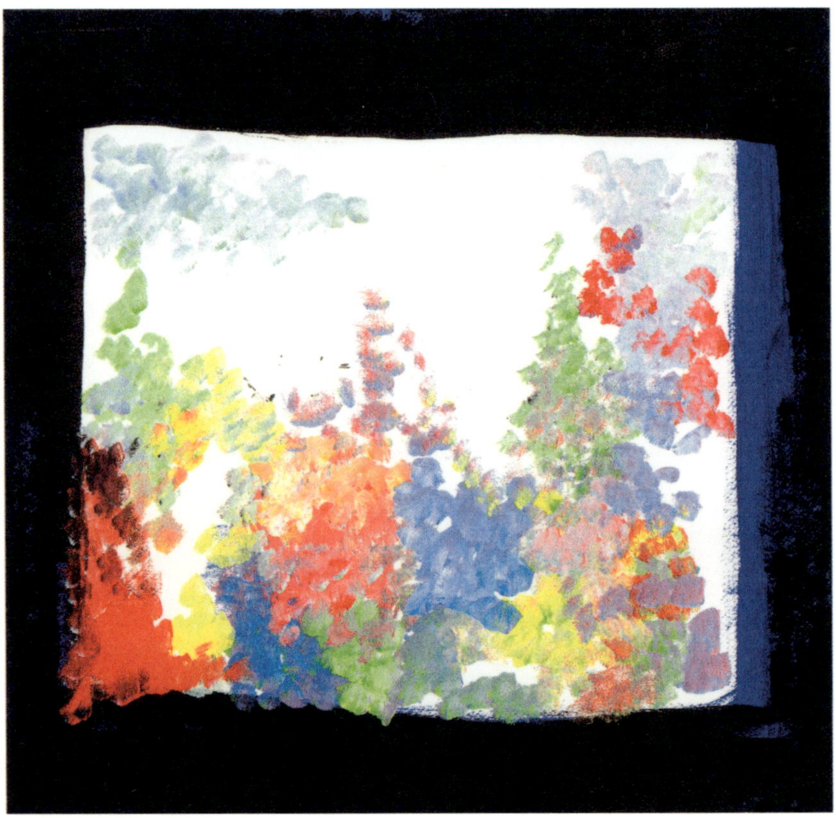

Dieses Bild zeigt Paulas Blick aus dem Dunkel, hinaus in die Schönheit farbiger Blumen. Ob sie den breiten schwarzen Rahmen mit Absicht gemalt hat, ist mir nicht bekannt. Er musste so sein.

Das zweite Bild offenbart Ähnliches, doch wie unter Einbezug bestimmter persönlicher Umstände ihres Lebens. Wir sehen eine tropische Ideallandschaft, vielleicht das innere Bild vom Land ihrer glücklichen Kindheit: eine geschützte Bucht am Meer, umfasst von palmentragenden Uferhöhen, zwischen denen die Sonne hinter dem Horizont golden untertaucht und ihr letztes Licht auf das Wasser wirft. Der Strand ist offen, wahrscheinlich angenehm feinsandig, und die anströmenden Wellen sind zart weiss gekräuselt. Der Vordergrund ist eine Augenweide von blühenden Bäumen und südlichen Blumen. Rechts sind grosse Hibiscusblüten in Farbe und Form unverkennbar, und eine halb verdeckte Palmenkrone mit weit ausladenden Zweigen begrenzt das Bild. Diese Pracht ist ganz nahe. Aber es gibt etwas noch Vordergründigeres: zuallernächst stehen fünf senkrechte, dicke Gitterstäbe, die zwar den Blick hinaus in die schöne Welt nicht verunmöglichen. Aber sie verwehren den Zutritt dorthin. Einer der Stäbe ist oben durchbrochen, und dahinter fliegen zwei Vögel, die sich schwarz vom Abendhimmel abheben. (Unsere Maltherapeutin Katharina würde mir jetzt sagen, ich dürfe meine Gedanken nicht in das Bild hineininterpretieren, ich dürfe bei den Vögeln nicht an Paula und Karl denken.)

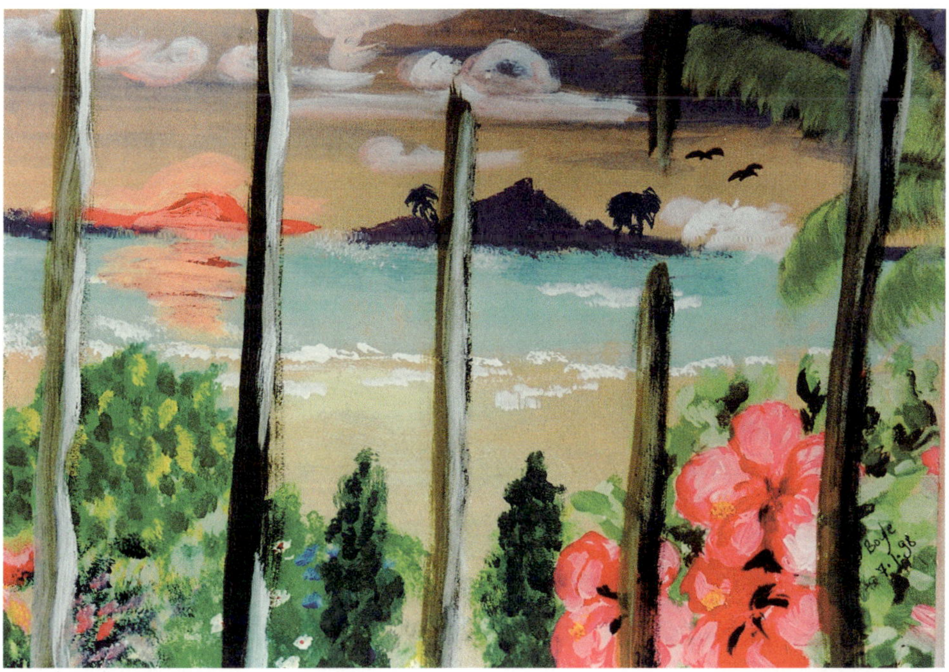

Paulas drittes Bild atmet innere Weite. Es ist losgelöst von allen Einzelheiten. Niemand ist hier eingesperrt. Land, Meer und Himmel fliessen ineinander über. Wieder fliegen zwei Vögel.

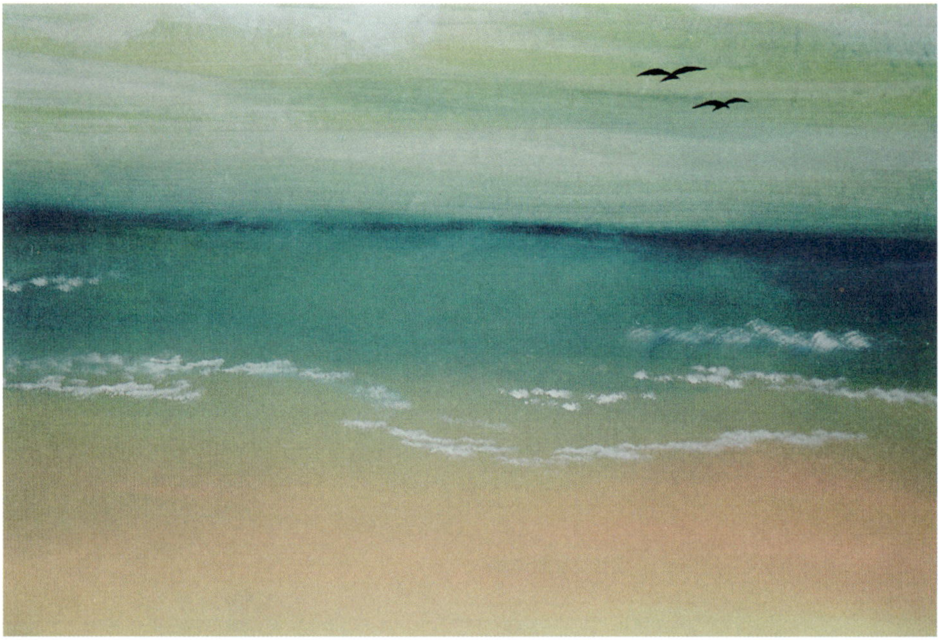

Das vierte Bild zeigt eine farbige Landschaft, fast wie von Gaughin, und im Hintergrund dehnt sich auch hier eine Meeresbucht aus. Ist dies Paulas innere Welt, in welcher viele wunderbare Akzente lebendig sind? Ist die dargestellte Strasse ihr erhoffter Lebensweg, der sie am Ende zur ruhigen Bucht am Meer leiten wird?

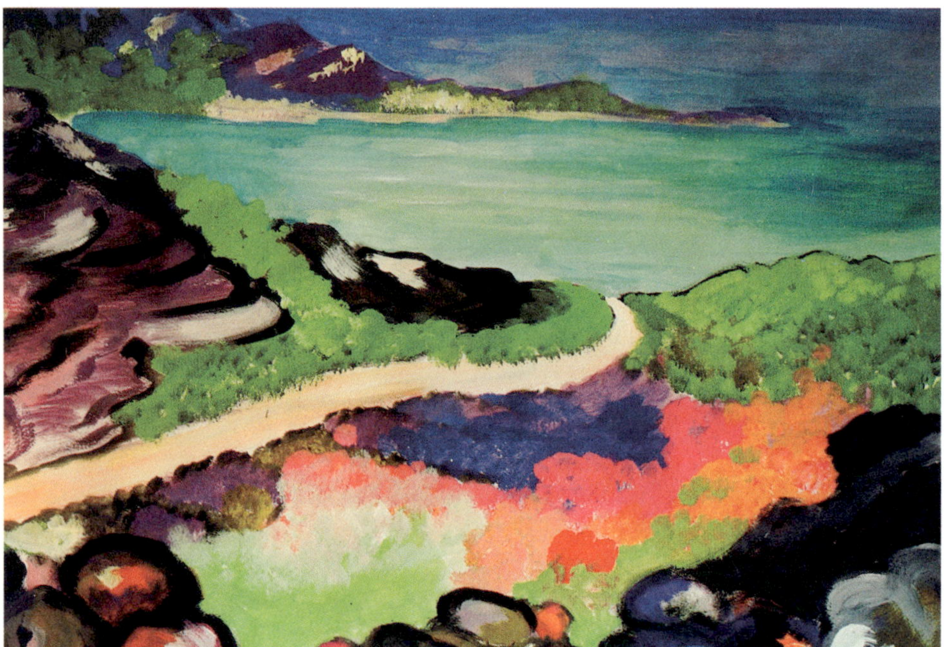

Für die Romantiker war die blaue Blume das Symbol ihrer Sehnsucht nach dem Unbegrenzten. Ich denke nicht, dass Paula diese Blume aus den Büchern kannte. Paula hat die wunderbare blaue Blume der Hoffnung selbst gefunden. Als die wichtigste und schönste Blume hat sie sie in ihrem vielgestaltigen Garten ganz gross gemalt.

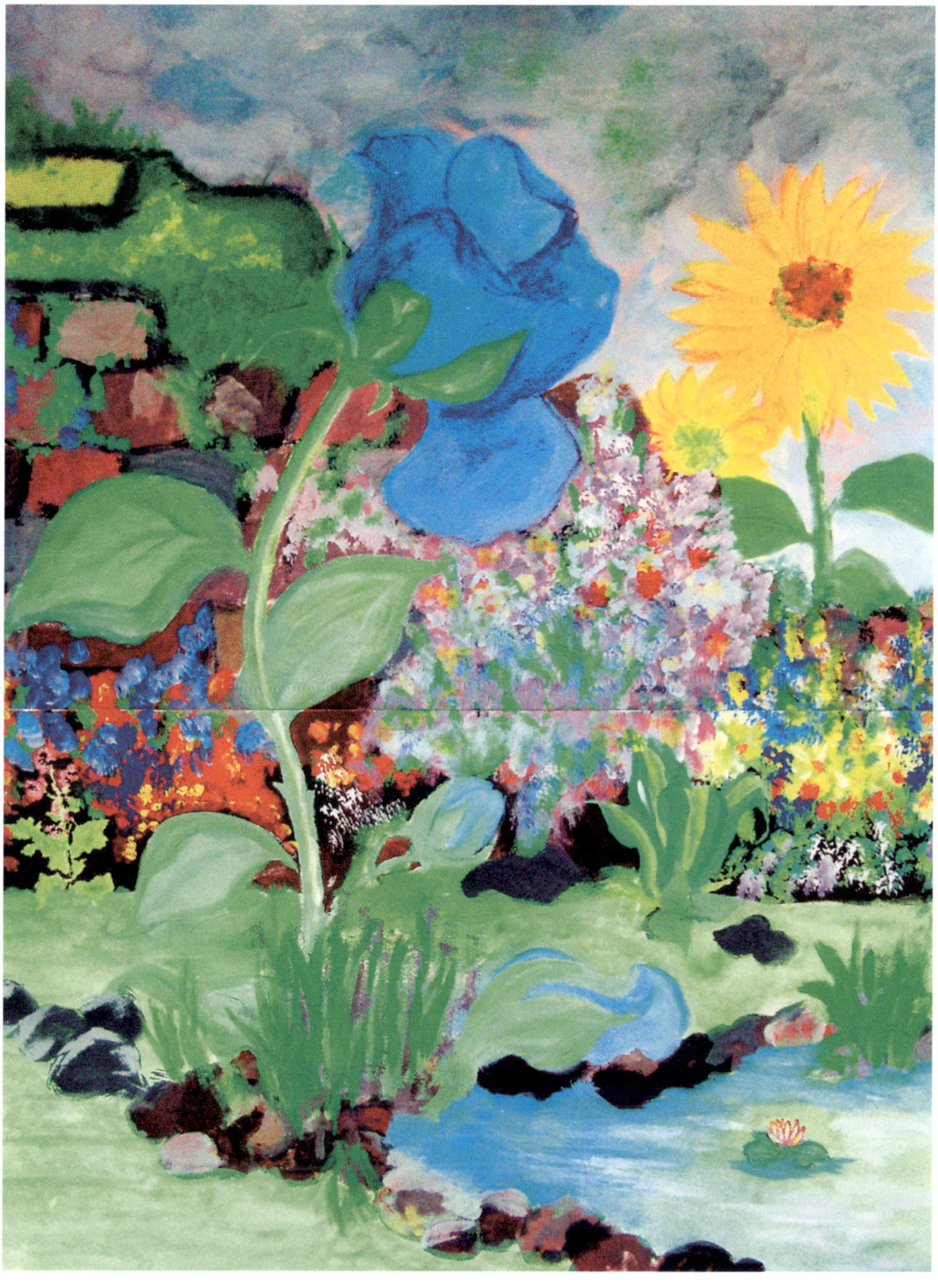

Donatos Bild von seiner Heimat

Er erzählte, dass er als Bube jenischer Eltern von Fremden aus seiner Familie weggeführt worden sei, in einer Aktion, die „Kinder der Landstrasse" geheissen habe. Von sich aus erklärte mir Donato sein Bild:

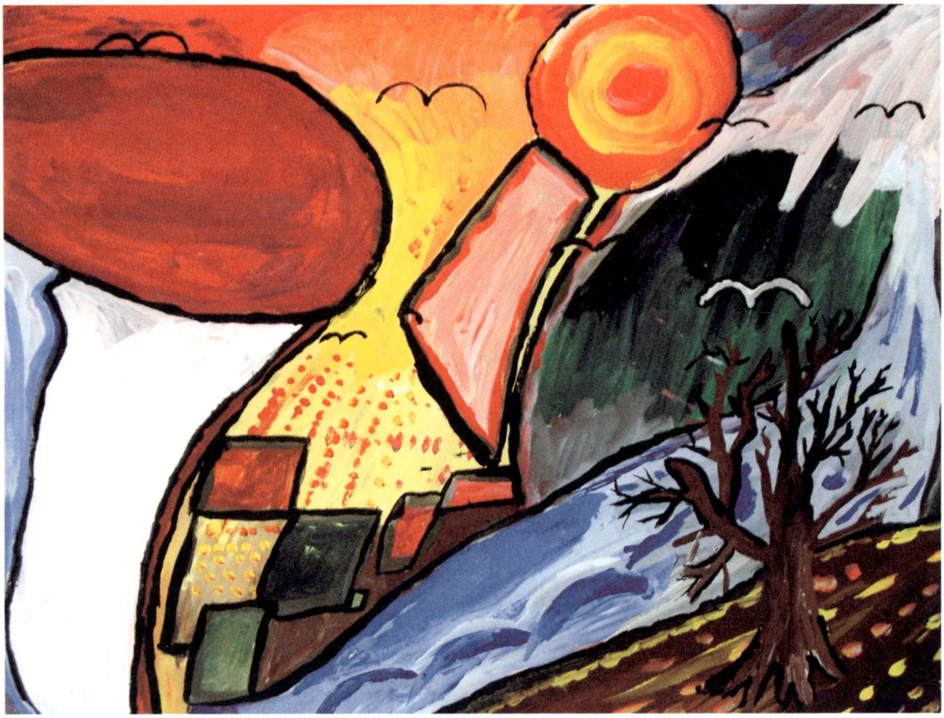

Dort wo ich die viereckigen Felder gemacht habe, dort ist mein Dorf . Die Sonne hat immer nur ein wenig darauf geschienen, wie durch einen Spalt. Die Berge drückten fest auf das Land. Erst jetzt – wenn ich es erzähle – merke ich, dass gar kein Weg ins Dorf hineingeht und dass auch keiner herauskommt. Zwischen den überhängenden Wänden links und rechts ist kein Weg, und vor dem Dorf fliesst ja der kalte Bach vom Schneeberg her. Und jetzt sehe ich auch, dass auf der anderen Seite des Baches kein Gras wächst, und der kahle Baum steht ganz allein dort. Ein paar Äste sind wie abgesägt. Und die Vögel fliegen alle davon.

Christian – unser Prophet im Hause

Vom Saulus zum Paulus

Christian war in seiner späten Lebenszeit sehr krank und schwach, aber ein geläuterter Mensch. So war er früher nicht gewesen, als er noch im Drogensturm lebte. Mein Vorgänger im Sune-Egge, Dr. Peter Christen, hatte mir Christian im Juli 1991 mit der Bemerkung übergeben, dass dieser der einzige Patient sei, vor dem er sich fürchte. In ihm spüre er etwas Finsteres lauern, das plötzlich aufzucken und dreinschlagen könne, mit Faust oder Messer oder Schusswaffe.

Ich habe Christian selbst nie so erfahren, aber das unheimliche Gespür von Peter Christen kenne auch ich sehr gut. Denn ich erlebte selber Betroffene, vor allem unter Kokain-Einfluss, welche eine terrorisierende Gewitterstimmung um sich verbreiteten, in welcher niemand wissen konnte, ob und wann eine Entladung passieren wird. *Berühre mich nicht!!* brüllte dann etwas Dämonisches. Ich sah, hörte und erlitt selber Ausbrüche, deren Wucht und Schaden tief unter die Haut fuhren, die auch standfeste Menschen lähmen konnten und für eine ungewisse Zeit sogar arbeitsunfähig machten.

In Christians dicker Krankengeschichte aus seiner frühen Zeit im Sune-Egge stehen Einträge, die das Flackernde, Unstete und Gefährliche seines damaligen Lebens bezeugen, ein Leben, welches für Christian selbst wie für seine Mitmenschen kaum auszuhalten war. Hin und her torkelte dieser unnahbare junge Mann zwischen Gasse, Gefängnis, Sune-Egge, verschiedenen psychiatrischen und anderen Spitälern, stürzte daraus wieder auf die Gasse und kehrte erneut in den Sune-Egge zurück. Der folgende Auszug, unverändert aus seiner Krankengeschichte wiedergegeben, gibt davon eine knappe Vorstellung. Was hier über Christian geschrieben ist, findet sich ganz ähnlich in vielen anderen Dossiers des Sune-Egge:

29. 4. 91

Eintritt in SE nach vielen ambulanten Behandlungen wegen Spritzenabszessen. Nikotin 1 Päckli/Tag, Methi seit 4 Jahren. Am 20. April Stelle im Tessin verloren nach Bekanntwerden des HIV-Status. Seither Absturz. Tatsächlich HIV+ seit Januar 1985. Zustand nach Wirbelkörperfraktur Juli 1990 durch Fenstersturz in Psych.

Klinik Rheinau, wohin er bei umgewandelter Gefängnisstrafe eingewiesen worden war (Fluchtversuch? Suizidversuch?). Damals Rücken-Operation in Kantonsspital Winterthur.

30. 4. 91

Gestern nach Ausgang nicht zurückgekehrt. Heute abend Wiedereintritt nach Überweisung durch Triemli, wo Spritzenabszess in rechter Leiste eröffnet wurde. Zustand nach Fremdkörperentfernung aus linker Hand, mit Infekt.

13. 5. 91

Weitere Hospitalisation bei uns war vor allem aus psychiatrischen Gründen nötig. Klagt jetzt über Schmerzen im Gebiet der operierten Wirbelfraktur, wo ein Buckel entstanden ist. Konsilium Winterthur ergibt: Ausriss einer Schanzschraube und Bruch einer Fixateurstange (Osteosynthesematerial). *Metallentfernung für 28. Mai geplant.*

14. 5. 91

Patient heute ausgetreten, da er sich von Mitpatienten abgelehnt fühlt.

24. 5. 91

Wiedereintritt. Patient sehr schwierig. Vor 3 und 5 Tagen Abstürze, seither völlig haltlos, zeitweise agitiert und psychotisch. Heute mittag abgehauen, auf Bellevue zusammengebrochen. Mit Ambulanz in SE zurückgebracht.

25. 5. 91

Überweisung in Psychi Rheinau, da zunehmend agitiert, mit Drohungen gegen Mitpatienten und Pfleger. In Rheinau entwich Patient vor Klinikeingang und meldete sich bald darauf wieder bei uns.

Um 22 15 Uhr Wiedereinweisung durch uns in die Rheinau, mit Polizei.

Gestern Metallentfernung aus Wirbelsäule in Winterthur. Heute Wiedereintritt bei uns, in angeschlagenem Zustand. Bettruhe.

7. 6. 91.

Bis gestern gut, dann Absage vom Birkenhof (Therapiestelle, wo Patient angemeldet war). Daraufhin ist Christian sehr agitiert. Um 12 Uhr 5 Rohypnol geschluckt und 2 Stunden später abgehauen. Kehrt am Abend zurück, war auf Spitz, Coci. Völlig verladen und agitiert.

Stiftung Sozialwerke
Pfarrer Ernst Sieber

SUNE-EGGE
Soz.-Med. Krankenstation
Konradstrasse 62
8005 Zürich
01 / 272 24 66

2a

SUNE
G
G
E

Tagesärztin
Psychiatr. Klinik
Neu-Rheinau

Zürich, den 25.5.91

Betr:

Sehr geehrte Frau Kollegin,

besten Dank für die leider spät am Abend erfolgende Aufnahme dieses Patienten.
Ich verweise auf das Ueberweisungsschreiben meines Kollegen Dr. Ch.Ganzoni von heute Morgen.

Wie Sie wissen, ist der Pat. vor Ihrer Klinik noch vor der Aufnahme entlaufen, kehrte nach Zürich auf den Platzspitz und schlieslich heute um Abend um 21 Uhr in den SUNE-EGGE zurück.
Zur Zeit macht der Pat. einen völlig übermüdeten, verladenen Eindruck, gibt aber an, er habe weder Drogen noch Rohypnol genommen. Auf das Ansprechen der nächtlichen Bedrohung auf Personal und Mitpatienten entsteht sofort ein rasanter Stimmungsumschwung mit angetriebenem Umherrufen und erneutem Versuch zu entlaufen. Da unter diesen Umständen eine Betreuung des Pat. beic uns nicht mehr zu verantworten ist, wird er noch heute mit der Polizei zu Ihnen gebracht.

Mit bestem Dank für Ihre Kooperation und herzlichen Grüssen,

Dr.P.Christen, Leitender Arzt

P. Christen

SBG ZH-Altstetten Konto Nr. 954 985.L4Q

8. 6. 91

Ganze Nacht aufgebracht und aggressiv. Tel um 05 30 Uhr: Christian wirft Birchermüesli durch Cafeteria. Zwangshospitalisation in Burghölzli.

Der psychiatrische Eintrittsbefund von diesem Morgen lautete:

Psychiatrische Universitätsklinik Zürich
Forschungsdirektion
Postfach 68, 8029 Zürich

> Psychostatus (bei Eintritt): Bewusstseinsklarer Patient, welcher schon auf die erste Frage mit der gehässigen Antwort reagiert: "Warum fragen Sie so blöd, fragen Sie mich nicht solche Sachen". Verweigert jegliche Kommunikation. Orientierung und Gedächtnis nicht prüfbar, verbal aggressiv, sagt, er möchte nicht sprechen und keine Fragen beantworten. Formales Denken bei leichter Verlangsamung wegen motorischer Aphasie kohärent, logisch und flüssig. Inhaltliches Denken nicht prüfbar. Wahrnehmung nicht prüfbar. Ein affektiver Rapport ist nicht herstellbar, stimmungsmässig ist der Patient dysphorisch gereizt und aggressiv. Bezüglich Suizidalität keine Exploration möglich.

Christians Krankengeschichte ist im Übrigen gespickt voll mit medizinischen Daten über seine Aids-Krankheit, mit Laborbefunden, Kardexblättern, aber auch mit Haft- und Strafbefehlen wegen Diebstahl, Sachbeschädigung, Hausfriedensbruch sowie Hafterstehungs-Unfähigkeitszeugnissen, Verlaufsberichten über die Methadonbehandlung, Berichten an die Invalidenversicherung und Kostengutsprachegesuchen an die Krankenkasse.

Hier sei ein kurzer Exkurs gestattet: Der Leser – gleich welcher politischen Überzeugung – mag erkennen: die Überlebenshilfe für den drogenabhängigen Patienten Christian war ein überaus aufwändiges Unterfangen. Er beschäftigte und belastete viele Menschen in verschiedensten und durchaus spezialisierten Institutionen. Für beteiligte Mitarbeiter, die sich einsetzen gegen das Drogenelend, tönen selbstsicher, laut, klar und grundsätzlich vorgetragene Ratschläge äusserst wirklichkeitsfremd und schal, wenn sie etwa so lauten: „Drogenabhängige gehören in geschlossene Institutionen. Ohne diese Massnahme erreichen wir nie eine Sanierung des Problems, und dies ist doch das Ziel von uns allen." Sehr geehrte Damen und Herren! Ganz so einfach ist das Problem nicht!

Es folgt nun ein Ausschnitt aus dem Lebenslauf, den Christian am 16. Januar 1991 verfasste und den er im Sune-Egge im Mai des gleichen Jahres handschriftlich ergänzte:

Als ich zur Schule kam, zügelten wir nach XY. Das war damals noch ein Dorf in der Nähe von Zürich. Der grösste Teil dieses Dorfes wurde schliesslich mit Einfamilienhäusern verbaut. Wir gehörten schon zu den „Ärmeren", da wir nur eine Wohnung hatten. Die ersten Jahre in der Primarschule waren für mich die reinste Hölle. Die Lehrerin hasste mich. Es war gang und gäbe, dass ich von Mitschülern spitalreif geprügelt wurde. Vermutlich weil ich hässlich war, vielleicht auch aus anderen Gründen. Ich war so trainiert, dass ich in der Schule meine Mitschüler „belehren" wollte. Das machte mich erst recht zum Stein des Anstosses. Von der vierten bis zur sechsten Klasse hatte ich einen Lehrer. Dieser Mensch behandelte mich gerecht und so konnte sich meine Lage zusehends verbessern. Nach der Primarschule besuchte ich ein Jahr lang die Sekundarschule und anschliessend besuchte ich das Literargymnasium. Dort begann in der zweiten Klasse meine Drogenkarrierre. Mein damaliger bester Freund verführte mich zum Haschischrauchen.

Im Sommer 1977 (mit 18 Jahren) verliess ich die Schule wie auch das Elternhaus und geriet mehr und mehr ins Drogenmilieu. 1980 nahm ich zum erstenmal ein Opiat... Nach 1981 verlagerte sich meine Sucht mehr und mehr auf Rohypnol. 1982 machte ich in der Verzweiflung des Fixerlebens den ernsthaften Versuch mich zu töten. Ich habe diese Versuche einige Male wiederholt. Bis heute wurde ich aber jedesmal gefunden und dem Leben zurückgegeben...

Von 1984 bis Sommer 1988 lebte ich in therapeutischen Gemeinschaften. Mehrmals gelang es mir, bis zu zehn Monaten sauber zu sein. Doch dazwischen baute ich immer wieder verheerende Abstürze. Im November 1988 entschloss sich der damalige Hausarzt, mir das Methadon abzugeben. Leider genügte mir das Methadon nicht immer und so begann ich vermehrt Kokain zu spritzen. „Nebenbei" frass ich tonnenweise Rohypnol. Zweimal versuchte ich vom Methadon wegzukommen, aber der Versuch misslang jedesmal. Momentan bin ich am dritten und hoffentlich auch am letzten Versuch, vom Methi wegzukommen.

Es wäre mein grosser Wunsch, nachher nochmals in eine Langzeittherapie einsteigen zu können. Denn: Es ist nie zu spät sein Leben zu ändern.

Christian
16. Januar 1991

Der lange Aufenthalt im dritten Stock

Nachdem Christian in den Sune-Egge aufgenommen worden war, änderte sich sein Lebensstil auffallend. Vom 24. Februar 1992 bis zu seinem Tod lebte Christian während mehr als zwei Jahren bei uns, mit nur kurzen Unterbrüchen. Über Pfarrer Sieber schrieb er einmal: *Ich glaube diesem Typ.*

Hübsch war Christian nicht, doch eindrücklich. Er schielte ein wenig, und seine blauen Augen blickten oft stechend. Wohl um Doppelbilder zu vermeiden, kniff er bald das linke, bald das rechte Auge mit etwas überschiessender Kraft zu, sodass der Mundwinkel auf der Seite des geschlossenen Auges angehoben wurde und die Zähne des Oberkiefers unschön sichtbar wurden, während der Mund auf der anderen Seite schlaff herunterhing und manchmal etwas Speichel verlor. Sein schütteres hellbraun-rötliches Haar trug Christian gerne lang und musste es sich immer wieder aus dem Gesicht wischen, vor allem wenn er redete und dazu langsam zitterte. Der breite Oberkörper mit den weit auseinander stehenden Schultern hatte trotz der Magerkeit etwas Geräumiges und Viereckiges. Die Arme und Beine wirkten wegen ihrer Schwäche und zugleich wegen ihrer ausfahrenden, schlecht koordinierten Bewegungen etwas schlampig. Seine Füsse musste man in hohe Schnürschuhe einbinden, sonst hätte Christian auf den glatten Böden keinen Halt gefunden. Und ohne die Krückstöcke, die ihn beidseits bis zum Ellbogen stützten, hätte er in seiner langen letzten Lebenszeit überhaupt nicht mehr gehen können.

Wenn der empfindsame Christian ganz wach war und vieles – mehr als die meisten anderen – wahrnahm in den Gesprächen und an seiner Umgebung, so vergass er sich völlig und atmete laut hörbar ein und aus. Seine Stimme tönte krächzend. So lebte dieser Patient im Sune-Egge, unübersehbar und unüberhörbar.

Um sein Äusseres kümmerte er sich nicht, doch war ihm das Innere umso wichtiger, seine Seele und die Seele der anderen, von denen er hoffte und glaubte, dass sie auch nach dem Tod immer weiterbestehen bleiben. Im Kern ging es Christian um Heilung und Heil, um Vergebung von Schuld und um Freiheit vom Bösen. Mehr als einmal kam mir an seinem Krankenbett der Mann aus dem ersten Psalm in den Sinn: *Wohl dem Manne, der nicht sitzt im Kreise der Gottlosen noch tritt auf den Weg der Sünder, sondern der seine Lust hat am Gesetz des Herrn und über sein Gesetz sinnt Tag und Nacht.* Darum war Christian für mich der Prophet im Sune-Egge.

Niemand ist immer der Gleiche. Selbstverständlich kreisten auch seine Gedanken nicht nur um Geistiges, sondern ebenso um Zigaretten, Taschengeld, Methadon, ab und zu in einer Anwandlung an frühere Erfahrung um Rohypnol und Kokain oder um eine für ihn unbegreifliche und als lästig empfundene Einzelheit im jetzigen Tagesablauf.

Ausnahmsweise konnte Christian auch sackgrob sein, wie damals, als er ausgerechnet unserer liebenswürdigen Maltherapeutin Katharina, die ihn ins Atelier einlud, so antwortete: *Du kannst dir deine Farben selber an den Arsch schmieren – mir musst du sie nicht geben. Diesen Seich von Maltherapie habe ich schon in früheren Institutionen mitmachen müssen.* Später tat es Christian leid, dass er Katharina so ruppig begegnet war. Er ging dann doch öfters ins Atelier, nicht zum Malen zwar, aber wahrscheinlich weil Katharina ihn interessierte. Mit ihr konnte er reden. Katharina verstand ihren Beruf in unserm Haus als ein Helfen, und da dieser Christian durchaus nicht malen wollte, war sie auch bereit zu anderer Unterstützung. An sonnigen Nachmittagen hat sie ihn im Rollstuhl gelegentlich spazieren geführt. Das hat Christian unglaublich genossen. *Zur Belohnung dafür* ging er ein Mal wirklich zum Malen ins Atelier. Damals entstand sein einziges Bild im Sune-Egge. Er malte es nicht mit einem Pinsel, sondern mit den Händen und mit allen Fingern voll Farbe. Trotz der Gottesnähe, in welcher er lebte und aus der er gelegentlich abrupt hinausstürzte, war sein Leben schwierig. Christians Ringen um Licht ereignete sich ebenso in Freude wie in Selbstvorwürfen und Trauer. Nicht selten zog ich mich aus seinem Zimmer still zurück, wenn ich spürte, dass er allein sein wollte. In anderen Stunden fühlte er sich erlöst und war dankbar, in triumphierender Stimmung sogar. Dann freute er sich, von seinem Glaubensglück erzählen zu können. War Christians Zimmer während der Visite leer, so fanden wir ihn bei einem Nachbarn in sorgendem Gespräch um diesen oder um sich selbst. Er folgte dann dem Ruf der Krankenschwester oder von mir sofort, kam in sein Zimmer zurück, setzte sich aufs Bett und empfing uns. Ohne Umschweife erzählte er jetzt von seinem Befinden und fragte nach unserem Rat, den er annahm und ehrlich befolgen wollte. Obwohl er an Aids litt und dessen Unheilbarkeit kannte, liess Christian nicht selten seine Hoffnung auf eine wunderbare Heilung als bange und leise Frage durchschimmern. Länger als alle anderen Patienten erlebte Christian im Sune-Egge unerwartet viele „letzte" Lebensmonate, in denen er sterbenskrank war und sich doch wieder erholte, immer bereit für den Abschied und doch in Angst davor. (Schon beim Eintritt in den 3. Stock waren in seinem Blut keine CD4- Helferzellen mehr nachweisbar gewesen.) Wie manchem seiner früh sterbenden Mitpatienten missgönnte er dessen kurzes Schicksal!

Trotz der Gottesnähe …
war sein Leben schwierig.
… in Freude wie in Selbstvorwürfen
und Trauer

Im Kommen und Gehen der Zeit hatte er etliche Lungenentzündungen. Den Pilz im Mund spürte er immer schon einen Tag, bevor ich ihn sehen konnte als Aussaat schneeweisser, rundlicher Beläge am Halszäpfchen, an der Wangenschleimhaut oder am Gaumen. Alle zwei bis drei Monate trat eine Gruppe durchsichtiger Bläschen an seinem rechten Oberschenkel auf, immer an der gleichen Stelle, und mehrmals hatte Christian einen sehr schmerzhaften Herpes in der Analregion. Es gab Tage und Wochen mit mühsamsten Durchfällen. Christians Gesicht wurde fleckig rot und von weisslichen Schuppen und Krusten dicht bedeckt, sobald die Haut dort während einiger Tage nicht gepflegt war.

All dies gehörte für ihn und für uns Pflegende zum Alltag, der uns wenig überraschte, aber uns manchmal traurig stimmte, weil wir wussten, dass diese lästigen Begleitkrankheiten zwar recht gut behandelbar sind, dass hinter ihrem Auftreten und Verschwinden aber das andere, weniger sichtbare und todernste Leiden Aids unaufhaltsam fortschritt. Über die Monate führte der Weg Stufe um Stufe abwärts, manchmal kaum spürbar, dann wieder in jähem Sturz.

Aids-Patienten nehmen viel Zeit in Anspruch für jede Frage, jede Antwort und Handreichung, drei bis viermal mehr als andere Kranke. Wenn auf der Visite noch ein freies Weilchen blieb, so wollte Christian gerne hören, wie es heute Thomas oder Parvati oder Hermann oder Eva ging. Zwischen Christian und mir entstand mit der Zeit eine Freundschaft, ein stilles Einverständnis über vieles, von dem wir kaum je redeten. Irgendwie brauchten wir einander. Als Arzt schützte und verstand ich ihn gut, aber er verstand und schützte auch mich. Einmal sassen wir am gleichen Mittagstisch in der Cafetaria, gemeinsam mit zwei Zweitstöcklern und mit Sagdati und Veit, den beiden braven Männern aus der Putzequipe, die miteinander aus dem Kosovo stammten. An diesem Tisch sprachen wir über dies und jenes, auch über die unselige Lage in Jugoslawien. Sagdati erzählte, seiner Familie gehe es gut: *Weisch, mini Frau und chlini Maiteli goht scho, und dann mit eini Kuh und s'Eseli und Grossmutter immer genug Milch, und vili Gemüse zum Esse, weisch. Aber sicher, ganz sicher kommt Krieg nach Kosovo auch, muss kommen, weisch.* Leider bekam Sagdati Recht.– Gegen das Ende der Mahlzeit zündeten sich die beiden Patienten aus dem zweiten Stock fast gleichzeitig eine Zigarette an, während ich als Einziger noch am Essen war. Da brauste Christian auf und herrschte die zwei jungen Männer fast im Jähzorn an: *Was fällt euch ein, mit dem Rauchen anzufangen, solang der Walter noch am Essen ist! Wisst ihr eigentlich nicht, dass der Walter Asthma hat?*

Sterben wollen und doch nicht

An einem Morgen strahlte Christian auf der Visite: Die Nacht sei herrlich gewesen, denn er habe unsägliche Schmerzen gehabt in seinen Beinen. Auch das Atmen sei schwierig gewesen. Deshalb habe er nicht geschlafen, sondern immer gebetet, und heute morgen könne er die Beine überhaupt nicht mehr bewegen. Er glaube, jetzt werde seine Krankheit nicht mehr lange dauern. Er freue sich, denn jetzt sei er bald im Himmel. Wir sollten ihm keine Medikamente mehr geben. Er bat mich: *Walter, wenn du zu meiner Beerdigung kommen kannst, so musst du unbedingt eine weisse Krawatte tragen, nicht eine schwarze, denn das wird ein Freudentag sein.* Diese Botschaft tat uns wohl, und Schwester Erika und ich freuten uns auf die nächste Visite bei Christian. Aber am folgenden Tag fanden wir nichts Friedliches mehr im Zimmer. Der Patient schnaubte und wütete, geiferte, fluchte und wälzte sich hin und her im auseinander genestelten und verschmutzten Bett. *Es ist zum Kotzen! Ich habe gut geschlafen, kann atmen und die Beine wieder bewegen. Die ganze Katastrophe fängt wieder von vorne an! Hat denn der Tod Angst vor mir? Will Gott mich einfach nie zu sich nehmen? Ich komme nicht mehr draus! Ich werde verrückt!*

Zu meiner Beerdigung musst du unbedingt eine weisse Krawatte tragen, denn das wird ein Freudentag sein

Fast wie um darzulegen, wie Todessehnsucht und Wille zum Leben gleichzeitig auftreten können, so geschah nur wenige Tage danach das Folgende: Aus dem Frührapport mit den Krankenschwestern, Pflegern und Kollegen liess Christian mich dringend zu sich rufen. In Panik zeigte er mir am linken Vorderarm ein paar kleine rote Stellen, die ihm zuvor noch nicht aufgefallen waren. Und in dieser Minute wollte er von mir wissen, ob diese Flecken gefährlich seien oder nicht?

Der Mensch ist am Rand des Lebens häufig fasziniert von der Erlösung und zugleich gequält in der Angst vor dem Loslassen. Manche Maler stellten den Totentanz voller Schrecken dar, und doch mischten sie gelegentlich auch Koketterie in ihre Bilder, wie besänftigende Zeichen von fröhlicher Hoffnung. Die Snowboarder von heute schwingen über steile Tiefschneehänge, innen wahrscheinlich jauchzend und ohne Gedanken an Todesgefahr – oder doch? Ein Vergleich mit Christian ist kaum erlaubt. Denn er litt an einem elenden, kranken Körper und einer übermüden Seele. Er hatte seine Lage nicht selbst ausgewählt. Und doch dauerte sein Lebenswille lange, lange, lange.

Immer wieder erlebte ich im Sune-Egge die Wahrheit der folgenden Fabel von Lafontaine, welche eine uralte und vielfach durchgelittene Erfahrung schildert:

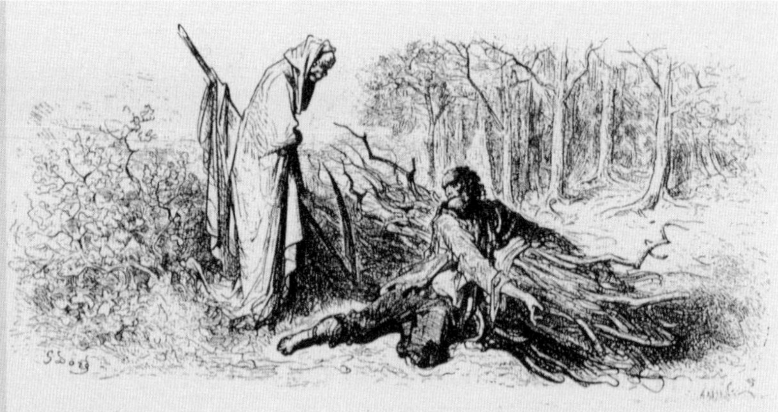

Der Tod und der Holzsammler

Ein armer Reisigsammler, tief gebeugt desgleichen
von seinen schweren Bündeln und der Last der Jahre,
ging ächzend, müden Schrittes hin mit seiner Ware
und suchte die verrauchte Hütte zu erreichen.
Als schliesslich er vor Müh und Schmerz nicht weiter kann,
legt er sein Bündel ab und denkt ans Unglück dann.
Was machte Freude ihm, seit er auf dieser Welt?
Gibt's einen Ärmern noch, hier unterm Himmelszelt?
Oftmals hat er kein Brot und niemals irgend Ruh.
Sein Weib, die Kinder, Kriegsdienst, Steuern noch dazu,
die Gläubiger und ihr Gehaben,
dies alles macht zum Abbild ihn des Unglücksraben.
Er ruft den Tod, und dieser eilt sogleich herzu
und fragt ihn, was zu machen wär'?
„Hilf mir," sagt er, „dies Holz im Nu
auf meinen Rücken packen. Dir wird dies nicht schwer."

Der Tod lässt uns das Heil erwerben.
Und dennoch wollen wir nicht fort.

Viel lieber leiden hier, als sterben,
dies ist der Menschen Losungswort.

Chefvisite im Sune-Egge

Am 30. November 1993 kam Dr. Wettstein mit allen Kollegen des Stadtärztlichen Dienstes wieder einmal in den Sune-Egge. Mit Christians vollem Einverständnis stellte ich den Ärzten unseren Patienten vor. Nach einer Einleitung über Vorgeschichte, Persönlichkeit und jetziges Zustandsbild (Befinden, Labor und Hirntomogramm, welches eine klassische Toxoplasmose zeigte) wurde Christian von einer Krankenschwester zu uns begleitet. Die Kollegen waren auf eine eindrückliche Begegnung vorbereitet und sassen erwartungsvoll auf den blauen Stühlen unseres Rapportzimmers. Links auf eine Schulterkrücke gestützt und rechts mit einer grossen Bibel unter dem Arm trat Christian ein – wie ein bedeutender Schauspieler, der sofort die Bühne beherrscht und der in seiner Person das Schicksal vieler Menschen darstellt. Wortlos blieb er in der Zimmermitte stehen, musterte der Reihe nach jeden der Anwesenden mit seinem durchdringenden Blick, mit dem gleichen, ob er unseren Chef Wettstein oder eine Unterassistentin aufs Korn nahm. Die Stille hatte etwas Bedrängendes an sich und tat fast weh. Dann verzog Christian sein Gesicht langsam zu einer mühsamen Rede und sagte: *Ihr müend gar nöd so blöd luege, ihr Herre Ärzt. Ich bin do, wil de Walter gseit het, ich söll cho. Jetzt chönned ihr eueri Frage stelle –*
Stille …

Nach einer geraumen Weile fand Dr. Wettstein den Kontakt zum Patienten, und es entspann sich ein Gespräch, das in die Realität und Tiefe von uns allen führte. Der Übermittler der kaum zu vergessenden Botschaft – mit und ohne Worte – war an diesem Nachmittag der 34-jährige Kranke.

Das tägliche Üben des Lebens

Wie der treue Priester jeden Tag sein Brevier liest, so hatte Christian es sich zur festen Gewohnheit gemacht, am Morgen zur gleichen Stunde und nach einer bestimmten Folge biblische Texte zu meditieren, auf deutsch, lateinisch und griechisch. Er allein hatte sich eine solche Ordnung zurechtgelegt, er allein unter den fast zweitausend hospitalisierten Patienten, die zwischen 1991 und 1998 im Sune-Egge behandelt wurden. Christian hatte für seine Andacht eine fixe Stunde, die wir in der Visitenordnung respektierten. Trafen wir ihn doch noch am Meditieren, so darum, weil er an diesem Tag länger las und betete als sonst.

Abgesehen von den erwähnten Stürmen hatte Christian ein zartes und beinahe bewundernswertes, aber doch ein verletzliches Gleichgewicht gefunden zwischen Verzweiflung und Glaubensgewissheit. Im Ganzen hatte er gelernt, seine Krankheit tapfer anzunehmen, wie ein anderer Patient mit einem Krebs oder mit einem amputierten Bein fertig werden muss. Solche Hinnahme kann schwierig sein und zu einer kaum zu bewältigenden zentralen Lebensaufgabe werden. Und wenn die Annahme einmal geglückt ist, so muss sie doch immer neu erarbeitet werden. Wie hatte er doch unzählige Menschen in Sorge, Angst und Not getrieben mit seiner elenden Sucht: Mutter, Vater, Geschwister, Freundinnen und Freunde. Weil Christian zäh und ehrlich an seiner Läuterung arbeitete – quer durch Freude und Absturz hindurch – so überzeugte er und wirkte wahr. Wenn er einen traurigen Menschen zu trösten versuchte, war sein Zuspruch nie billig oder angelernt.

Tobias

Alle, die Christian über viele Monate betreuten, glaubten ihn gut zu kennen. An einem Tag aber überraschte er uns mit einer völlig unerwarteten Bitte: *Jetzt will ich meinen Sohn Tobias sehen!*

Wir standen vor vielen Fragen: Wer ist Tobias? Gibt es ihn? Wo? Seine Mutter? Und wenn es ihn gibt, wann haben die beiden einander zum letzten Mal gesehen? Christian gab alle Antworten und wiederholte dringlich sein Anliegen: *Wenn ein Vater bald stirbt, so darf er seinen Sohn sehen!* Christian war mittlerweile ganz bettlägerig und voll pflegebedürftig geworden.

… ein Kind kann überraschend stark und tröstend sein, wenn es mit den Erwachsenen ihre Probleme oder auch die Trauer mittragen darf

Wie würde das Kind den Vater erleben, der nicht aufstehen, nicht geradeaus blicken, nicht ohne Stocken reden konnte und dem immer wieder der Speichel aus dem Mund floss? Wie würde der Sune-Egge auf Tobias wirken, wo so viele junge Menschen zu sehen waren, die rauchten, fluchten und sich manchmal nicht mehr aufrecht halten konnten, sodass ihr Kopf mit einem breiten Band um die Stirne fixiert werden musste an einer besonderen Nackenstütze des Rollstuhls? Und wie würde Tobias das Treppenhaus erleben mit dem Gedränge langhaariger Menschen und solcher, die ihre gestrickten Mützen tief ins Gesicht gezogen hatten? Und könnte er begreifen, dass wieder andere auf den Treppenstufen sitzend eingeschlafen waren? Würde Tobias neben all den bedrängenden Eindrücken entdecken, dass an den Wänden im Treppenhaus neben den düsteren auch schöne, helle Bilder hingen, die unsere Patienten gemalt hatten? Und was würde der Bub empfinden in unserem engen Lift, dessen Boden dicht übersät war von braunen, eingebrannten Strichen, überall dort, wo eine brennend weggeworfene oder aus einer schwachen Hand gefallene Zigarette langsam verglüht war? Wird Tobias einen Schock erleiden? Wird seine Mutter einverstanden sein? Es gab Argumente für und gegen den Besuch des Kindes.

Glücklicherweise setzte Christian seinen Willen durch. Ein blondlockiger, munterer, etwa siebenjähriger Knabe kam das erste Mal an der Hand seiner Grossmutter, später mehrmals mit seiner Mutter und noch später sogar allein in den Sune-Egge. Tobias brachte farbige Zeichnungen mit, die neben dem Bett seines Vaters aufgehängt wurden. Er plauderte viel, und Christian hörte begeistert und lieb zu und sah den Sohn mit Freude an. Was die beiden erzählten, weiss ich nicht, aber sie hatten eine gute Zeit miteinander.

Tobias hat bewiesen, wie verständig und tragfähig ein Kind sein kann, wenn es Ehrlichkeit spürt. Das ist bekannt, und trotzdem wird es immer wieder vergessen: Ein Kind fühlt sich allein gelassen und nicht ernst genommen, wenn die Grossen es aus falscher Rücksicht ausschliessen vom Schweren. Es spürt dieses ohnehin und leidet in seiner Einsamkeit noch mehr. Ein Kind kann überraschend stark sein, wenn es mit den Erwachsenen traurig sein und ihre Probleme oder auch die Trauer mittragen darf.

Und ein Kind kann wunderbar trösten. Tobias wurde jetzt die hilfreichste Kraft für das Befinden seines Vaters. Er schenkte Christian eine neue Bedeutung und Aufgabe: Vater sein – nicht nur Patient!

Abschied

Endlich kam wirklich die letzte Zeit. Die besorgte Mutter mit ihrem verständigen zweiten Ehemann war nun häufig bei ihm, ebenso Christians Vater und die teilnehmenden Geschwister, immer wieder auch Tobias und seine Mutter. Diese Familie hatte sich nicht um ihren drogenkranken, schwierigen Sohn und Bruder gedrückt, aber was konnten sie tun, solange Christian sie in seiner Sucht entschlossen ablehnte? Und später, was konnten sie bewirken gegen das Verhängnis der Krankheit?

Nach traurigen Jahren allseits durchgelittener Einsamkeit war jetzt wieder Begegnung möglich, hie und da ein ausgetauschtes und verstandenes Wort, immer die warme Berührung. Trotz Tränen war das eine unsäglich grosse Erleichterung für alle.

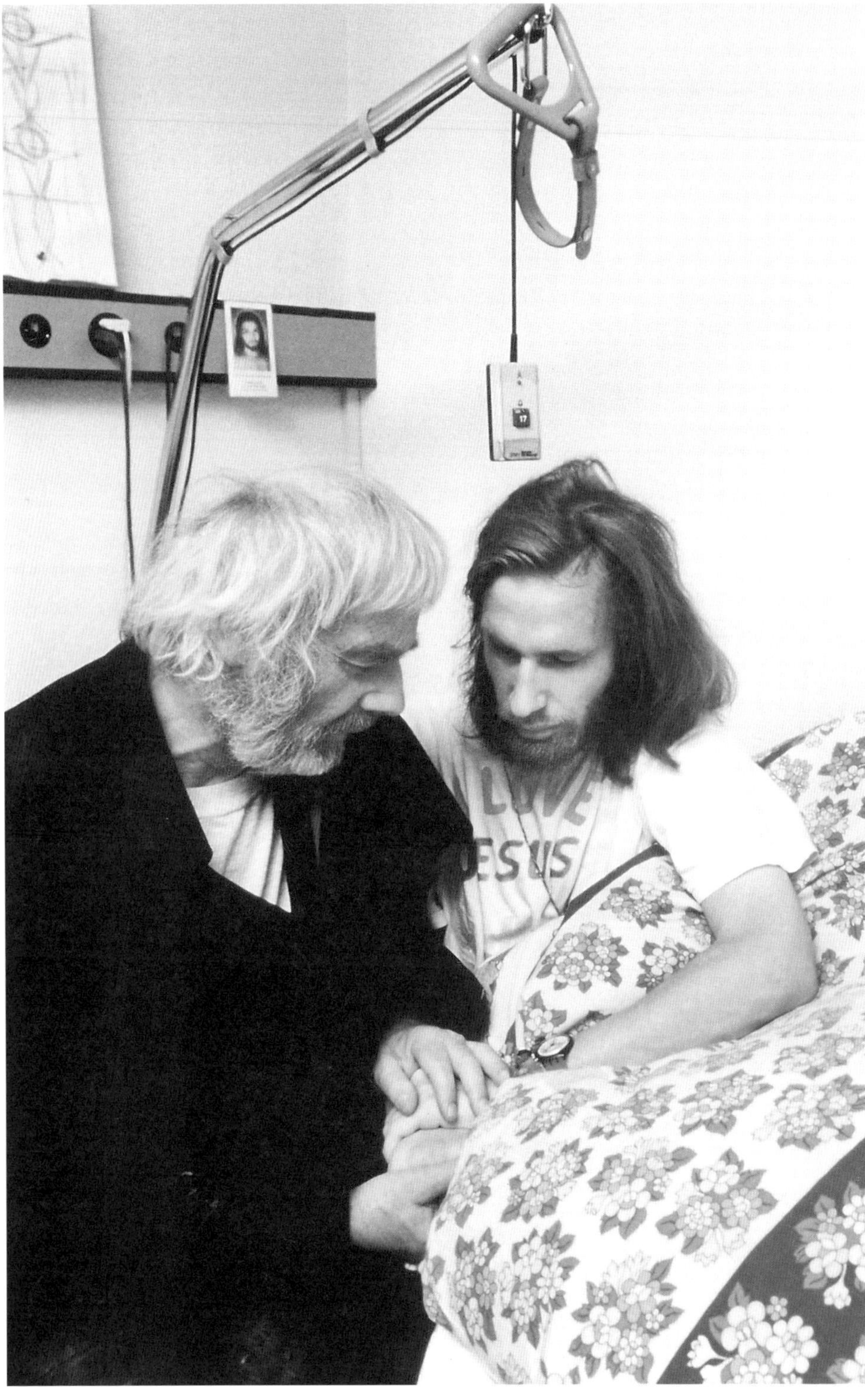

Pfarrer Sieber kannte Christian seit Jahren von der Gasse her. Als unser Patient dann krank geworden war und immer häufiger im Sune-Egge auftauchen musste, begegneten die beiden einander wieder, in der Anfangszeit meistens nur kurz im Treppenhaus, wenn Christian missmutig und scheu zur Sprechstunde hinaufstürmte, um sich ein Spritzengeschwür verbinden zu lassen und um danach sofort wieder zu verschwinden, zurück auf die Gasse.

In die Cafeteria ging Christian wie andere Einzelgänger erst, als er hospitalisiert werden musste. Jetzt traf er den Pfarrer dort wieder, im Gespräch oder in der Andacht am Donnerstagmorgen. Nachdem Christian schliesslich ein Zimmer im 3. Stock bezogen hatte, war Ernst Sieber öfters bei ihm.

In diesem 3. Stock übrigens hat Christian 58 (!) aidskranke Frauen und Männer gekannt, die vor ihm starben. Bis wenige Monate vor seinem eigenen Tod hat er an allen Abschiedsandachten teilgenommen. Dann konnte er nicht mehr und entschuldigte sich: *Ich mag nicht mehr dabei sein. Alle dürfen sterben, nur ich nicht.*

An einem seiner letzten Tage war ich mit Ernst Sieber gemeinsam bei ihm. Der Pfarrer hatte Christians Hände in den seinen und betete mit ihm das Unser Vater. Am Schlusss, an der Stelle des Amen, sagte Christian deutlich: *Absolut.*

Am Ostermontag, den 4. April 1994, ist Christian im Sune-Egge gestorben. Die Urne wurde am sonnigen Nachmittag des 8. April auf einer Waldlichtung des Friedhofs Zürich-Fluntern beigesetzt. Pfarrer Sieber hielt die Abdankung, und ich sagte auch einige Worte – mit weisser Krawatte. Besonders eindrücklich hat die Mutter gesprochen:

Lieber Christian,
mein geliebtes Kind,

Nun darf ich – soll ich – zu unserem Zusammensein, zu deinem irdischen Abschied, die Spuren deines Lebens hier auf Erden aufzeichnen.

Die äusseren Daten sind ja nur Rahmen für deinen Weg; dieser war menschlich gesehen kurz – vor Gott aber erkämpft, erfüllt und vollendet.

Du bist nach unserer Julia Katharina als Zwillingsbruder von Marco am 16. November 1959 geboren. Marco war schneller (15. November). Du musstest zum Leben „erweckt" werden … Dann hat man mich nach deinem Namen gefragt, denn ich wusste ja nicht, dass ich noch ein zweites Kind in mir trug. So sagte ich „Christian", vielleicht als ein Zeichen …

1962 kam David; er war dein Bewunderer, später Kamerad, Freund, immer für dich ganz da, bis zu deinem letzten Atemzug.

1966 kam unsere Mariella dazu; du hast ihre besondere, sensible Art sofort verstanden und warst ihr ein gütiger Bruder dem Herzen nach.

Überhaupt deine Herzlichkeit, dein Gerechtigkeitssinn, deine Liebe zu allen Geschöpfen, seien es Schnecken, Regenwürmer, die du am Wegrand gerettet hast, zeichneten dich aus. Du warst ein Heimwehkind, von jedem Besuch oder Ferienort wolltest du heim.
In der Schule habt ihr manche Streiche gespielt, du und dein Bruder Marco als eineiige Zwillinge. Wie glücklich warst du, als du Gitarrenstunden nehmen konntest. Deine Begabung zum Zeichnen und Malen half dir, vieles zu verarbeiten.

Anschliessend kamt ihr, du und Marco, ins Literar-Gymnasium Rämibühl, wo dein Weg dann eine andere Wende nahm. Du kamst mit Drogen in Berührung, und deine überaus grosse Freiheitsliebe, dein Drang und deine Empfindsamkeit und ebenso deine Suche nach besonderer Geborgenheit fanden hier eine „scheinbare" Erfüllung …
So verliert sich der Faden, viele Jahre; immer wieder kamst du, gingst du; mit grossem Willen wolltest du da raus.

Gleichzeitig erlebtest du Engelsschutz in reichem Masse, Hilfsbereitschaft und Liebe von vielen Mitmenschen … und als besonderes Geschenk bekamst du einen Sohn.

In den letzten Jahren im Sune-Egge fandest du das, was du immer suchtest, innere Heimat. Du wurdest ein Vorbild im Tragen und Erleiden, ein Helfer für andere Kranke und Sterbende – für uns ein starker Bruder, ein liebender „Christian".

Mein lieber Sohn Christian, ich danke dir für diese letzte Zeit des gemeinsamen Reifens – du bleibst mein, unser Teil.

Auf Wiedersehen
Dein Mami

Viele Menschen waren zu diesem Abschied versammelt: die Familie, Freundinnen und Freunde, Mitpatienten und Angestellte aus dem Sune-Egge, Leute von der Gasse – lauter Menschen, die Christian gekannt, geachtet, geliebt hatten und die ihn nicht vergessen werden.

Ein Patient schreibt seiner Mutter einen Abschiedsbrief

M.Z. war ein einfacher, friedlicher Mann. Er wirkte kindlich, zeigte nach aussen kaum Initiative. In seinem Inneren bewegte er gewiss viele Gedanken. Im Atelier des Sune-Egge malte er Dutzende farbiger Bilder, meistens mit geometrischen Mustern von erstaunlichem Einfallsreichtum.

Zwei Wochen vor seinem Tod übergab M.Z. seiner Mutter ein verschlossenes Couvert und sagte zu ihr, sie dürfe „diesen Brief" erst öffnen und lesen, wenn er gestorben sei. Die Mutter hat erlaubt, den Lebenslauf ihres Sohnes, den er ihr in Maschinenschrift übergeben hatte, ohne jede Veränderung und Korrektur zu veröffentlichen:

Ich M. Z.,

am 17.7. 1961 Sonntag geboren*

Man sagt "die Sonntagskinder haben Glück im Leben. Ich kann es nicht sagen. Mit vier wurde ich Krank. Kinderlehmung Langweilige Krankheit Mal in R. im Spital, mal in Zürich im Kinderspital, dann in T. in Kinder-Rehabilisationsheim. Es dauert menge Jahren bis ich wieder auf meine Beine konnte stehen. Einzig und allein meine Mutter steht zu Mir, dieser schwerer Zeiten. Die Familie von ihrer Seite lass Sie allein. Mein Vater verlässt die Familie mit den Worten: "Wir haben keine Krüppel in unsere Familia". und natürlich wegen anderen Frauen. Mutter müsste alles ganz alleine durchstehen, mit mir der kranke Bub und noch meinen drei Geschwistern. Aber es gelang Sie irgendwie, alles Beherschen ohne Seelische - und Finanzielle Hilfe. Sie arbeitet den ganzen Tag, Weiterbildung und noch Haushalt führen. Zeit hat Sie auch genohmen jeder Wochenend Mich zum besuchen. Natürlich nicht allein sondern mit meiner Geschwister. Wo hat sie Ihre Kräffte gehabt??? da fragte ich in spätere Zeit. Ich habe Sie immer bewundert. Ich habe Sie immer sehr geliebt, sher gern gehabt.

Ich machte die Schule in die Spitälern. Mehr oder weniger geht es Gut. Nach viele Medizinischebehandlungen, Operationen, Therapien ging es Mir besser. Mit 13 Jahre fang ich, nach mehr als neun Jahre liegen, mit hilfe den Thomasbügel laufen lernen. Mir geht dieser Zeit ein Stern auf. Hoffnung das ich jemals wieder laufen kann. Noch mehr Therapie, kein Medikament.

Zehn Monaten später kann ich ohne Hilfe laufen, Meine Mutter weinte mit mir zusammen von Freude. Ich kann in die normale Schule. Später eine Lehrstelle in B., als Metzger. Ich habe die beste Abschluss. Noch zwei Jahre bleibe ich dort, dann kam ich nach Hause: Von Hier aus gehe arbeite Ich in P.

Kennenlerne meine Freunde, Freundine. Ziehe aus von zu Hause. Damals war ich erst 22 jahre alt. Ich müste aufhören bei Metzgerei arbeiten weil mein Haut konnte die ständige fäuchtigkeit nicht wiederstehen. Von Metzgerei wurde ich Eisenleger. Neue Arbeitsplatz, neue Freunden. Viel verdienst. So rutschte ich von rechtem Weg in die schlechtere Seite. Ich fang an zu trinken. Bier. Während der Arbeitszeit, immer mehr und mehr. Dan probierte ich die Droge aus. Es gefällt Mir. Meine Kollegen sind auch auf diesen Weg gelaufen, warum soll ich etwas anders machen. Meine Freundin verlässt Mich, wegen einer Andere. Was soll ich allein in einer Wohnung. Mutter nehmt mich zu Sich. Ich bin schon in tiefen Grund dieser Zeit. Alkohol, Drogen. Dan wieder zusammen mit Freundin. Aber uns beide geht Berg ab. Mutter hilft uns mit Kleider, Esswaren und was wir noch brauchten. Sie gab aber keinen Rappen Uns. Sie müsste arbeiten für Sich selbst und für uns zwei. Mein Bruder wurde Arbeitslos. Sie besteuerte Seinen Unterhalt auch dürfte Er bei Mutter Wohnen. Wie machte Sie es??? Woher hat Sie so viel Kraft??? - ohne ein Wort zu Klagen.

Aber dan verliest Sie Ihre zweite Mann wegen eine Andere Frau. Schuld daran Ihre Schwägerin L. Sie Klagt nie! Ganz allein, verlassen! Mein Bruder findet Arbeit, zieht aus. Mutter wird mit Augen operiert, dan mit Tumoren. Besuchte nur ich in Spital, von vier Kinder. Dan werde ich sehr Krank. Die Alkohol, weil jetzt habe ich keinen Drogen gehabt seit 1987; die vilen Whyski, Schnäpse unsw. mein Leber befallen. Lang legte ich in Koma. Mutter halt wieder zu Mir und tröstet. Nach aufenthalt in Spital R, wo ich geboren bin, kam ich nach Z. Hier die Aerzte sind sehr gut, Pflegerinne und Pfleger sind sehr nett. Hilfsbereit. Mit meinem Leberzirrhose werde ich nie mehr gesund. Dazu kommt das ich das AIDS habe. Ich mache keine Vorwürfe. Ich

Beschuldige Niemanden. Ich bin Schuld an meinem Krankheit und nicht meine Mutter wie meine Grossmutter es behäuptet. Sie kümmerte mit uns Enkelkinder nie. Mutter verbringt ihre frei Zeit immer bei Mir. Wir machen lange Spaziergänge wenn es geht. Wenn nicht sitzt Sie neben Mir und spricht zu Mir. Ihre Augen sind voller Trene. Aber Sie Klagt wieder nicht. Ich bewundere Sie Immernoch. Ich danke Sie Ich danke Alle die mir die letzten Wege Begleiten, mich Besuchen. Ich dürfte paar Tage bei Mutter zu Hause verbringen. Wir gehen nach B. Ich war richtig aufgestellt an diesem Tag. Dan waren wir in Rapperswil, Tessin, Wallis. Dan abe wurde ich sehr Müed. Ich müsste wieder zurück in "Sonnegge". Seit dem, Liege ich wieder Hier. Beträuet von Aerzten und Pflegerinnen und Pfleger, Mutter kommt öfter zu Mir. Mein Vater war auch hier aber er ist immernoch so istwie Frühner. Jetzt schlägt Er die jetzige Frau und frühner meine Mutter geschlagen. Arbeiten hätte er nie gern gehabt. Oh, ich möchte gerne noch etwas Machen. Ich war nie Faul. Ich habe gern gearbeitet, aber meine Kraft lässt nach. Ich bin Eifach Schwach geworden.

Ich habe die Frieden gefunden. Nicht nur meiner Freunden, Gute Bekannten, meine Freundin Monika die ich immer noch von herzen Liebe und sehr Gern, auch die Anderen die nicht zu mir geständen die mich Verachtet, wie Grossmutter, Onkle G., Tante L., mein Vater wunsche ich alles Gute auf die Erde. Die Ich Beleidigt, Verfluchet, bitte ich alle zum Verzeichung.

Mutter Ich bitte Dich; Mich, für meine Lebensart verzeichen. Ich Liebte Dich in meinem ganzen Leben!. Was Ich gemacht, kann Ich nicht mehr Rückgängig machen. Mami Du hast die meisten Geleidet. Du Hast die Grössten Last getragen und Du bist für Mich immer da gewesen. Ich danke Dier von Herzen. Keine bessere Mutter gibt in dieser Welt wie Du.

Danke und wieder Danke! Ich bitte meine Bruder G., meine Schwestern I. und E.; Lasset Ihr dieser sehr gute Frau nicht allein und nicht im Stich. Zeigt Euere Liebe. Unsere Familie steht nicht zueinander. Sehr Schade! Aber ich bitte Euch, tut alles daführ, dass Sie nicht so viel allein gelassen wird. Wenn mal alle Faden zeriesset zu Ihre eigene Familie haltet Ihr meine Geschwistern mit Mutter zusammen. Danke!

Dr. Munz; Ich danke Ihre Mühe mit mir. Alle Pflegerinnen und Pfleger ein Dankeschön! Ich war nicht immer brav. Es war nicht leicht gewesen Mich zum Behandeln, mich zum pflegen. Ich hoffe, die bleibt so schön, oder wird noch Schöner sein, wie bisher.

Das war meine Geschichte. Ich war ein Sonntagskind aber mein Leben war nicht Sonntaglich gewesen. Volle Leidenswegen. Ich, wenn ich könnte etwa 18 Jahre zurück drehen, neu Anfangen, vielecht werde den Gleichen Fehler machen.

Ich wünsche eien Erdbestattung, In R., wo ich geboren bin, wo ich Gelebte, Wo meine Freunde auch leben. Ich wünsche nur eines das Mich nicht alle vergessen. Danke für alles, in erstens der lieben Gott, meine Mutter, und alle die zu Mir, in meinem Lebensweg begleitet.

Bilder aus dem Sune-Egge

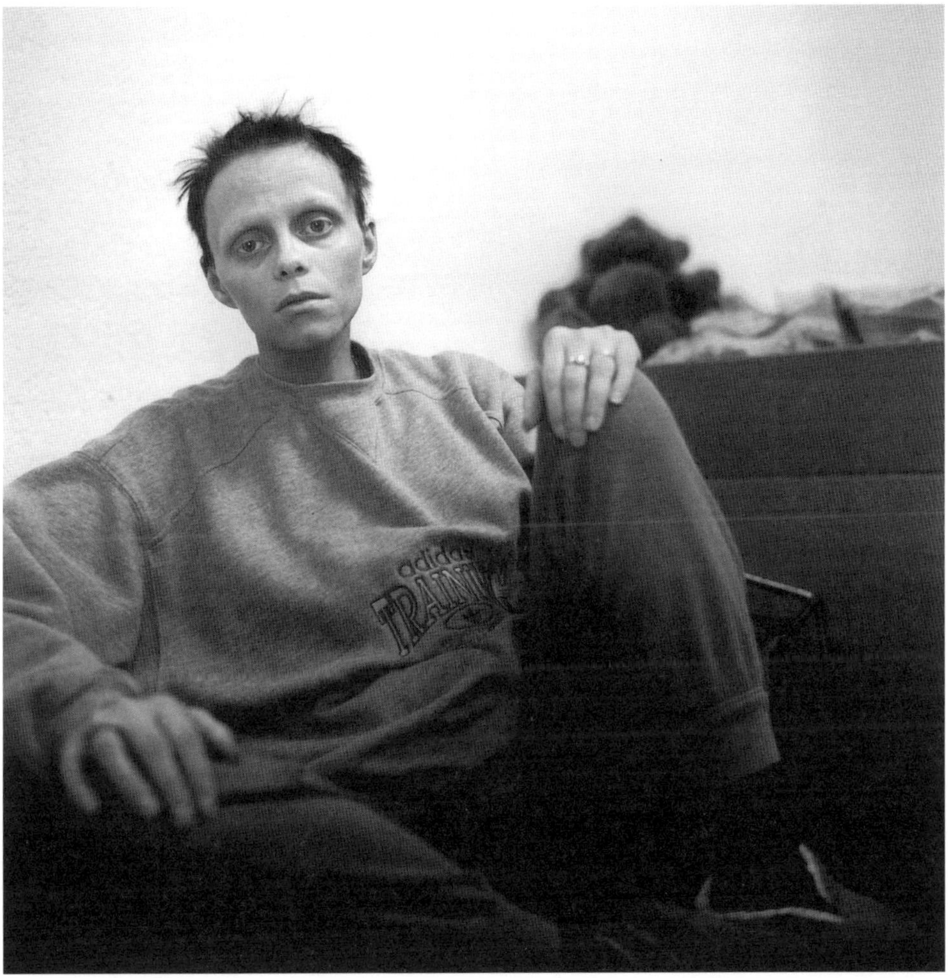

Eveline hatte drei Kinder allein zu erziehen, weil ihr Mann trank und sich Heroin spritzte. Er half ihr nicht in der elterlichen Arbeit und Verantwortung, hängte Eveline aber das Aids an. Als die tapfere Mutter schliesslich auf den Sune-Egge angewiesen war, musste sie ihre Kinder an eine Pflegefamilie abgeben und danke sagen dafür. Es wurde ihr Trost in der Krankheit, dass alle drei miteinander das gleiche neue Heim bekamen, und dass die Pflegeeltern es zustande brachten, Eveline mit ihren Kindern von Zeit zu Zeit zu besuchen.

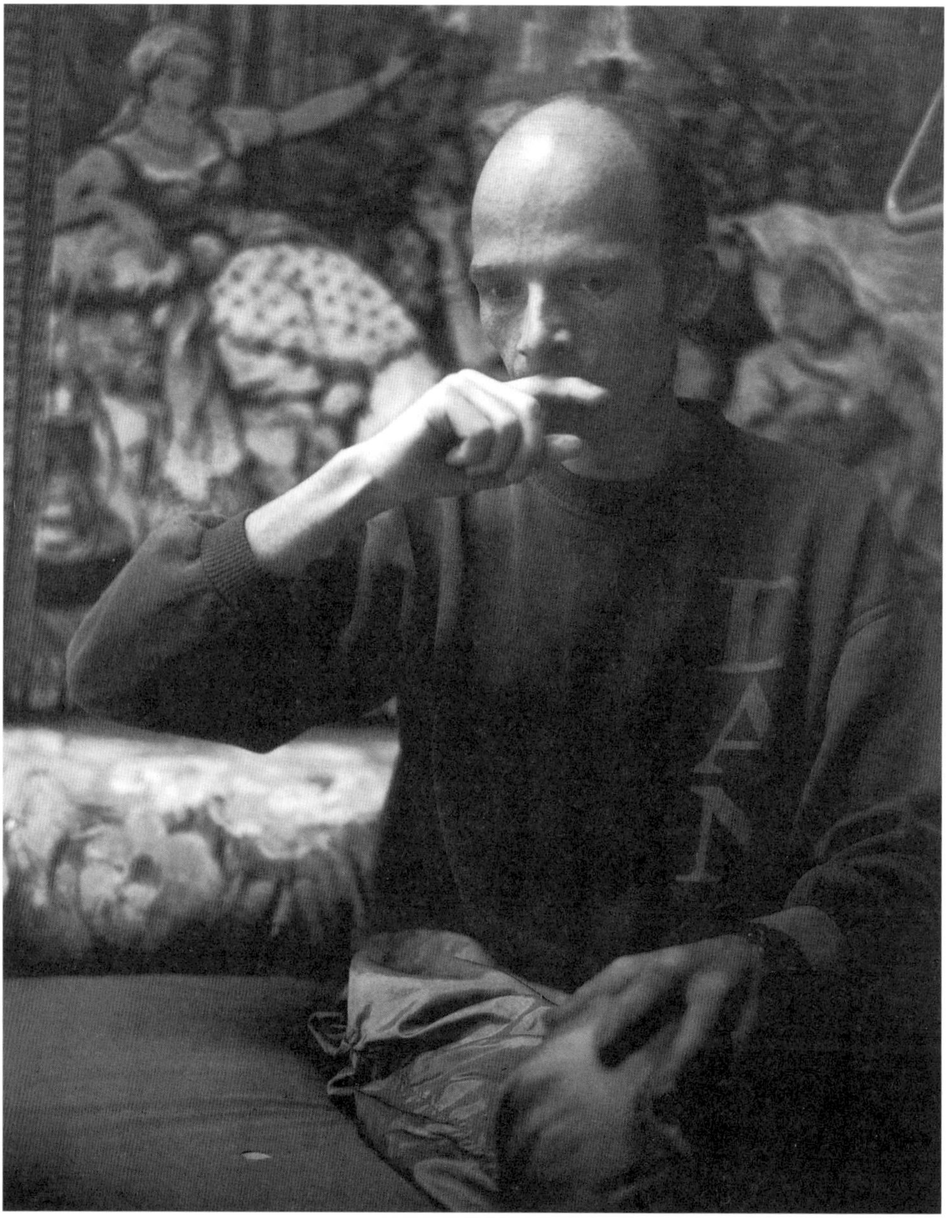

Hin und her hat Raimond seine Vergangenheit durchstudiert. Er suchte nach Gründen für seine Sucht und nach Entschuldigungen für sein Versagen. Bitter litt er an den Selbstvorwürfen. Täglich quälten sie ihn. Und jedes Mal nahm er sich vor:

Der letzte Absturz ist wirklich mein letzter gewesen!
Dieses Mal ist es ganz sicher!
Ich will neu anfangen … Ich muss neu anfangen …

Also jetzt verspreche ich es dir – nie wieder ein Knall!

Mit diesem Spruch, an den sie jedes Mal fest glaubte, war Sheila ähnlich wie Raimond. Sie war eine junge Frau, manchmal fast noch ein Mädchen. Ihr Vater stammte aus Algerien, die Mutter war Französin, und Sheila war in der Schweiz. Noch besass sie ihre körperliche Gesundheit und blieb lange Zeit HIV-negativ.

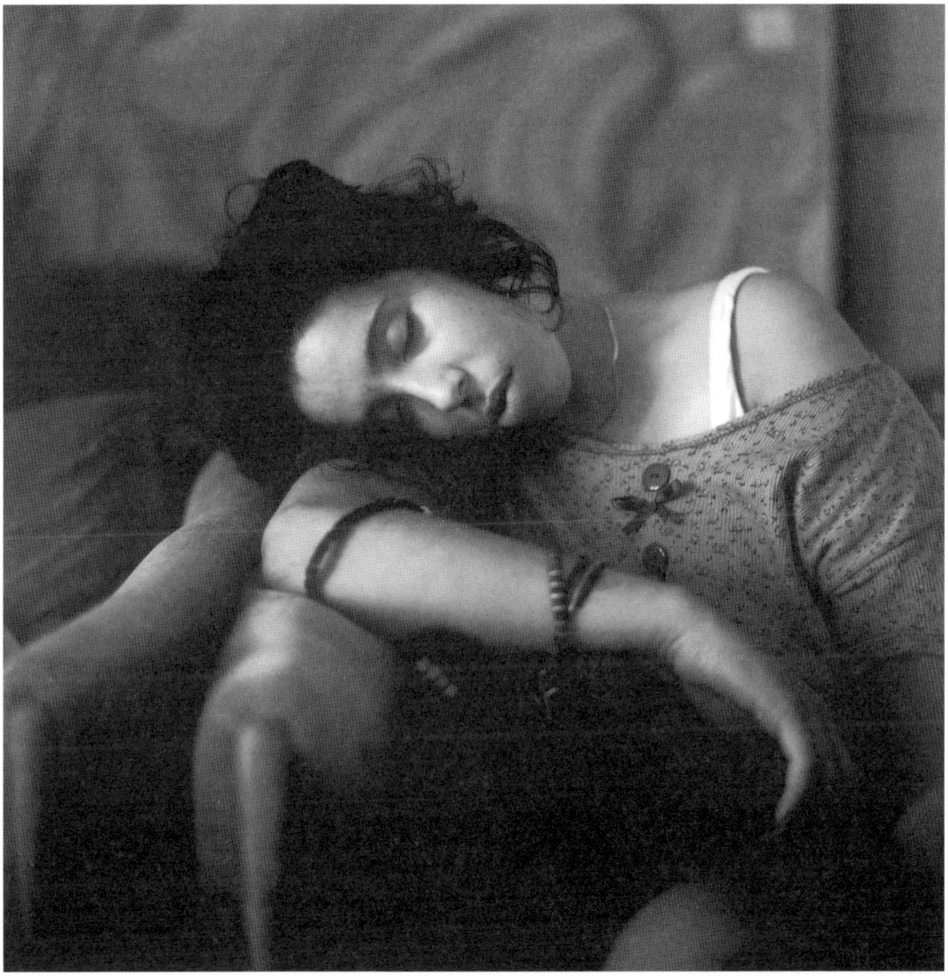

Von Zeit zu Zeit tauchte sie todmüde im Sune-Egge auf. Sie liess sich dann mühelos pflegen und einigermassen führen. Fast jedes Mal, wenn sie bei uns behandelt worden war, schrieb sie nachher einen Dankbrief. Hin und wieder musste sie im Frauenhaus von Zürich ihre Zuflucht nehmen und wohnte sonst meistens in Pfarrer Siebers Urdörfli, später sogar in seiner Theapiestation Sunedörfli. Ich habe Sheila aus den Augen verloren. Hoffentlich geht es ihr gut.

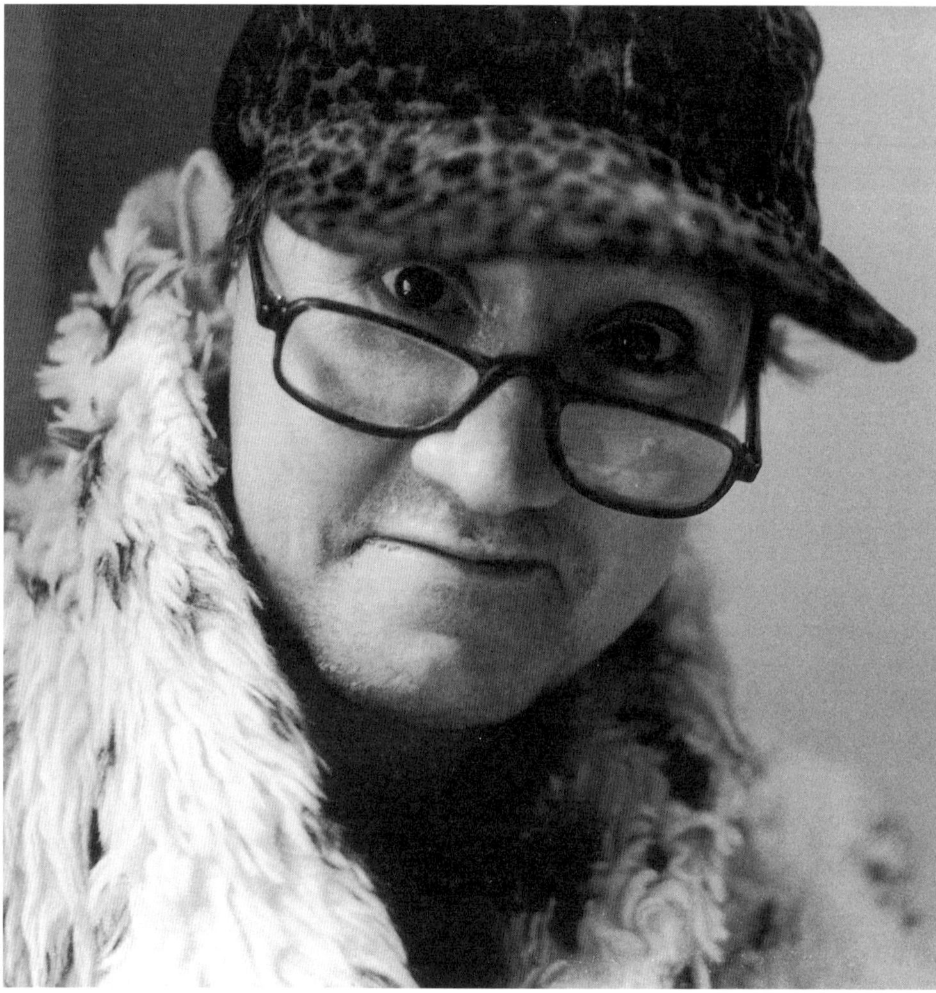

Toni empfing mich auf einer Krankenvisite so:
Hoi Vatter, du bisch en liebe, gell. Ich ha di gern! Ich grüsste ebenso freundlich zurück und fragte mich im Stillen unwillkürlich, was Toni wohl heute von mir wünsche. Die Fortsetzung seiner Rede kam sofort: *Vatter, gell mir dörfed im dritte Stock en Hasch-Club gründe!!* Der Sprachmelodie entsprechend gehörten zu seinem Satz zwei Ausrufezeichen, nicht ein Fragezeichen. Und auf Tonis strahlendem Gesicht war sogar ein leises triumphierendes Verlangen nach einem Lob zu spüren, das er verdiene mit so einer gescheiten Initiative.

Auf der nächsten Visite war Tonis Gruss etwas anders, doch ähnlich arglos, fast durchsichtig-rührend. An diesem Tag sagte er: *Vatter, du bisch en Arschloch, wil du gseit häsch, mir dörfed im Sune-Egge kein Hasch-Verein gründe.* Tonis unkontrollierte Offenheit hatte meistens etwas Entwaffnendes an sich.

Gewisse Zimmer im Sune-Egge waren voll Erinnerung an das frühere Leben des Patienten, voll Seele. Manche Kranken vom dritten Stock besuchten einander gern. Ging es ihnen ordentlich, erzählten sie mit leuchtenden Augen, sogar mit etwas Stolz: *Das war die Zeit als ich noch alles konnte.*

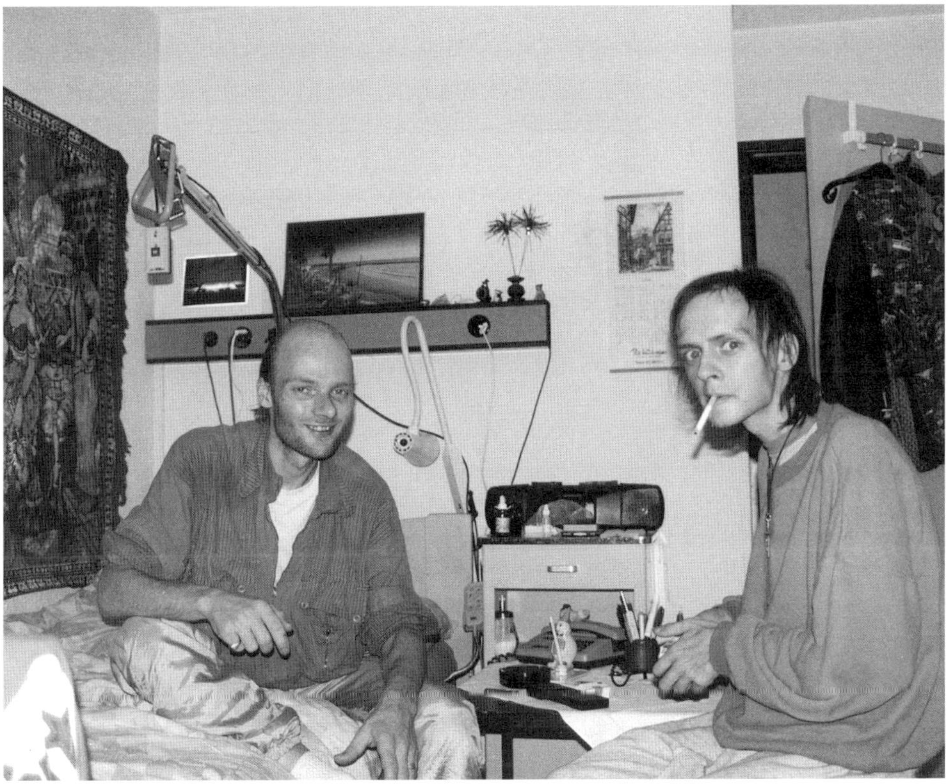

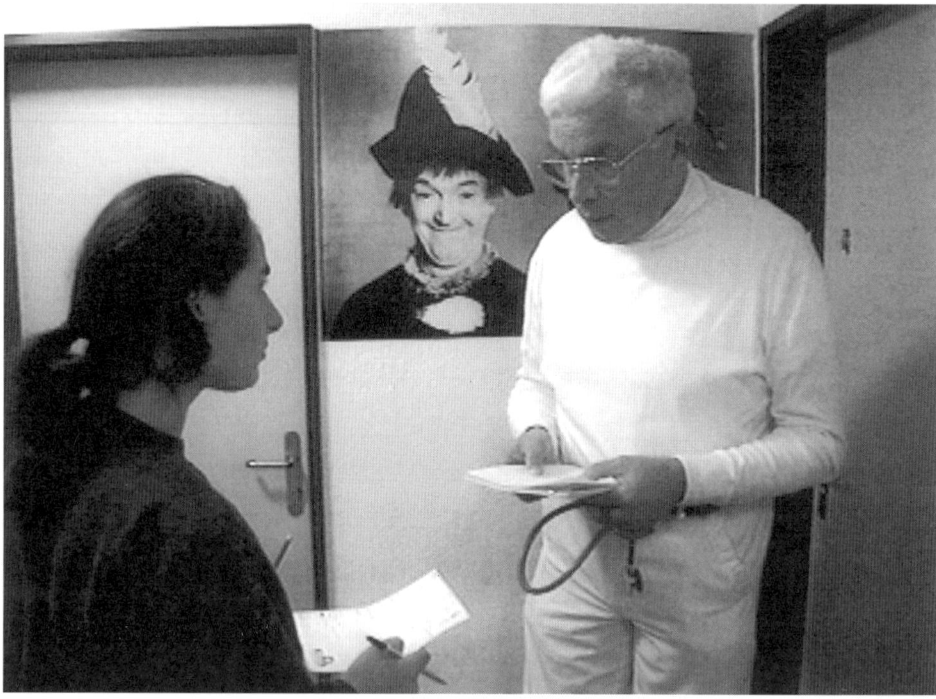

Gespräch zwischen Arzt und Krankenschwester vor dem Eintritt in ein Patientenzimmer:

– Maria – du siehst ihn den ganzen Tag … Was denkst du? …
– Können wir noch? … Wollen wir noch? …
– Oder ist es besser: Nicht mehr? …
– Was will der Patient? …
– Komm wir gehen hinein und reden mit ihm …

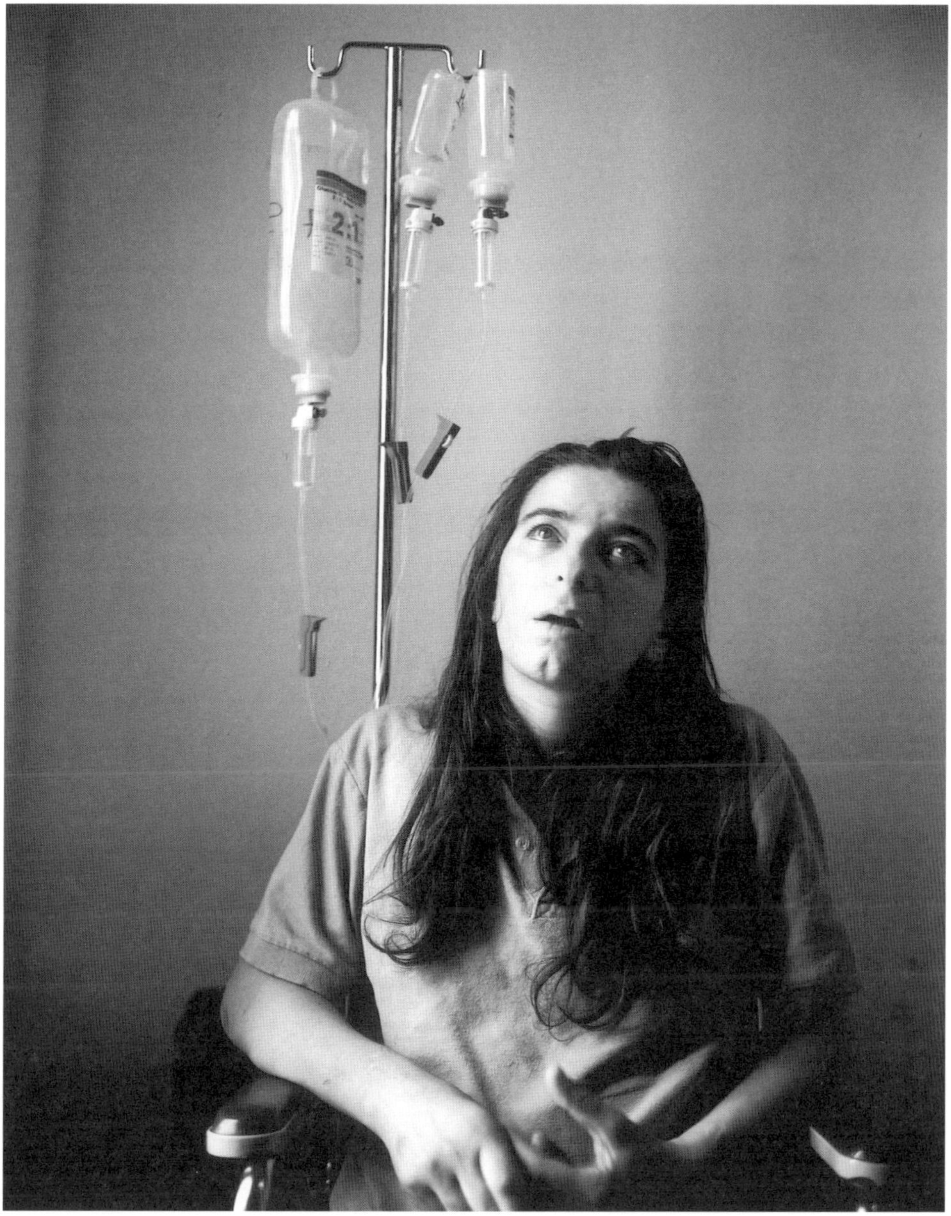

Marietta war eine zähe Stehauf-Frau. Viele Male war sie schwerstkrank im Sune-Egge und erholte sich doch wieder so, dass sie entwich oder entlassen werden konnte. Immer und überall floh sie, bei uns, aus anderen Hilfsstationen, aus grossen Spitälern und Gefängnissen. Aber sie brachte es nie weiter als in die „Freiheit der Gasse", welche ihr immer schwerer zusetzte. Wer etwas versteht davon, erkennt an Mariettas Armen eitergefüllte Beulen von unsauberen Injektionen – und die Narben ihrer früheren Spritzenabszesse.

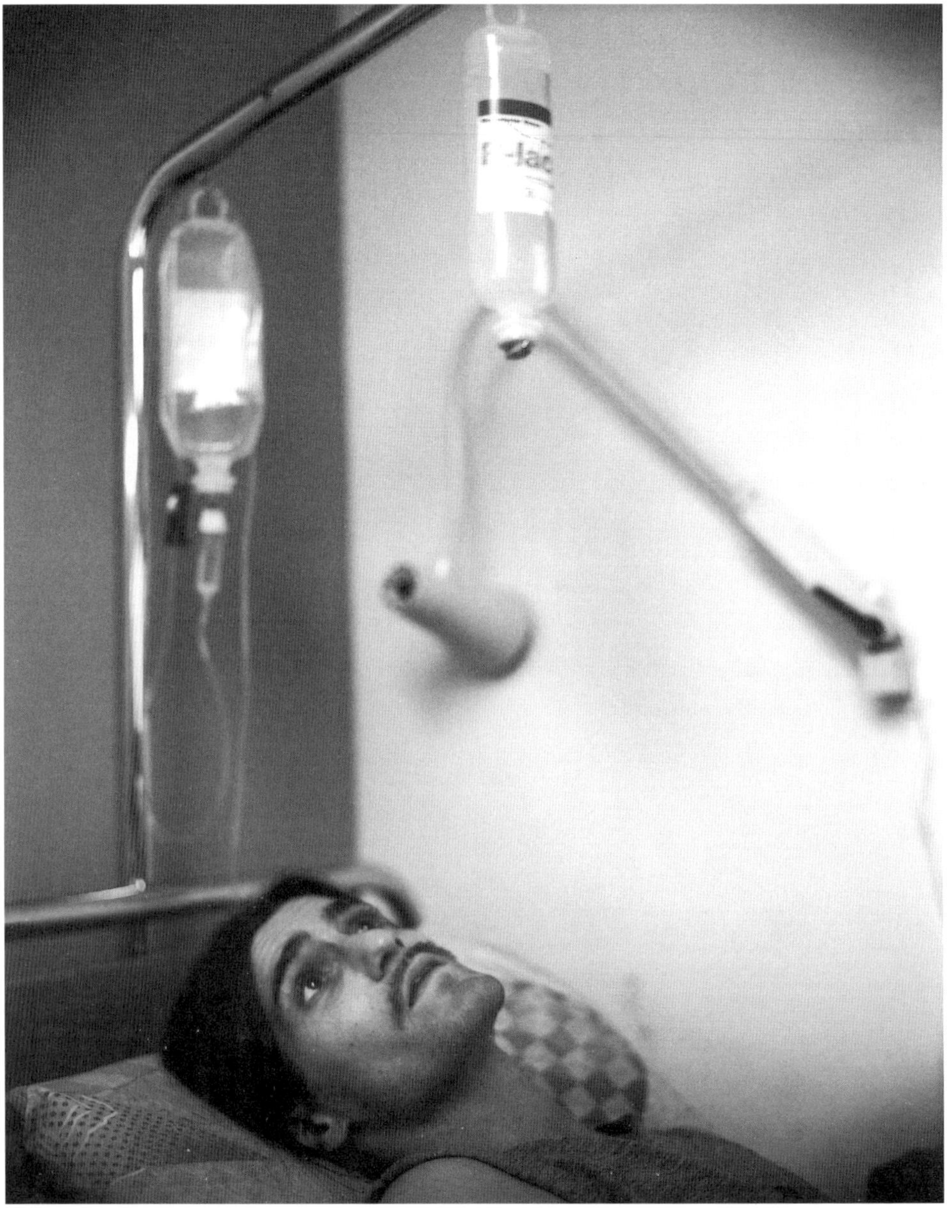

Der junge Hermann

Während der Behandlung schlägt die müde Erfahrung über seinen enttäuschenden Lebens- und Krankheitsweg über – in Hoffnung und in die Erwartung einer besseren Zukunft.

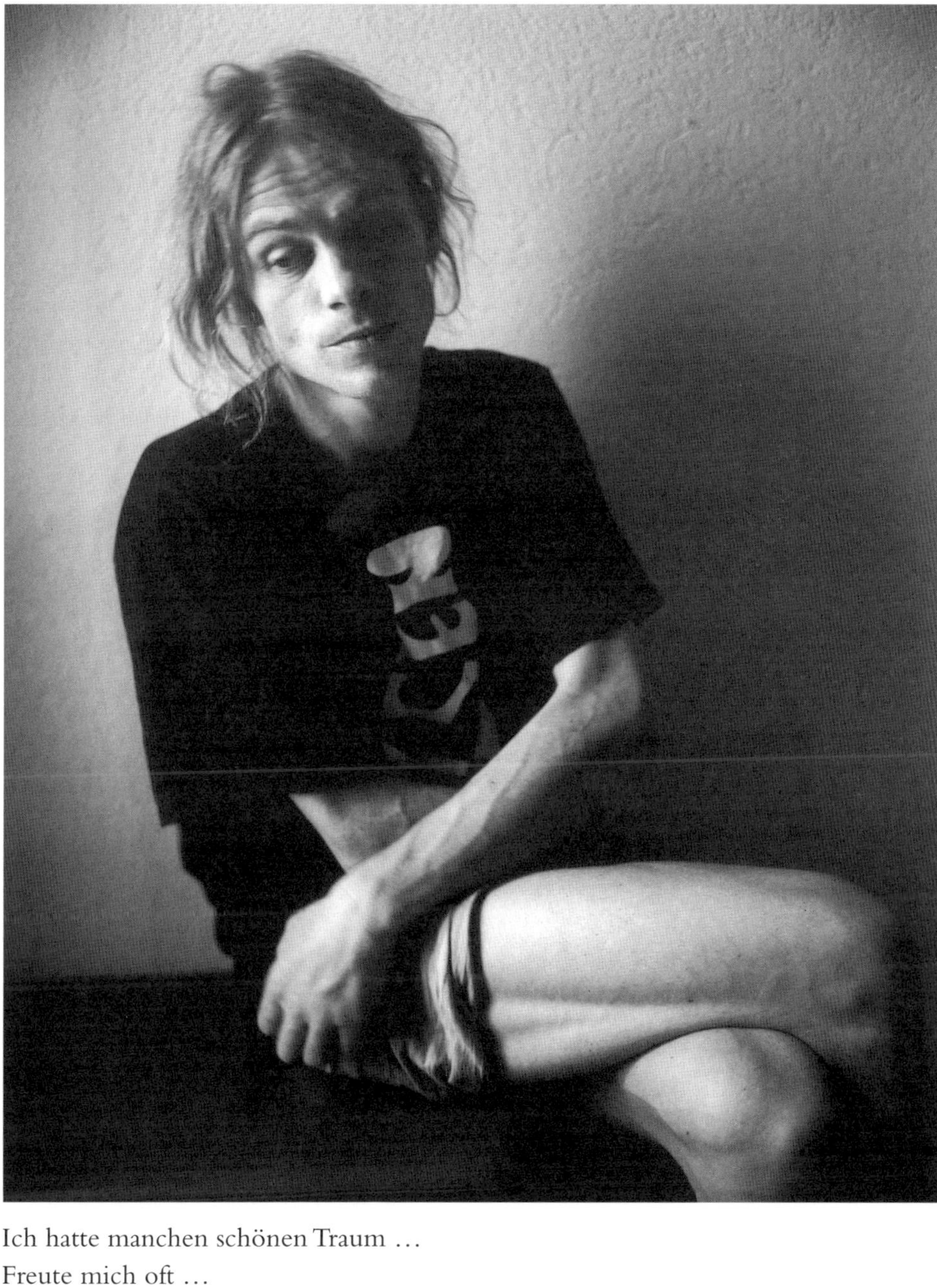

Ich hatte manchen schönen Traum …
Freute mich oft …
Habe vieles ausprobiert …
Wollte es immer allein schaffen …
Kam nicht weit …
Schade …
Ich bin selber schuld … Meine Kraft reichte nicht aus …

Eines der Kärtchen, die jeweils für ein paar Tage in der Cafeteria aufgestellt waren. Sie lehnten an der Wand, neben einer brennenden Kerze auf dem Sims des Kachelofens – zum Andenken.

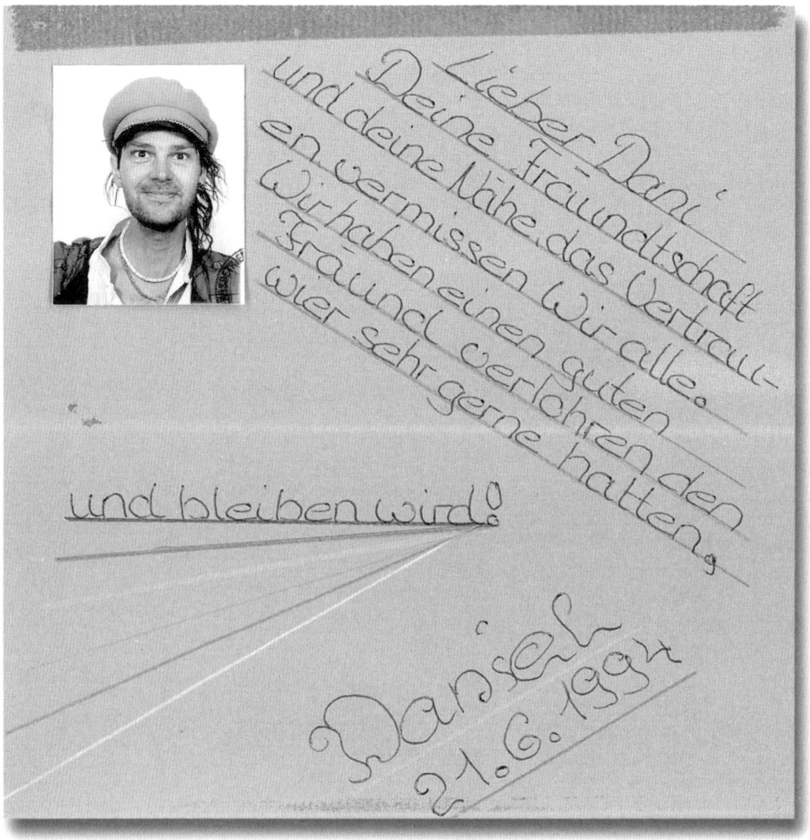
Lieber Dani
Deine Fräundtschaft
und deine Nähe, das Vertrau-
en vermissen Wir alle.
Wir haben einen guten
Fräund verlohren den
wier sehr gerne hatten,
und bleiben wird!
21.6.1994

Am Ostermontag des Jahres 1994 sind drei unserer Patienten gestorben. An diesem Tag waren alle entsetzt, die Kranken und wir. Jeder lebte und arbeitete still – wie ausser sich.

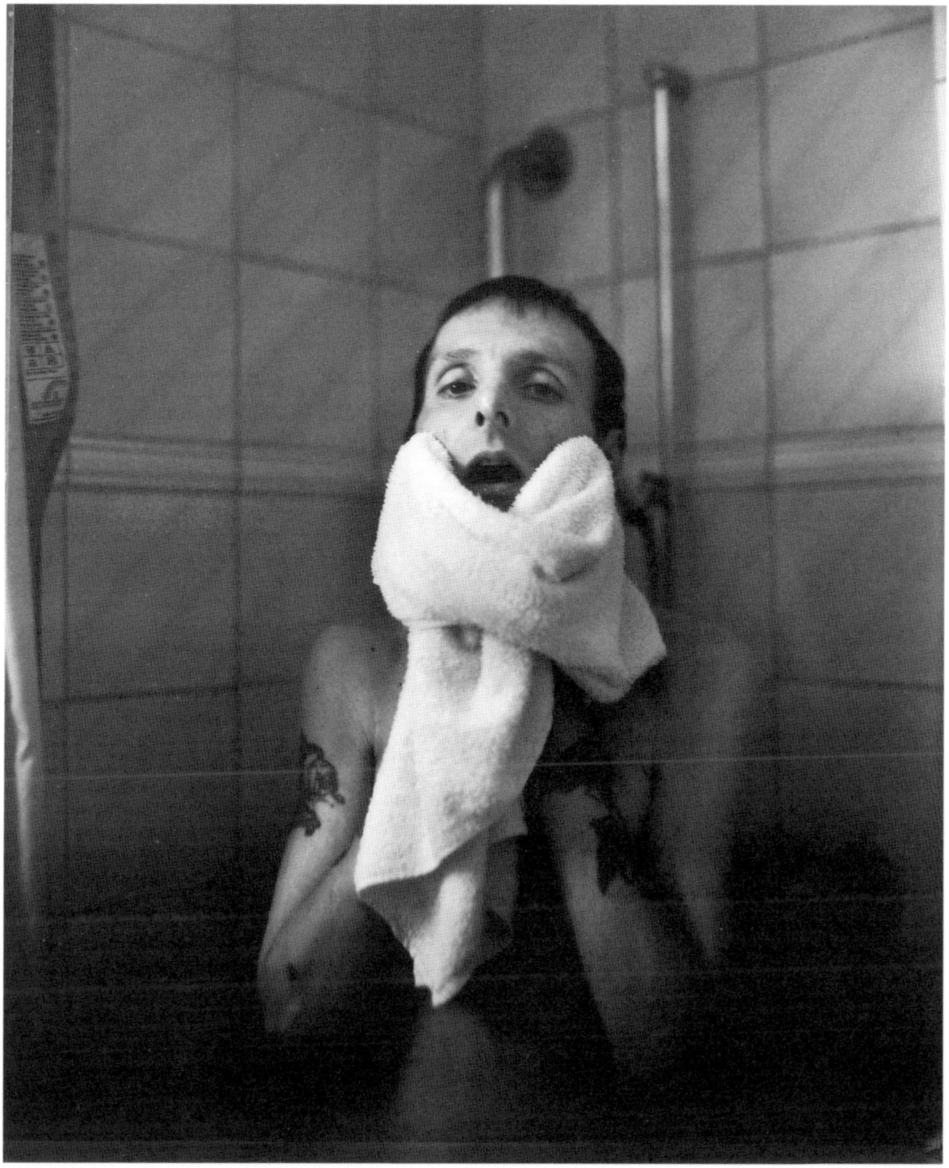

Seine drei Brüder waren schon vor ihm wegen der Drogen oder im Aids gestorben. Als letzter der Familie war Manfred auf dem gleichen Weg. Im Sune-Egge wunderte er sich immer wieder, wie schön das Leben sein könnte. Einmal malte er – über zwei Meter hoch – einen riesigen blühenden Baum mit einer strahlenden Lichtquelle mitten in seiner Krone. Manfred nannte sein Werk *Die Schöpfung* und fragte uns, ob wir das Bild auch so wunderbar fänden. – An einem anderen Tag entstand *Die schwarze Rose.*

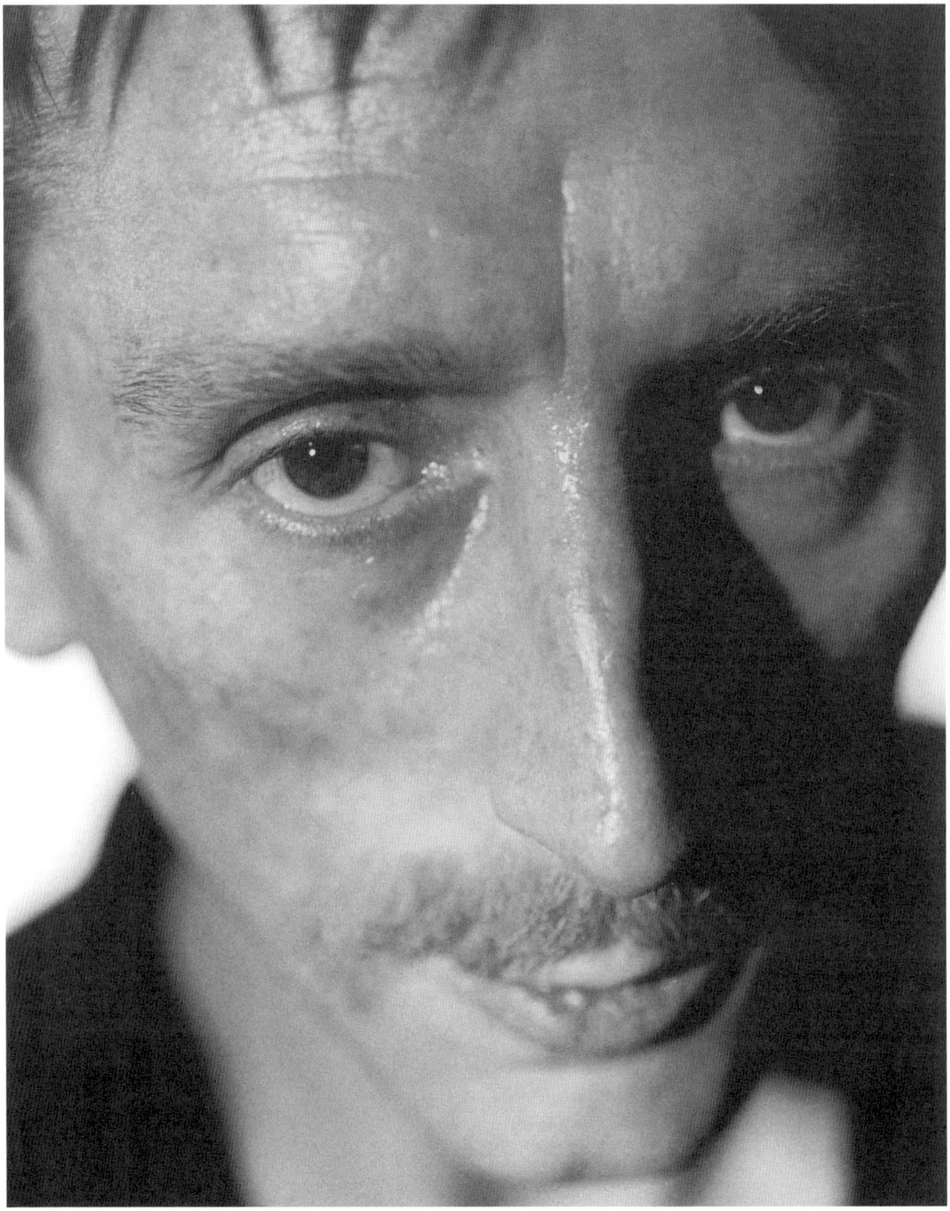

Donato
– der sich in der Cafeteria zum einsamen Daniel gesetzt hatte
– der seine Heimat so eindrücklich gemalt hat
– und der den Sinn seines Lebens nur noch im Leben seines Töchterchens Anna sehen konnte.

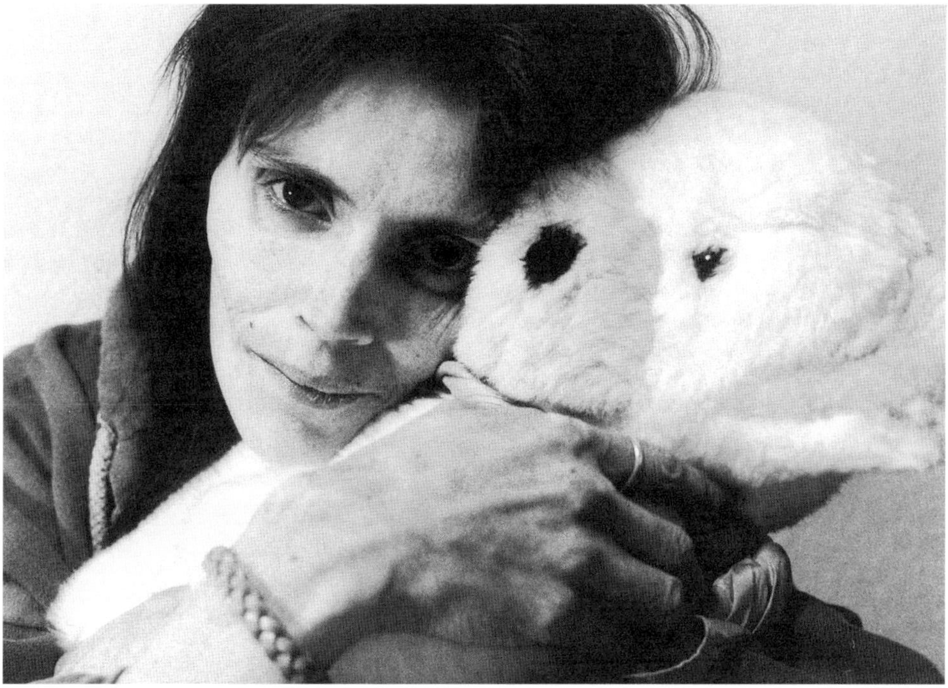

Tiere können wunderbar trösten – sogar Stofftiere

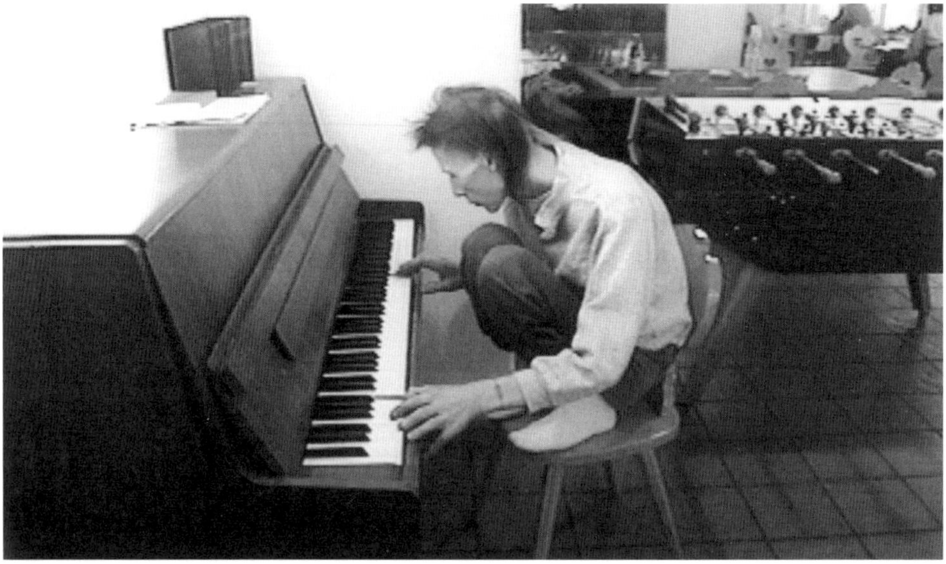

Das Klavier in der Cafeteria blieb ihm wichtig, auch wenn er nur noch so daran sitzen konnte. – Die Töne wurden immer leiser.

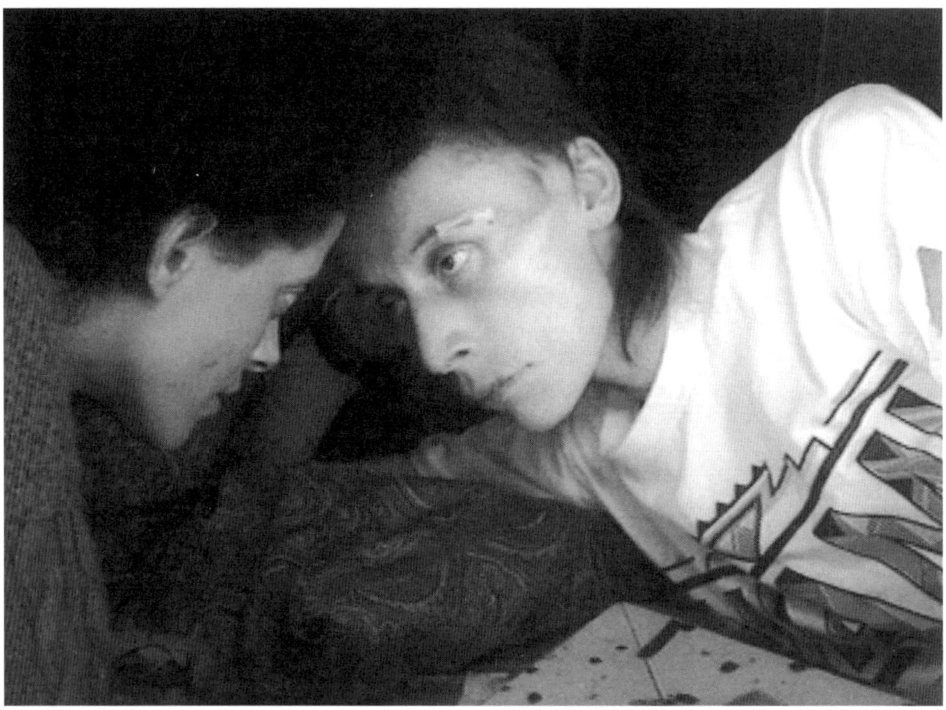

Bis in seine letzten Lebenstage begleitete Iris ihren Freund Kurt. Es gab nichts mehr zum Reden. Aber viel zum Erinnern und zum Ertragen miteinander.

... und weitere Schicksale

Jöri – überhaupt, besonders aber in seiner letzten Neujahrsnacht

Er war alles andere als eine Miniatur. Mit 21 Jahren schleppte er sich an einem späten Oktoberabend zum ersten Mal in den Sune-Egge. Er klagte über Schmerzen in der Brust und war total verladen, sodass eine Krankengeschichte nicht erhoben werden konnte. Jöri blieb für die Nacht zur Überwachung im Hause, musste aber als Schwerkranker am nächsten Morgen ins Triemlispital verlegt werden. Dort wurde eine beidseitige Lungenentzündung festgestellt, dazu eine Entzündung der Herzklappen und ein Abszess in der Tiefe der Lendenwirbelsäule.

25 Mal war Jöri vom Oktober 1989 an im Sune-Egge hospitalisiert, dazu oft auch in den Spitälern Triemli und Waid sowie im Krankenzimmer für Obdachlose. Seine Wohnadresse war: c/o Sozialberatung Kreis 5, Josefstrasse 91, 8039 Zürich. Jöri war im Bündner Oberland bei seinen Grosseltern aufgewachsen, angeblich gemeinsam mit elf Geschwistern. Die Mutter habe mit einer Schwester von Jöri in Zürich gewohnt. Es bestand nie ein richtiger Kontakt zu ihr. Nach dem Tod des Grossvaters wurde dessen Bauernhof verkauft. Mit der Grossmutter zog Jöri nach Zürich, wo er die Primar- und Sekundarschule besuchte. Gegen Ende dieser Zeit begann er mit Drogen: Alkohol, Haschisch, LSD, Heroin – zu Beginn selten, dann ein bis zwei Mal im Monat, dann immer häufiger. Eine Lehre als Elektromonteur wurde im dritten Jahr abgebrochen wegen zunehmendem Drogenkonsum. Mit 19 Jahren musste Jöri ausziehen bei der Grossmutter. Vom Fürsorgeamt bekam er später ein Zimmer, lebte aber trotzdem auf der Gasse. Im folgenden Jahr war sein HIV-Test positiv. Von seinem Arzt bekam er Methadon.

Den Vater hatte er nie gesehen, doch muss dieser von afrikanischer Herkunft gewesen sein, weswegen Jöri helldunkel war auf seiner Haut. Das tiefschwarze, fein gekräuselte Haar trug er in wilder, weit ausladender Strubelpeterfrisur, manchmal mit Rastazöpfchen. Seine dunkeln Augen waren hintergründig und wirkten oft verhalten, misstrauisch und verschlagen. Häufig kniff Jöri seine Lider ein wenig zu, als müsste er die Umgebung ständig nach etwas absuchen und prüfen. Diesem Patienten verdanke ich, dass ich einmal das Zimmer eines Betroffenen sah, der seine Unterkunft im

„Begleiteten Wohnen" hatte. Ich wollte es kennen lernen, und Jöri lud mich ein. Wir gingen zu einem baufälligen Haus im Kreis 5, vor dessen Eingang eine lange Reihe von Briefkästen stand. Jöris Kasten war mit Papier förmlich vollgestopft, da er schon lange keine Veranlassung mehr gespürt hatte, ihn zu leeren und seine Post anzusehen. An diesem Tag lagen etliche Rechnungen darin, Mahnungen an frühere Rechnungen und wiederholte amtliche Vorladungen zum Erscheinen hier und dort, dazu allerlei Schund, aber keine rechte Zeitung, kein Prospekt, nichts Privates... Jöri erklärte mir: *Siehst du, ich habs ja gewusst, es war nicht nötig, den Kasten zu leeren.* Sein Zimmer im dritten Stock war karg eingerichtet. Eine Matratze und ein paar Tücher lagen am Boden, gegenüber stand ein kleines Gestell aus rohem Holz, auf welchem Jöris andere Klamotten lagen – fertig.

Im Vergleich mit seinen zwei je etwa fünf Zentimeter dicken „Hospitalisierten-Krankengeschichten" des Sune-Egge ist sein ambulantes Dossier auffallend dünn. Dies bedeutet, dass Jöri ein harter Einzelkämpfer war, der meistens erst dann zu uns kam, wenn er wirklich spitalreif war.

Am 28. Oktober 1992, es ging ihm miserabel, verschwand Jöri wieder einmal über den Mittag aus unserem Hause, offensichtlich zum Fixen. Am folgenden Morgen bekamen wir ein Telefon aus dem Waidspital, mit der Bitte um Wiederaufnahme des Patienten im Sune-Egge; Herr X sei tief unterkühlt am Ufer der Sihl liegend aufgefunden und dann von der Polizei ins Spital gebracht worden. Nach Wiederaufwärmen erholte sich Jöri erstaunlich schnell. Kaum war er so weit, setzte er seinen unbändigen Willen durch und stürmte für einen neuen Koki-Schuss hinaus auf die Gasse. Nichts und niemand hatte ihn aufhalten können. Als er später zurückkehren wollte, verweigerten sich unsere Schwestern: *Wegen seiner Arroganz und dem ewigen Nicht-Mitmachen haben wir jetzt genug von diesem Mann und können und wollen ihn momentan nicht wieder pflegen.* Auch das Krankenzimmer für Obdachlose, erfahren mit ihm wie wir, war diesmal nicht bereit, Jöri aufzunehmen. Darum wurde er in sein Zimmer an der Maschinenstrasse entlassen. Wir wussten, dass er sehr bald wieder bei uns anklopfen werde und beschlossen, ihn dann womöglich in den dritten Stock aufzunehmen.

Dieser Wiedereintritt geschah am 6. Dezember, vom KFO her. Dort war Jöri erschöpft und wieder unterkühlt eingetreten. In der Erinnerung sehe ich den Patienten bei uns ankommen, mit seinem Mund voll dicker und trockener, weisser Pilzbeläge, die hinter dem bleichen Lippenrot begannen und die ganze Mundhöhle überwucherten, Zunge und Zahnfleisch inbegriffen. Seine frühere Beweglichkeit war unterdessen zur weitgehenden Lähmung geworden, vor allem in den Beinen.

Auch im dritten Stock blieb Jöri äusserst schwierig. Der offizielle Sozialbetreuer telefonierte, er habe den Eindruck, sein Klient sei im begleiteten Wohnen „überfordert". Das war er allerdings, und wie!

Wenn er nicht verladen oder vom Kokainhunger gequält, wenn er nicht herausfordernd und frech war, so konnte Jöri lieb und zutraulich sein, manchmal auch triumphierend lustig. Dann hatte er nicht seinen ängstlich lauernden Blick durch zugekniffene Lider, sondern seine halb geschlossenen Äuglein waren entspannt, und sie konnten ganz sympathisch glänzen. Ich hatte oft Mitleid mit ihm und gewährte Jöri manche Erleichterung, wenn sie nicht im Widerspruch zu unserer Hausordnung stand.

Am Silvesterabend 1992 sass Jöri in seinem Rollstuhl mit uns am gedeckten Tisch in der Cafeteria. Miteinander genossen wir das festliche Menu und anschliessend die Mandarinen, Datteln und spanischen Nüsse. Gegen Mitternacht standen alle auf, die das konnten, und wir versammelten uns zum Singen beim Christbaum – Weihnachts- und Neujahrslieder. Jöri blieb still zurück und steuerte seinen Rollstuhl nach einer Weile unbemerkt zu einem Fenster, das zur Konradstrasse gerichtet war. Als wir während des lustig gewordenen Singens einen eigenartigen Ruck hörten, sahen wir augenblicklich hin und entdeckten Jöris leeren Rollstuhl am offenen Fenster!! Wir konnten eben noch hinter ihm nach sehen, wie er mühsam um die Hausecke schwankte, in die kalte Nacht hinaus und in Richtung Platzspitz. Dieses Bild ist die unvergesslich ernste Miniatur von Jöri. Er starb bei uns am 22. Februar 1993.

Tanjas Zorn

An einem Abend musste ich der Patientin Tanja im dritten Stock eine traurige und für sie höchst unangenehme Mitteilung überbringen. Soeben war ein eiliger Laborbericht im Sune-Egge eingetroffen, zuerst telefonisch, dann per Fax: In Tanjas Auswurf von heute morgen, in welchem eine Schwester winzige und doch gut sichtbare Blutspuren gesehen hatte, waren Tuberkulosebakterien gefunden worden.

Eine „offene Tuberkulose" war im Sune-Egge ein absoluter Ernst- und Notfall, denn unsere Aids-Patienten mit ihrer geschwächten Immunabwehr waren hinsichtlich Ansteckung noch weit gefährdeter als Menschen mit ungestörter Immunität.

Tanja, es tut mir so leid, dir zu sagen, dass du heute abend deine Verabredung nicht einhalten kannst … Bei dir wurde eine gefährliche Lungentuberkulose festgestellt … Darum darfst du nicht zum Nachtessen gehen zu deiner Freundin … Es wäre zu gefährlich, vor allem für die anderen … Tanja wurde still, traurig, finster. Leider musste ich ihr noch mehr sagen: *Du darfst dein Zimmer heute nicht mehr verlassen wegen der Ansteckungsgefahr … Und morgen früh müssen wir dich in die Höhenklinik Wald verlegen … Dort sind sie eingerichtet für Patienten mit dieser Krankheit und können dich gut behandeln … Nachher darfst du natürlich gern wieder in den Sune-Egge kommen …*

Aus Tanjas Finsternis wurde Auflehnung und Zorn. Meine Versuche zum Trösten und Ermutigen kamen nicht an. Wahrscheinlich wurden sie gar nicht gehört. Ein paar Mal hatte ich geredet, reden müssen – Tanja hatte immer geschwiegen. Schliesslich musste ich mich von ihr verabschieden. Ihrerseits kam kein Gruss zurück.

Nachdem ich ihre Zimmertüre geschlossen hatte, riss Tanja sie wieder auf und fuchtelte mit ihren zwei Krückstöcken hinter mir her. Vom Treppenhaus vor ihrem Zimmer brüllte Tanja durch alle Stockwerke des Sune-Egge hinab, so laut sie nur konnte: *De Walter isch s'gröscht huere Arschloch, wo ich scho gseh ha!!... Dass Ihr's alli wüssed... s'gröscht U huere Arschloch !!...* Dann schleuderte sie mir noch einen Krückstock nach.

Dimitri und das Kokain

Dieser Mann hatte eine erstaunliche Lebens-, Drogen- und Aidsgeschichte hinter sich, als er im Mai 1995 mit 34 Jahren im Sune-Egge starb. Seine Eltern waren auseinander gegangen, als er 18-jährig war. Dimitri hatte aber schon mit 15 Jahren Haschisch geraucht. Mit 18 Jahren wurde seine HIV-Infektion bekannt. Er schnupfte damals Heroin und Kokain. Mit 20 Jahren begann er den regelmässigen intravenösen Konsum dieser Substanzen.

Dank einer jahrelangen Betreuung im Methadonprogramm von Dr. Marco Olgiati, Oberarzt im Sozialpsychiatrischen Dienst der Stadt Zürich, hat sich Dimitri vom Heroin gelöst, aber das Kokain konnte er nie mehr entbehren.

Sein Leben blieb trotz der Drogen geordnet. Seine berufliche Leistung war anerkannt. Zu 100% arbeitete er als geschätzter Hochbauzeichner in einem angesehenen Unternehmen von Zürich, bis zum Oktober 1994. Damals – er war 33 Jahre alt – traten die ersten und von Anfang an schweren Symptome der Krankheit auf. Sein Arbeitgeber versprach, Dimitri nach der Heilung sofort wieder aufzunehmen in der Firma. Dimitri hatte immer selbst für seinen Lebensunterhalt und den seiner Mutter gesorgt. Nie hatte er Schulden, nie stand ein Begehren um Unterstützung durch die Invalidenversicherung zur Diskussion, nie war er im Gefängnis gewesen.

Zur Mutter und zu seiner Schwester hatte er eine herzliche Beziehung, ebenso zu seiner jungen Freundin Lea, die ihn seit zehn Jahren liebte und so selbstverständlich zu ihm stand wie er zu ihr. Diese drei Menschen haben Dimitri im Sune-Egge fast jeden Tag besucht, und es war öfters so, dass er als Schwerkranker seine besorgten Angehörigen tröstete.

Das rasche Aufsteigen einer Lähmung seines Körpers war furchtbar. Die Krankheit begann mit Geh-Unsicherheit und erfasste dann mit Kribbeln, Gefühlsstörung und Krämpfen seine Füsse, bis diese bald völlig lahm wurden. Dimitri beobachtete in klarem Bewusstsein, wie die Lähmung an ihm höherstieg. Mit den eben genannten Symptomen breitete sich das Leiden unaufhaltsam aus, zunächst zu den Unterschenkeln, dann zu den Knien und Oberschenkeln, dann zum Becken, zum Bauch und zur Brust, schliesslich, in den Fingern anfangend, bis zu beiden Schultern. Dimitri klagte nie, doch nachdem er beide Beine und Arme nicht mehr bewegen konnte und die Zeichen der Krankheit jetzt auch den Hals befielen, bekam er Angst, die Kraft zum Atmen, seine Sprache und die Fähigkeit zum Schlucken zu verlieren. Zwei Tage lang redete er über Exit. Wir besprachen seine Gedanken miteinander. Ich riet ihm ab, weil ich Vertrauen hatte in unsere lindernden Behandlungsmöglichkeiten, welche Dimitri helfen würden, sodass der aktive Sterbeweg nicht nötig sei. Zugleich gab ich dem Patienten zu verstehen, dass wir ihn nicht hindern würden, sollte er sich doch für Exit entscheiden. Lediglich wäre sein Lebensende nicht unter dem Dach des Sune-Egge möglich. Dimitri legte diese Gedanken dann überzeugt und getrost ab. Es war ihm kurze Zeit später beschieden, dass er bei uns ruhig einschlafen konnte.

Mit dem Kokain verhielt es sich so: Gegen Ende 1994 hatte sich Dimitri zum Übertritt aus dem KFO in den Sune-Egge einverstanden erklärt, doch nur unter der ausdrücklichen Bedingung, dass er weiterhin zweimal wöchentlich sein Kokain erhalte. Die Verlegung hatte sich aufgedrängt, weil eine angemessene Behandlung nur noch unter Zuhilfenahme eines Subclavia-Katheters möglich war, was der Sune-Egge anbieten konnte. So wie das Kokain-Problem zuvor im KFO gelöst worden war, besorgte seine Freundin Lea den Stoff weiterhin auf der Gasse. Sie begleitete Dimitri alle drei bis vier Tage im Rollstuhl zur Gessnerallee oder in die Neufrankengasse, wo damals offiziell erlaubte „Gassenzimmer" zum intravenösen Drogenkonsum eingerichet waren. Dimitri und Lea kamen nach solchen Ausgängen jeweils ganz entspannt und zufrieden zurück aus der Stadt.

Als Dimitris Lähmung am Rumpf bedenklich aufzusteigen begann und die kleinen begleiteten Reisen im Rollstuhl darum unmöglich wurden, bekamen wir Schwierigkeiten. Bei uns war das Fixen im Hause streng verboten und hatte nach Entdeckung den sofortigen disziplinarischen Ausschluss aus dem Sune-Egge zur Folge. Das war eine organisatorische Bestimmung, die notwendig war und grundsätzlich für alle Betroffenen zu gelten hatte. Menschlich beurteilt war es aber aus verschiedenen Gründen kaum möglich, dem liebenswürdigen, jedoch seit Jahren schwerst kokainabhängigen Dimitri, der nun im Sterben lag, den Stoff zu verweigern. Erstens hatten wir in seiner damaligen Not vor dem Übertritt in den Sune-Egge versprochen, ihm die Substanz zu geben, nach welcher er jetzt genau so imperativ verlangte wie früher. Zweitens konnte das Kokain durch keine uns bekannte andere Substanz ersetzt werden, und drittens hatten wir erfahren, wie Dimitri nach einem auswärtigen Schuss Kokain immer wieder für eine halbe Woche seinen Frieden hatte, er und wir.

Gemeinsam mit Chefarzt Dr. Wettstein und Dr. Marco Olgiati, welcher seit Jahren der vertraute ärztliche Freund von Dimitri gewesen war und der den Patienten auch im Sune-Egge regelmässig besuchen kam, wurde beschlossen, unserem Kranken das Kokain in seinem Zimmer zu geben, über den ohnehin liegenden Subclaviakatheter. Wir standen als Ärzte zu dritt hinter dem Entschluss zum doppelten Ungehorsam, dem Betäubungsmittelgesetz und der hausinternen Ordnung gegenüber.

Wir waren überzeugt, dass wir im Verweigerungsfall eine ungeschriebene höhere Ordnung verletzen würden. Die Verantwortlichen im Hause wurden orientiert und vom inneren Recht und der Notwendigkeit des Entscheides überzeugt. Während der wenigen Wochen, in denen unser Entschluss noch segensreich zum Tragen kam, blieb seine Ausführung das Geheimnis der wenigen Eingeweihten. Marco Olgiati hat seinem langjährigen Patienten Dimitri und dessen Mutter, die seinen Beistand ebenfalls nötig hatte, die Treue gehalten, und er hat uns im Sune-Egge in unserem ethischen Konflikt ermutigt und gestärkt, das zu tun, was wir miteinander für richtig hielten.

Unser Engeli Elisabeth

Sie war mit ihren 63 Jahren die älteste Patientin, die im dritten Stock des Sune-Egge verstorben ist. Elisabeth war klein und dick. Sie hatte graues, gekräuseltes und immer wirr zerzaustes Haar. Am Morgen und am Abend durfte sie unter Aufsicht einer Helferin eine Zigarette rauchen, was ihr viel bedeutete. Wenn sie nicht mit beiden Händen an ihrem Kopf nestelte, lag sie still im Bett, schmatzte von Zeit zu Zeit mit dem Mund und zog das Leintuch und die warme Decke immer wieder behaglich bis unter ihr Kinn herauf.

Während einer Visite sagte ich ihr einmal:
– *Elisabeth – du siehst aus wie ein Engeli.*
Darauf sagte sie: *Ja gopfertori!*

Das Obdachlosenlied

1.Vilicht kännsch de glatti Cheib, wo jede Tag im Niederdorf
d´Schueh putzt vo de andere Lüüt.
Ich han eifach s´Gfüehl, die Fröhlichkeit,
wo all die andre Mänsche z´lache macht,
Deckt nur siini Einsamkeit.

Refrain:
Und Du, Du meinsch, Du seigsch ellei
und für Dich schiin die Sune nöd.
Chum und gib mir Dini Hand, ich füehre Dich a
Plätz vo Züri, wo Du Sache gsesch, dass Du d´Meinig ändere wirsch.

2. Sicher kännsch au d´Bluemefrau, wo d´Rösli imne Chörbli treit,
mer chauft´s, verschänkt´s und dänkt sich nüt debii.
Doch keine würd dra dänke, ihre au eini z´schänke,
uf sii wartet niemer – nur es paar Fläsche Wii.

Refrain

3. Und sicher kännsch de alti Maa, wo öppe Frauechleider treit,
nei, er isch nöd schwul, es hät en andre Grund.
Sit em Tod vo siner Frau, da leit er ihri Chleider ah,
dänn isch sii da für ihn und läbt für es paar Stund.

Refrain

Autor unbekannt

Von den Eltern unserer Patienten

Vorbemerkungen, die für viele gelten

Nur selten ist in unseren Krankengeschichten aufgeschrieben, was alles sich im Leben der Eltern ereignet hatte, bevor ihre Kinder zu uns eintraten. Diese kamen allein oder sie wurden begleitet von ihrer verzweifelten Mutter, die mit Tränen in den Augen noch immer alles tun und helfen wollte, oder von ihrem bitter gewordenen Vater, der nicht einmal die seelische Kraft für ein freundliches Abschiedswort hatte, oder von einem Polizisten, der seinen Dienst versah.

Manchmal mag Hoffnung aufgekeimt sein, manchmal versanken sie in Widerwillen, qualvoller Resignation und Bitterkeit

Was vorher geschehen war, war meistens in schlaflosen Nächten immer wieder durchgerungen von den Eltern, zu zweit oder allein: Ausgelaugt, mürrisch, wütend, stumm oder in müden und endlos kreisenden Gesprächen hin und her gewälzt, in gemeinsamem Schmerz oder in heilloser Schuldzuweisung vom einen zum andern. Manchmal mag im einen Hoffnung aufgekeimt sein, und der Partner liess sich wieder ermutigen zum Nochmals-Helfen und tapferen Weitertragen. Anderen Eltern war das nicht mehr möglich, und Mutter und Vater versanken im Widerwillen, in qualvoller Resignation, Bitterkeit und Kälte.

Selten kann erklärt und verstanden werden, warum ein Mensch in die Drogen gerät, in eine „Drogen-Karriere ", wie dies so sarkastisch und paradox genannt wird, denn eine Karriere führt in der Regel vorwärts und aufwärts. Darum gibt es auch kein allgemein gültiges Rezept, wie eine so bedauerliche Entwicklung vermieden oder rückgängig gemacht werden kann. Die Kategorien von Schuld und Unschuld helfen nicht. Warum traf die Sucht in einer geordneten Familie das dritte Kind, während die zwei ersten und das vierte sich gesund und ungestört entwickelten? Warum hat eine andere Familie in Zürich alle vier Söhne im Drogenelend verloren?...sodass einer nach dem andern in Heroin und Aids gestorben ist, ja, alle vier!

Wenn die Patienten in den Sune-Egge eintraten, so hatte die Sucht bei allen Beteiligten bereits geschmerzt und gewürgt. Bei den Jungen, die oft mit ihren 25 Jahren schon alt und ausgebrannt aussahen ebenso wie bei ihren Eltern, welche seit langer Zeit mit Geduld und Nachsicht, Verzicht und Kopfschütteln die merkwürdige Entfremdung, die *coole* Verweigerung von Tochter oder Sohn beobachtet hatten, ihre Flucht in andere Beziehungen – wie als Ersatz dafür, dass daheim die Distanz zwischen Eltern und Kind grösser geworden war. Es gibt normale und nötige Ablösungsprozesse und Zeichen der wachsenden Selbstständigkeit der Adoleszenten und jungen Erwachsenen. Aber fast alle Eltern unserer Kranken kannten noch mehr und anderes: merkwürdige geistige Abwesenheiten ihrer grossen Kinder, deren Erklärungen dafür nicht überzeugten, oder nicht einfühlbare Höhenflüge und Prahlereien, auf welche fremd anmutende Verstimmungen folgten. Vielleicht geschahen die letzteren aus schlechtem Gewissen, vielleicht aber auch aus quälendem Verlangen nach neuem Dop. Fast alle Eltern kannten das immer kategorischer geäusserte Verlangen nach mehr Sackgeld, das unerklärliche Fehlen des Fotoapparates daheim, das Verschwinden eines Schirmes oder der Handtasche der Mutter, das unauffindbare Geld, das doch stets am gleichen Ort versorgt war, das immer häufigere Fernbleiben ihrer Kinder von zu Hause und die phantastischen Versprechungen, die nicht eingehalten wurden.

Die Eltern beobachteten das immer öfter auftretende Unwohl- oder gar Kranksein von Tochter oder Sohn, sodass sie nicht zur Schule oder zur Arbeit gehen konnten, das Ausbleiben früherer Freundinnen und Freunde, die Vorladung vor den Schulpsychologen oder den Lehrmeister, den verfluchten oder verhöhnten Verlust der Ausbildungs- oder Arbeitsstelle. Und ohnmächtig mussten sie mitanhören und mitansehen, wie ihr früher so liebes Kind sackgrob werden konnte und wie die Polizei vorbeikam.

Doch – gewiss stand meistens schon irgendwo etwas aufgeschrieben, vielleicht auch über die Eltern selbst: In der Krankengeschichte des Hausarztes, in Dokumenten des Fürsorgeamtes oder auch in Gerichtsprotokollen, wenn bereits strafrechtlich erhebliche Ereignisse hatten beurteilt werden müssen.

Wenn die jungen Menschen, Schüchterne und Unbeholfene, die wir spontan bedauerten, aber auch offensichtliche Lümmel, die uns ebenso leid tun mussten, krank bei uns anklopften, so hatten wir ihnen zu helfen. Wir taten es dem obdachlosen Zürcher gegenüber ebenso wie dem Ausländer ohne Papier, für den bisher Unbescholtenen wie für den aus dem Gefängnis Entwichenen. Wie auch an anderer Stelle beschrieben, hat Pfarrer Sieber uns ein sehr unbürokratisches und direkt wirksames Helfen ermöglicht. Sorgfältige administrative Abklärungen folgten natürlich auch im Sune-Egge, aber mit zweiter Dringlichkeit. Sehr oft hatten wir leider nicht Zeit, auf unsere Patienten so einzugehen wie es nötig gewesen wäre, noch viel weniger auf ihre Eltern, die eine Hilfe ebenso brauchten. Doch nun soll nicht mehr allgemein, sondern von drei besonderen Eltern berichtet werden.

Hubert, sein Vater, seine Schwester und seine Mutter

Hubert verbrachte die letzten fünf Wochen seines Lebens im Sune-Egge. Der 30-jährige Patient, früher Automechaniker, war uns nach zehnwöchiger Behandlung vom Universitätsspital Zürich *zur weiteren Pflege* überwiesen worden. Huberts Bruder war auch aidskrank gewesen und hatte sich wohl deshalb das Leben genommen. Seine Mutter war vor kurzem an Brustkrebs gestorben. Der Vater war also – gemeinsam mit einer freundlichen gesunden Tochter – in mehrfacher Trauer. Er besuchte Hubert fast jeden Tag. Er brauchte seinen Sohn. Dessen Betreuung war sein gegenwärtiger Lebenssinn geworden. Beide litten. Dass eine gewisse Überbehütung und darum bei beiden auch ein gelegentlich spürbarer, doch uneingestandener Überdruss entstanden war – wen wundert es?

Vor Magerkeit und Blässe war Hubert gleichsam durchsichtig geworden. Seit vier Monaten hatten ihn seine immer schwächeren Beine nicht mehr getragen. Hubert empfand und verstand sich von Anfang an als Teil unserer Hausgemeinschaft. Immer wieder wollte er im Rollstuhl *zu den Leuten* gebracht werden, auch wenn er in der Cafeteria dann rasch ermüdete, seinen Kopf bald nicht mehr aufrecht halten konnte und nach kurzem Verweilen ins Bett zurückgebracht werden musste. Huberts Diagnose war wie bei vielen unserer Patienten eine lange Liste schwerer Zustände. Als Beispiel wird sie hier wiedergegeben:

Aids:
- massiver allgemeiner Körperzerfall und generalisierte Schwäche
- seit Monaten nicht mehr nachweisbare Abwehrzellen (CD4)
- HIV-bezogene Hirnerkrankung mit häufigen epileptischen Anfällen und nachgewiesenen MAI-Bakterien in der Hirn-Rückenmarksflüssigkeit.
- Soor-Pilz in Mund und Speiseröhre
- schwerste Blutarmut ohne Mutterzellen für die Neubildung im Knochenmark
- Chronische Hepatitis B mit stark vergrösserter Leber und schmerzhaften Bauchblähungen
- über den ganzen Körper ausgebreitetes seborrhoisches Ekzem (schuppende Hauterkrankung)
- intravenöser Missbrauch von Heroin und Kokain seit vielen Jahren
- Methadon-Behandlung.

Zur Erläuterung folgt hier ein kleiner Abstecher in die Mikrobiologie:
Das MAI – Mycobacterium avium intracellulare – ist ein Krankheitserreger, welcher dem Bazillus der menschlichen Tuberkulose nahe steht. Wie zahlreiche andere Mikroorganismen kann er bei immungeschwächten Menschen, deren Abwehr gegen gewisse Infektionen reduziert ist, typische Krankheiten bewirken. Zu diesen Mikroorganismen, die als opportunistische Erreger bezeichnet werden, weil sie die Gelegenheit (Opportunität) der geschwächten Immunabwehr eines Menschen ausnützen und ihn befallen, gehören – als einige der am häufigsten vorkommenden Beispiele – Pilze wie Soor und Kryptosporidien, Bakterien wie Pneumocystis carinii und Viren wie das der Cytomegalie und der Ebstein-Barr-Krankheit. Sogar eine winzige Art von Wurm (Strongyloides stercoralis), der als mehrzelliges Lebewesen kein Migroorganismus ist, gehört zu den Opportunisten.

Hubert lebte meistens in einer von zwei total verschiedenen Welten: Zum Glück war er am häufigsten geduldig wie ein Lamm, und in dieser glücklichen Stimmung konnte er auch am Tag während vieler Stunden friedlich schlafen. Wir hofften für ihn, dass er bald einmal so sterben dürfe, in tiefer geistiger Abwesenheit. Aber Hubert konnte auch unvermittelt in die andere Stimmung hinüberkippen und schimpfte dann drauflos, leise zwar, doch nicht zu stoppen. Am Weihnachtstag 1993 steht in der Krankengeschichte: *Heute ist Hubert wieder wach, wie immer am Schimpfen.*

In stiller Sorge sass der Vater am Bett, eine Hand des Sohnes meistens zwischen seinen beiden Händen haltend, brütend über Versäumnisse und seine Mitschuld am Schicksal von Hubert. Manchmal war er etwas getröstet, wenn ich ihm zu erklären versuchte, dass unter uns Menschen Schuld und Unschuld kaum zu entwirren seien und dass wir alle die göttliche Gnade nötig haben. Einmal kam ich dazu, als Hubert seinen Vater tröstete.

Immer wieder suchte unser Patient seine Mutter. Zeitweilig wusste Hubert zwar, dass sie gestorben war, doch etliche Male verlangte er, mit ihr zu telefonieren. Weil dieser Wunsch nicht erfüllt werden konnte, hatten unsere Schwestern oft zu hören, sie pflegten ihn ohne jedes Verständnis für seine schwierige Lage. Denn er wusste wie wir, dass er am Sterben war. Dazu brauchte er nicht in einen Spiegel zu schauen. Er spürte seine entsetzliche Müdigkeit, die fast schon der Tod war.

Unbedingt hatte er sich aber vorgenommen, über die Weihnacht hinaus auch noch das neue Jahr zu erleben. Das hatten wir schon Mitte Dezember kaum für möglich gehalten. Aber in seinen wachen Stunden wiederholte Hubert diesen Wunsch stets aufs Neue – und er wurde erfüllt. Man hätte auch sagen können: Hubert wollte und konnte nicht sterben!

Eindrücklich, ein wenig stolz sogar, schön und unvergesslich lieb äusserte Hubert seine Freude, am Silvester wie geplant immer noch da zu sein, als wir – ein kleines Grüpplein – in der ersten Stunde des neuen Jahres zu ihm in sein Zimmer kamen zum Anstossen. Huberts Augen leuchteten: *Danke, und ich wünsche auch euch viel Glück!* – Wir waren gerührt. Als wir uns nach einer Weile still aus seinem Zimmer zurückzogen, hörten wir Hubert leise vor sich hin schimpfen. Ich denke, dass er in diesem Augenblick wieder die Mutter suchte.

Am 3. Januar wirkte Hubert auf der Morgenvisite merkwurdig gestärkt und empfing uns freudestrahlend. Er hatte geträumt und er erzählte: *Meine Mutter hat mich besucht in dieser Nacht. Hier am Bettrand ist sie gesessen …*

Am gleichen Morgen ist Hubert – im Beisein von Vater und Schwester – ganz ruhig gestorben. Der Traum von der Mutter hatte ihn erlöst.

Familie W. und ihr kranker Bernhard

Eine Hemmung hält mich zurück, und doch muss ich hier von einer Familientragödie berichten. Es ging um teilweise vermeidbares Elend, das wir leider nur ungenügend abwenden konnten und durften. Hier hat eine Familie mit fünf „gesunden" Menschen und einem kranken Mitglied, eben unserem Patienten Bernhard, dessen Leiden in trauriger Weise vergrössert.

Angelegentlich deckten die Eltern ihre persönlichen Dissonanzen unter einem Deckmantel gespielter Freundlichkeit zu, ebenso die Schwierigkeiten mit ihren vier Kindern, die untereinander auch zerstritten waren. Bemühend durchsichtig pflegten sie vor uns den Anschein, vornehme Leute mit gehobenem Umgang zu sein, und sie glaubten deshalb, Anrecht zu haben auf besondere Aufmerksamkeit.

Bernhard, der wirklich kompliziert und schwer Kranke, war für uns der einfachste von allen sechs. Er fragte nur, was wirklich nötig war. Auch darum hatten wir ihn alle sehr gern. Seine Angehörigen aber, besonders die Eltern, hatten immer wieder das Bedürfnis nach Einzelgesprächen, bald mit einem Arzt, bald mit einer Krankenschwester, und es war kaum möglich, einmal der ganzen Familie gemeinsam die Situation oder einen Behandlungsplan zu erläutern.

Der noch nicht ganz 31-jährige Bernhard war am Anfang seines Berufslebens Zimmermann gewesen. Nach einem schweren, zunächst invalidisierenden Augenunfall liess er sich für eine kaufmännische Arbeit umschulen. Mit 22 Jahren begann sein intravenöser Drogenkonsum. Zwei Jahre später war er HIV-positiv.

Trotzdem versuchte Bernhard, von den Drogen wegzukommen, und es wurde eine dreijährige abstinente Therapie durchgeführt, leider ohne bleibenden Erfolg. Gleichzeitig begann eine Behandlung in der HIV-Sprechstunde des Universitätsspitals Zürich, doch war damals, 1985, eine wirksame Therapie trotz aller Anstrengungen noch kaum möglich.

Im November 1990 entwickelte sich bei Bernhard eine schwere, für das Aids typische Erkrankung des Nervensystems, die PML heisst: Progressive multifokale Leukencephalopathie. Vom linken Fuss her allmählich aufsteigend, bald auch auf die rechte Seite übergreifend, erfasste eine Lähmung mit der Zeit fast den ganzen Körper von Bernhard. Als er Mitte Februar 1992 in den Sune-Egge eingewiesen wurde, konnte er sehr mühsam noch einige kurze Schritte tun, wenn er von zwei Personen gestützt war. Was er wenige Wochen später noch selbstständig unternehmen konnte, war nur noch das Klingeln mit der Glocke, die immer auf seinem Bett neben der Hand bereit lag.

Weil die Krankheit in der Folge auch noch die Sprachorgane ergriff, wurde die Stimme von Bernhard zunehmend leiser, sein Sprechen verwaschen, verlangsamt und abgehackt, sodass er sich über Bedürfnisse und Wünsche kaum mehr vernehmbar äussern konnte. Da er nicht mehr reden, wohl aber noch hören und verstehen konnte, übten wir mit ihm den „monologen Dialog" ein, in welchem der Gesprächspartner Fragen stellt und der sprachgelähmte Patient antwortet mit verabredeten Zeichen, die ihm noch möglich sind, mit Augenzwinkern zum Beispiel. Auf diese Weise ist manchmal noch eine erstaunlich präzise Verständigung möglich.

Bernhard wünschte nur noch lindernde Massnahmen. Es schien uns Betreuenden, dass er einsichtig sei über den unwiderruflich fatalen Ausgang seiner Krankheit und dass er sich sogar ohne Angst damit abgefunden habe.

Nicht so die Familie. Die Mutter wich nicht von seinem Bett und liess sich nicht davon abbringen, auf ihre Weise für Bernhard zu sorgen. Sie spornte ihn an, nicht aufzugeben und sich gegen die Krankheit zu wehren – als hätte ihr Sohn das noch tun können. Im Krankenzimmer spielten sich unwürdige und kontroverse Gespräche ab zwischen den Eltern – vor den hörenden Ohren des müden Bernhard, der uns manchmal anschaute, als bitte er uns, Vater und Mutter ihren Unverstand zu verzeihen, sie aber aus dem Zimmer zu schicken, damit er etwas allein sein dürfe.

Der Vater lehnte die Schulmedizin grundsätzlich ab und schimpfte im Zimmer seines Sohnes erregt über alle früher behandelden Ärzte, welche die Krankheit von Bernhard erst recht ausgelöst und verschlimmert hätten. Mit schwer zu ertragender Aufdringlichkeit verlangte die Mutter dagegen von uns immer neue therapeutische Anstrengungen, denn wir sähen doch selbst auch, dass es Bernhard nicht gut gehe.

Wahrscheinlich hatte keines der Eltern je gewagt – und vielleicht wurden sie auch von niemanden dazu angehalten und ermutigt – sich auf eine echte emotionale und verstandesmässige Auseinandersetzung mit dem Leiden ihres Sohnes einzulassen. Sucht und Krankheit von Bernhard waren wohl auch darum verdrängt worden, weil sie – nach Ansicht aller – ganz und gar nicht in die Familie hineinpassten. Und jetzt waren Mutter und Vater, jedes auf seine Weise, in einen blinden und heillosen Aktivismus hineingedrängt.

Bernhard zuliebe nahmen wir gelegentlich das scheinbar Unanständige auf uns und schickten die widerstrebenden Eltern fort bis zum nächsten Tag.

... keines der Eltern hat je gewagt sich auf eine echte emotionale und verstandesmässige Auseinandersetzung mit dem Leiden des Sohnes einzulassen

Frau W. benützte solche Gelegenheiten, um sich bei Aids-Koryphäen im Ausland telefonisch nach bestehenden Behandlungsmöglichkeiten zu erkundigen. Ich musste Briefe schreiben, an einen Herrn Professor in München, der ganz moderne Medikamente kenne, und an einen anderen in Paris, zu dem die Mutter in aller Eile noch persönlich reiste. Ich schrieb nach Paris:

> *A notre avis une bonne thérapie palliative est la plus humaine et la plus utile pour notre cher malade. Nous sommes pourtant bien ouverts à votre conseil et je vous en remercie d'avance...* (Das heisst, dass wir eine gute lindernde Behandlung für die menschlichste und nützlichste betrachten für unseren lieben Patienten, dass wir aber offen und zum Voraus dankbar seien für seinen Rat).

Herr Professor Dupont vom Hôpital de l'Institut Pasteur in Paris schrieb verständnisvoll zurück:

> *Cher Monsieur, j' ai vu, le 7 avril 1992, Madame L.W. qui est venue me demander conseil au sujet de son fils Bernhard que vous suivez. Je n'ai pu que lui conseiller de suivre votre avis, car à l'évidence, nous ne pouvons pas faire ni autrement ni mieux que vous ... Je vous prie de croire, Cher Monsieur, à l'assurance de mes sentiments les meilleurs. Professeur Agrégé B. Dupont.* (Lieber Herr, am 7. April 1992 habe ich Frau L.W. gesehen, die mich um Rat fragen kam in Bezug auf ihren Sohn Bernhard, den

Sie behandeln. Ich konnte ihr nur raten, Ihren Anweisungen zu folgen, denn es ist offensichtlich, dass wir weder etwas anderes noch etwas Besseres tun können als Sie. Mit freundlichen Grüssen …)

So ging das weiter. Am 20. April 1992 durfte Bernhard im Sune-Egge sterben, nach vier Tagen in vollständigem Koma.

Im Austrittsbericht an die Ärzte des zuweisenden Spitals und an die Kollegen, welche Bernhard früher behandelt hatten, heisst es:

> *… Herr W. war bei uns ein geduldiger Patient, wohl nicht selten hin und her gerissen zwischen seinen Eltern und Geschwistern, die sein Leiden und die Behandlungsmöglichkeiten je und je verschieden verstanden und allesamt mit der Annahme des Schicksals von Bernhard grösste Mühe hatten. Unsere Therapie war symptomatisch, ergänzt durch gelegentliche Anregungen von Seiten der besorgten, um das Leben ihres Sohnes kämpfenden Mutter …*

Frau W. hat mir später noch viele Male in den Sune-Egge angeläutet, nie mit Vorwürfen, doch immer sehr traurig, weil sie weder ihr eigenes Leben annehmen konnte noch hinweg kam über das Sterben von Bernhard, den sie auf ihre Weise uneingeschränkt geliebt hatte.

Wie Esther in ihrer Familie aufgehoben war

Esther kam im Januar 1964 zur Welt. Sie war in ihrer Familie offenbar nie ein einfaches Kind gewesen, nicht nur auffallend introvertiert. Nach der Pubertät hat sie sich gemäss unserer Krankengeschichte von zu Hause abgekehrt. Das Mädchen oder die junge Frau kam ins Drogenmilieu, begann mit intravenösem Heroin und verschwand aus dem Blickfeld der Eltern. Es wurde von einem Aufenthalt in Indien berichtet, dessen Ziel und Dauer unbekannt blieben. Im Jahre 1988, als sie 24 Jahre alt war, nahm Esther wieder Kontakt auf mit ihrer Familie. Sie blieb dann für achtzehn schwierige Monate zu Hause.

Im Januar 1990 wurde die Patientin vom Zahnärztlichen Institut in Zürich – Kokain zerstört die Zähne – wegen schwerer zusätzlicher Schluckbeschwerden zur ambulanten Abklärung dem Universitätsspital überwiesen. Laut den einsehbaren Berichten wirkte Esther dort ängstlich und misstrauisch, und es schien, sie erfasse ihre Situation nur schwer und unvollständig. Erst nach eingehenden Gesprächen konnte sie sich für die Durchführung von Untersuchungen bereit erklären. Dabei ergab sich leider eine schon weit fortgeschrittene Aids-Erkrankung. Die Schmerzen beim Schlucken und in der Brust waren auf einen Pilzbefall von Mund und Speiseröhre zurückzuführen. Man fand eine seither rasch fortschreitende Gehstörung mit breitbeiniger Abstützung, unsicher und verkrampft, eine Falltendenz und krank veränderte Reflexe. Dazu kam auch gelegentlicher unwillkürlicher Abgang von Urin und Stuhl.

Zu verabredeten Kontrollen und zur empfohlenen Behandlung erschien Esther nicht im Spital beziehungsweise erst wieder im Mai des gleichen Jahres. Sie wohnte jetzt im *Seelsorgehaus* von Pfarrer Sieber, welches später den Namen *Puureheimet* bekam. Sie „arbeitete" dort im Haushalt, klagte aber, sie sitze seit Monaten nur herum, könne sich für nichts entschliessen und vertrödle den ganzen Tag. Ständig gab es Schuldzuweisungen an sich selbst und an andere. Örtlich, zeitlich und über ihre eigene Person war Esther orientiert, wirkte aber verwahrlost, getrieben und völlig resigniert. Sie hatte einen starren Blick und beharrte auf ihrer Ansicht, es bestehe keine körperliche Krankheit, alles sei psychisch bedingt, weil sie keinen Job habe.

Der erste Kontakt mit dem Sune-Egge fand am 4. Juli 1990 statt, nachdem der damals verantwortliche Arzt Alfons Suter orientiert worden war und Esther im Seelsorgehaus besuchen ging. Es soll aber laut Krankengeschichte keine eigentliche Begegnung möglich gewesen sein, und auch in den nachfolgenden Sprechstunden verweigerte Esther oft Gespräche und widersetzte sich vorgeschlagenen Untersuchungen. Neben den körperlichen bestanden schwere psychische Symptome, Essverweigerung und Depression. Sie war 164 cm gross und wog damals 41 Kilo. Weil es ihr immer schlechter ging, wurde Esther am 27. September 1990 erstmals stationär in den Sune-Egge aufgenommen.

Seit Monaten hatten die Eltern ihre Tochter nicht mehr gesehen. Wir nahmen Kontakt auf mit ihnen. Es muss im Oktober gewesen sein, dass Mutter und Vater Esther im Sune-Egge besuchen kamen. Ich erinnere mich genau, wie wir miteinander zum dritten Stock hinaufstiegen. Hin und her bewegt zwischen freudiger und schmerzlicher Erwartung auf das Wiedersehen, mussten die Eltern etliche Male stehen bleiben auf der Treppe. Dann fassten sie sich. Ein paar Augenblicke später begegneten sie Esther, die fast reglos und ohne ein Gefühl zu äussern, auf ihrem Bett lag. Mutter und Vater näherten sich ihr mit natürlicher Wärme und so freundlich, dass Esther lächelte, grüsste und sich sichtlich entspannte. Die wenigen Sekunden, in denen das geschah, blieben mir im Gedächtnis. Ich konnte nur ahnen, was in den drei Menschen vorging, die durch sehr viel Schweres miteinander und gegeneinander verflochten gewesen waren.

Die nächsten Monate verliefen für Esther mit dem bekannten Auf und Ab der häufigen und typischen Krankheiten, die mit dem Aids verbunden sind: Immer wieder die schmerzhaften, doch recht gut behandelbaren Pilzbefälle, einmal eine Lungenentzündung durch den Pneumocystis carinii-Erreger, ein anderes Mal eine schwere Blasen- und Niereninfektion mit hohen Fiebern, welche die vorbestehenden Urinbeschwerden definitiv werden liess und eine Dauerableitung nötig machte. Was nie mehr verschwand, sondern quälender wurde, waren Empfindungs- und Bewegungsstörungen in den Beinen und später auch in den Armen, infolge einer Rückenmarkerkrankung, die man vakuoläre Myelopathie nennt.

Die Eltern besuchten Esther häufig und begannen, sich intensiv für ihre Pflege zu interessieren. Zweimal begleiteten sie ihre Tochter für ein paar Tage in ein Krankenheim im Tessin und wohnten derzeit selbst in einer bescheidenen Pension in der Nähe. Wenig später baten sie uns, Esther für ein Wochenende nach Hause einladen zu dürfen. Diese Erfahrung verlief glücklich, in guter Abstimmung mit der Gemeindeschwester und dem Hausarzt. Solche Wochenenden konnten wiederholt und manchmal sogar etwas verlängert werden. Esther freute sich jedesmal darauf und die Eltern ebenso, auch wenn diese Tage für sie sehr anstrengend waren neben ihren übrigen Aufgaben. Die Pflege war unterdessen rund um die Uhr nötig geworden.

Dann kam der Tag, als der Vater, der bei der Eisenbahn arbeitete und die Mutter, die in einer Druckerei angestellt war, uns sagten, sie hätten von ihren Arbeitgebern die Erlaubnis bekommen, in der Form unbezahlter Urlaube ihren Dienst zu unterbrechen, solange Esther leben dürfe. Hausarzt und Gemeindeschwester seien bereit, die nötige Hilfe so lange wie irgend möglich zu geben, seien aber froh, im Bedarfsfall den Sune-Egge im Hintergrund behalten zu können. So reiste Esther am 22. Oktober 1991 nach Hause, wie so oft schon vorher, doch nicht für kurze Abwechslungstage, sondern für ganz. – Am 8. November 1991 erhielten wir den telefonischen Bericht, Esther sei heute im Kreis der ganzen Familie ruhig eingeschlafen.

Mutter und Vater und Geschwistern von Esther gebührt tiefe Anerkennung für die Art und Weise, wie sie ihr nicht einfaches Kind durch sein Leben begleiteten, immer wenn dieses Kind sich begleiten liess.

Gedanken und Erlebnisse einiger Mitarbeiter des Hauses

Eine Sorge von Hanspeter Flückiger, Leiter des Sune-Egge

Die wachsende Bürokratie unserer Zeit, die auch das Gesundheits- und Sozialwesen erfasst, bereitet uns im Sune-Egge Sorgen. Die folgende satirische Darstellung drückt das Problem treffend aus:

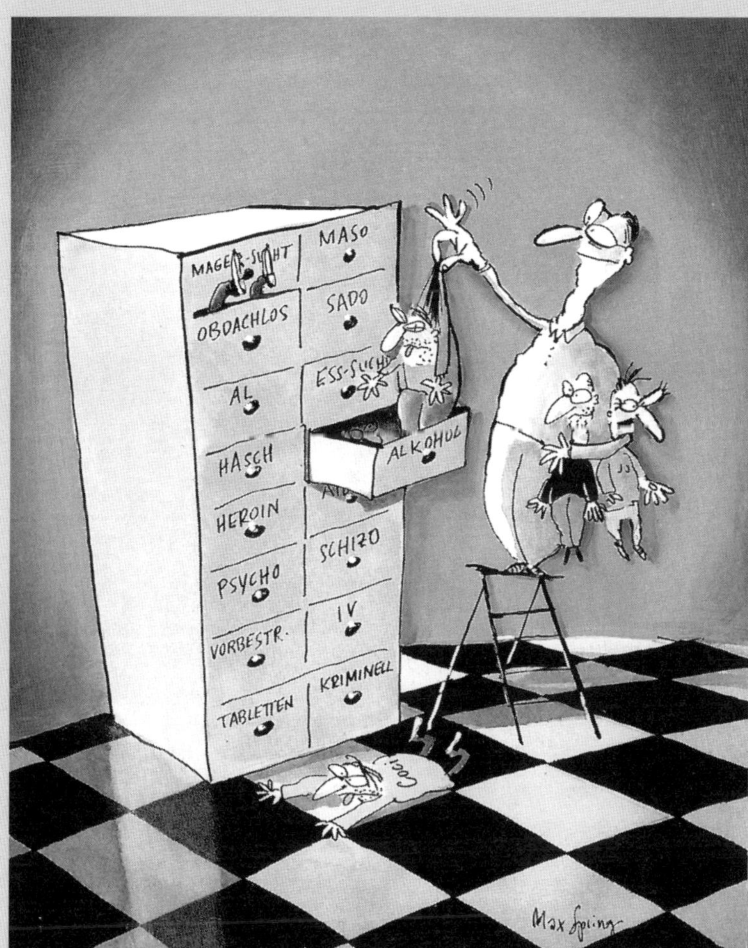

Karikatur von Max Spring

Der Berner Maler und Comic-Zeichner Max Spring skizziert hier eine Tendenz, der unsere Patienten immer mehr ausgesetzt sind. Es ist eine Entwicklung hin zu Über-Bürokratie im Namen von Planung und Ordnung, von Rechtsgleichheit, Effizienzsteigerung, Synergienutzung und Kostensenkung. Man sortiert, systematisiert und ordnet zu (grenzt aus?). Probleme, für welche es keine Schublade gibt, werden als „Nichtprobleme" deklariert beziehungsweise einem anderen Schrank (sprich Zuständigkeitsbereich) zugewiesen. Dieser Gefahr sind wir auch im privaten Spital ausgesetzt. Wachsamkeit ist angeraten! Häufig fallen die Betroffenen sonst ins Leere zwischen zwei Institutionen respektive Zuständigkeitsbereichen.

Um die technischen Möglichkeiten von heute sind wir selbstverständlich dankbar. Auch wir sind an unseren Computern und anderen Hilfsmitteln fleissig, denn ohne administrative Infrastruktur geht es auch in einem Sune-Egge nicht mehr.

Anni Nabholz,
die Leiterin des Pflegedienstes, erinnert sich

1997 unterzog sich der Sune-Egge auf die Initiative unseres Leiters hin einer Unternehmensanalyse. Diese hatte das Ziel, der Betriebsblindheit entgegenzuwirken, Sparpotenziale aufzuzeigen sowie eine Leistungsoptimierung herbeizuführen. Die Resultate brachten uns unter anderem eine Revision der Patienten-Hausordnung und eine Neuverteilung der Aufgaben in der Pflegeleitung. Meine Stellvertreterinnen Erika Widmer und Ingrid Ratschiller sind seither in die Leitung integriert und bringen mir viel Entlastung und Unterstützung.

Das Gesundheits- und Umweltdepartement der Stadt Zürich forderte uns auf, die Personalkosten gegenüber dem Vorjahr um 5% zu kürzen. Die Mitarbeiterinnen und Mitarbeiter wurden eingeladen, selber Massnahmen vorzuschlagen und zu beurteilen. Erfreulicherweise nahm das ganze Team dazu engagiert Anteil.

Heute, am Silvester, ruft die 34-jährige Rebekka das anwesende Personal in ihr Zimmer, um auf das neue Jahr anzustossen. Wir zehn Mitarbeiterinnen stehen beklommen und eher hilflos an ihrem Bett, ein Glas Sekt in der Hand. Rebekka beginnt zu reden: *Ich danke euch für eure Güte und Liebe. Ich feierte hier im Sune-Egge eines der schönsten Weihnachtsfeste meines Lebens. Bald muss ich mich aber für immer verabschieden. An allem ist das huere Giftle (*das verfluchte Drogennehmen*) schuld. Bitte sagt allen jungen Menschen, dass sie niemals Rauschgift nehmen sollen. Ich wünsche euch jetzt e guets Nöis!*

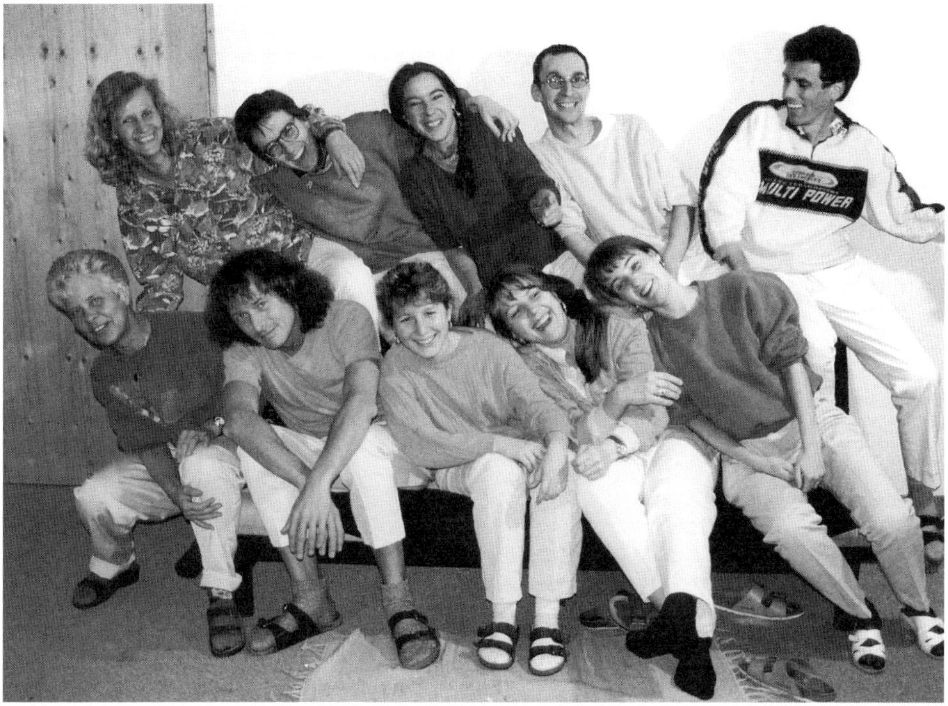

Das Pflegeteam ist dabei, durch das ganze Jahr, rund um die Uhr

Ein Tag im Leben einer Krankenschwester
Ursula Lebküchner

Heute ist Sonntag. Normalerweise erlebe ich die Arbeitszeiten an den Wochenenden ruhiger als während der Woche. Das mag daran liegen, dass die Hektik, die das Ambulatorium mit sich bringt, wegfällt.

Die 2.–Stock-Patienten haben im Sune-Egge meist schon eine Nacht verbracht und sich an unsere eher familiäre Atmosphäre gewöhnt. Die Patienten vom 3. Stock scheinen für etwas mehr Stille dankbar zu sein. Für sie kann die Ruhe aber auch bedrückend wirken, werden sie doch dadurch vermehrt auf sich selbst und ihre Krankheit zurückgeworfen.

Es ist 8 Uhr. Zusammen mit vier Kolleginnen nehme ich von der Nachtwache den Rapport ab. Dann übernehmen zwei von uns den 2. Stock. Wir anderen arbeiten auf dem dritten. Nach einem Kontrollrundgang gehen wir in den 1. Stock zu einer kurzen Kaffeepause. Zwei 3.–Stock-Patienten sitzen am Ofentisch. Die anderen scheinen noch zu schlafen.

Um 9 Uhr ist Medikamenten- und Methadon-Abgabe. Fränzi wartet schon ungeduldig vor dem Stationszimmer: *So, chömed ihr äntli! Da wartet mer sich ja dumm und dämlich!* Kaum hat sie erhalten, was sie wollte, ist ihr Unmut verflogen.

Jetzt fährt Fredy mit seinem Rollstuhl vor: *Wär badet mich hüt?*

Ich gehe zu Angela, um ihr nach Plan ein Schmerzmedikament zu verabreichen. Sie ist nicht ansprechbar. Die Krankheit hat ihren Körper gezeichnet. Angela wird bald sterben. Im Zimmer brennt die Kerze einer Duftlampe, welche die Luft angenehm verbessert. Nachdem ich Angela die Spritze gegeben habe, setze ich mich auf den Lehnstuhl neben ihrem Bett. Mein Blick fällt auf ein Foto auf dem Nachttisch. Das Bild zeigt Angela vor gut einem halben Jahr. Sie ist darauf kaum mehr zu erkennen. Karl, ein Mitpatient, kommt ins Zimmer, um zu sehen, wie es Angela geht. Es beschäftige ihn sehr, meint er. Karl stellt mir Fragen über Sterben und Tod. Gemeinsam mit ihm horche ich nach einer Weile auf Angelas ruhigen Atem.

Dann gehe ich ins Nebenzimmer, um Kais Wunde zu verbinden. Diese sieht von Tag zu Tag besser aus. Kai tut seine Freude darüber wortreich kund. Im gleichen Atemzug erzählt er jetzt von seinem sehnlichsten Wunsch, ein Haustier zu besitzen: *Weisch, es müesst nöd so es grosses si, aber es Büsi zum Bischpiel oder ä Ratte.* Einmal mehr erkläre ich ihm, dass dies im Sune-Egge aufgrund der Gefahr von Krankheitsübertragungen nicht möglich sei.

Eine Patientenglocke unterbricht unser Gespräch. Mark möchte ein Medikament gegen seine Kopfschmerzen. Aus dem Bad nebenan tönt Musik. Der lachende Fredy hat bestimmt gerade einen seiner einschlägigen Witze erzählt.

Aus dem Lift kommt Angelas Mutter. Ich begleite sie in das Zimmer ihrer Tochter. Die Mutter hilft mir, Angela in eine andere Lage zu bringen, damit sie nicht wund liegt. Die Frau will bis zum Abend bei ihrer Tochter bleiben. Angehörige haben die Möglichkeit, Tag und Nacht hier zu sein.

Schon ist es Mittag. Zusammen mit den 2.–Stock- und 3.–Stock-Patienten isst das Personal in der Cafeteria. Da Robert sich heute sehr müde fühlt, bringe ich ihm das Essen ins Zimmer. Kaum habe ich seinen Teller gefasst, piepst die Glocke wieder. Ich fahre mit dem Lift hoch. Oben kommt mir Mario ganz aufgeregt entgegen: *Jetzt hät mer scho wieder öpper 's Portemonnaie klaut! Wenn ich dä verwütsch, dänn aber ...* Um ihn zu beruhigen, schlage ich ihm vor, dass wir sein Zimmer miteinander durchsuchen. Das verloren Geglaubte kommt zum Glück bald ans Tageslicht. Erleichtert wünscht mir Mario – *en Guete!*

14.30 Uhr: Ich gebe dem Spätdienst Rapport ab. Danach habe ich Zeit, den Kardex nachzuführen. Um halb fünf Uhr mache ich Feierabend.

Intensive Vernetzung und Niederschwelligkeit im Sozialdienst
Bettina Geuer, Sozialpädagogin, und Üffe Carlehög, Sozialarbeiter

Wir erleben in unserem Alltag immer wieder, wie notwendig und intensiv die Vernetzung aller Dienste innerhalb unseres Hauses ist. Oft kommen Patienten zu uns, denen die elementarsten Dinge wie Obdach, Krankenkasse und Betreuung in irgendeiner Form fehlen. Für viele von ihnen ist unsere „Niederschwelligkeit" sehr hilfreich, um ihre Bedenken oder gar ihre Angst gegenüber Fürsorgeämtern oder anderen Behörden abzubauen.

Da die meisten Patienten auch psychische Probleme zu bewältigen haben, werden wir nicht nur mit eigentlicher Sozialarbeit konfrontiert. Trauer, Wut und Aggressionen auffangen und aushalten und, wenn immer möglich zusammen mit den Patienten in konstruktive Schritte umlenken, das ist oft unsere erste Aufgabe, bevor wir anschliessend Sachprobleme wirksam bearbeiten können.

Kürzlich hatten wir grosse Freude mit folgendem Patienten: Werner kam aus einem anderen Kanton nach Zürich und kümmerte sich trotz Nachfragen unserseits nicht um seine Anmeldung. Als er hospitalisiert werden musste, wurde seine Wohnung gekündigt. Der Anmeldestatus war immer noch ungeregelt. Nach vielen Gesprächen mit ihm, in denen sein Vertrauen zu uns wachsen konnte, wurden gemeinsame Telefonate mit dem Fürsorgeamt möglich. Wir begleiteten ihn dann dorthin, damit seine Schwellenangst überwunden werden konnte. Während des Aufenthaltes im Sune-Egge entschied sich Werner für einen Entzug. Später erfuhren wir von der entsprechenden Station, dass er sich nach anfänglichen Schwierigkeiten sogar für eine Therapie entschlossen hatte und dort eingetreten war.

Wir beiden, je mit einem Arbeitspensum von 80%, sind zur Hauptsache für die leider nur minimal mögliche soziale Versorgung der hospitalisierten Kranken der Akutabteilung zuständig. Ebenso leisten wir die soziale Betreuung der 35 Patienten, welche im festen Methadonprogramm des Sune-Egge stehen. Dazu kommen noch die notfallmässigen Vermittlungen und Überbrückungsmassnahmen bei den ambulanten Kranken. Ein anderer Sozialpädagoge ist mit einer 60%-Stelle für die Patienten im 3. Stock zuständig.

Zwei Gedanken von Katharina Micheli, die den Sozialdienst im Sune-Egge aufgebaut hat:

- Der Sucht und damit oft der Selbstzerstörung bis zum Tode wollen wir Lebensqualität entgegensetzen.
- Und in der täglichen Herausforderung an die Betroffenen, ein Ja zu ihrem schwierigen Leben zu finden, versuchen wir, ihnen Stütze und Hilfe zu sein.

Abschied von Max
Rinaldo Manferdini, Verantwortlicher für Technik und Sicherheit

Zwei Patienten im Sune-Egge wollen heute Abschied nehmen von Max. Beim Bahnhof Tiefenbrunnen ist Treffpunkt. Hier warten bereits Erika und andere Freunde von Max. Eine Gruppe „Ausgeflippter", denke ich für mich. Warten auf Guido. Die erste Flasche Bier wird angesetzt. Ist es die erste?

Dann geht die Fahrt los, hinter Guidos Auto her. Zuerst dem See entlang, dann vom See weg, den Hang hinauf. Bei einem Parkplatz steigen wir aus. Nach und nach treffen Angehörige von Max ein. Leichter Regen fällt. Wer unter den Ankommenden ist wohl die Mutter von Max?

Die Schar setzt sich in Bewegung. Ein Feldweg führt zu einem Weiher, dann diesem entlang. Unter einem grossen Baum zwei Kerzen, eine Urne, Rosen.

Wer ist Guido? frage ich leise. *Der Pfarrer vom Aids-Pfarramt,* höre ich von dem neben mir Stehenden. Hier, in der freien Natur, findet also der Gottesdienst statt. Vogelgezwitscher, Entengeschnatter. Die Zweige des Baumes spiegeln sich im Wasser. Die Oberfläche ist vom Wind bewegt. Hier wollte Max seine Abdankung haben, mit Guido. Hier hatte er, auch mit Guido, von einem Freund Abschied genommen. Aus dem Transistor klingt ein Lied ... *Über den Wolken muss die Freiheit wohl grenzenlos sein. Alle Ängste, alle Sorgen, sagt man, blieben darunter verborgen, und dann würde, was hier gross und wichtig erscheint, plötzlich nichtig und klein ...* Es ist das Lied von Reinhard Mey, das Max sich gewünscht hatte.

Eine Entenmutter mit ihren Jungen, nur wenige Tage alt, zieht vorüber. Dort wachsendes Leben, hier Leben, das vergeht, verloschen ist. Bilder, alle wie bestellt für einen Film, so kommt es mir vor. Eine Frau schreitet still vor sich hin, mitten durch die Versammelten. Die Kutte reicht ihr bis auf die Sandalen.

Wie die jungen Menschen Anteil nehmen, zum Teil mit Bierflasche und Zigarette in der einen Hand, eine Rose in der anderen. *Tschau Max wir sehen uns wieder* – sagt einer von ihnen, eine Handvoll Asche – die Asche von Max – in das Wasser werfend. *Amen*, sagen etliche. Der mit der Bierflasche bekreuzigt sich. Einige bedanken sich bei Guido. Es war schön, vielen Dank.

Die Mutter von Max gibt eine brennende Kerze ins Wasser. Max hatte sich versöhnt mit ihr und gesagt: *Jetzt kann ich in Ruhe sterben*. Die Kerze hatte bei der Taufe von Max gebrannt. Es ist dieselbe Kerze. Manchmal wollen die Tränen in die Augen steigen.

Anhalten, stille sein, ergriffen sein, eine Oase in der Wüste – dann geht das Leben wieder weiter. Nein – dies war ein Stück Leben, wo ich wirklich gelebt habe.

Noch lange höre ich das Lied … *Über den Wolken* … auf der Fahrt zurück. Und auch bei der Arbeit im Sune-Egge tönt es nach.

Das 11. Gebot:
Du sollst auch den von Sucht, HIV und Aids Betroffenen den Lebensraum nicht nehmen
Martin Hess, Pfarrer und Seelsorger

Die neuen Möglichkeiten der Aids-Therapie haben die Lebenssituation unserer Patienten und damit auch die Anforderungen an die Seelsorge glücklicherweise verändert. Aber viele existenzielle Sorgen bleiben doch drückend. Wo und wie haben die Betroffenen konkret einen Lebensraum und eine sinnvolle Zukunft? Die entsprechenden Nischen sind klein und wenig an der Zahl, während die Menge der Menschen mit irgendeinem Handikap, die auf solche Möglichkeiten angewiesen sind, gross ist.

Solche Räume und Möglichkeiten zu einer sinnvollen, lebenswerten Existenz müssen mit den Betroffenen gemeinsam gesucht, errungen oder gar erfunden und dann noch erschaffen werden. An den inneren geistlichen Voraussetzungen, die es dazu braucht, arbeite ich als Seelsorger. Ich tue es gern, zusammen mit den Kolleginnen und Kollegen aus den anderen Fachbereichen.

Wie Wegmarken auf dem Gang durch das Jahr nehmen unsere wöchentlichen Hausandachten die Stimmungen und Geschehnisse des Alltags auf. Die Basis unserer Arbeit ist Gottes Liebe und unser Glaube an das Evangelium. Das kommt in diesen Andachten zur Sprache; das gibt uns Impulse, Gedankenanstösse und ein vertieftes

Verständnis für das, was wir tun und tun sollen. Darum ringen wir, auch in den gemeinsamen Besinnungen nach jedem Todesfall, in den vielen Seelsorgegesprächen und Gebeten mit Betroffenen, am Krankenbett und im kleinen Kreis.

Immer noch zu oft müssen wir betroffene junge Menschen auf dem schweren Weg zum Lebensende begleiten. Was ich auf diesem Weg von Sterbenden und ihren Angehörigen an innerem Reichtum und geistiger Reife miterlebe, ist für mich als Seelsorger oft ein Geschenk. Manchmal muss ich aber auch in erschütternder Hilflosigkeit viel Leid und Tragik im Glauben mitzutragen versuchen.

Die neuen Aids-Medikamente

Aids ist die Abkürzung des englischen Begriffes „Acquired immune deficiency syndrome", was auf Deutsch „Erworbenes Abwehrschwäche-Syndrom" heisst. Schon vor 1996 stand man dem Aids-Patienten nicht völlig hilflos gegenüber. Schmerzen, Übelkeit, Fieber, Schlaflosigkeit und Durchfall konnten meistens behoben oder doch gelindert werden. Auch das bis zum Irrewerden belastende Bewusstsein, an Aids zu leiden, die Verzweiflung über das Ausgestossensein und das Sterbenmüssen in jungen Jahren konnten erleichtert werden. Die seelische Not war für manchen Aids-Patienten noch schrecklicher als die Krankheit seines Körpers.

… das bis zum Irrewerden belastende Bewusstsein … Die seelische Not war für manchen Aids-Patienten noch schrecklicher als die Krankheit seines Körpers

Seit etlichen Jahren konnten viele mit dem Aids ursächlich zusammenhängende, so genannte „opportunistische Krankheiten", behandelt werden. Bereits war es oft gelungen, deren Symptome zum Verschwinden zu bringen und die Krankheit für kürzere oder längere Zeit zu „unterdrücken". Aber eine definitive Heilung dieser Krankheiten gab es nicht. Die Voraussetzung für ihr erneutes Aufflammen blieb vorhanden, weil die zugrunde liegende Immunschwäche nicht beseitigt werden konnte. Zu den opportunistischen Krankheiten gehören neben vielen anderen, doch seltener auftretenden Infektionen, die folgenden Leiden, denen wir im Sune-Egge fast jeden Tag begegneten:

Die Pilzerkrankung Soor mit ihren weissen Belägen im Bereich des Mundes, der Speiseröhre und der Geschlechtsorgane, welche auch das Auge, das Gehirn und die Lungen befallen kann.

Die Viruskrankheiten der Herpes-Gruppe, die als Gürtelrose, als empfindliche Bläschen auf der Haut oder als schmerzende kleine Geschwüre in Mund, Speiseröhre und After oder als lebensbedrohliche Entzündung im Gehirn und in anderen Organen auftreten können.

Einige Protozoen- und Viruserkrankungen des Gehirns und der Augen (Toxoplasmose, Cytomegalie und andere).

Die Lungenentzündung durch den Erreger Pneumocystis carinii, welche ohne Behandlung stets tödlich verläuft.

Leider mussten diese opportunistischen Krankheiten, waren sie bei einem HIV-positiven Menschen einmal aufgetreten, lebenslänglich weiterbehandelt werden mit reduzierter Medikamentendosis, um ihr Wiederaufkommen zu verhüten. Das gilt auch für die bei Aids häufige Tuberkulose und etliche ihr verwandte Krankheiten. – Bereits vor 1996 waren gewisse vorbeugende Behandlungsprogramme bekannt, welche in der Regel den ersten Schub einer opportunistischen Krankheit verhüteten oder wenigstens für eine begrenzte Zeit hinausschieben konnten.

Aber gegen den Aids-Erreger selbst, das HIV (Human Immunodeficiency Virus), welches durch die Zerstörung der natürlichen Abwehrkraft des Menschen all den erwähnten Infektionskrankheiten das Eindringen in den Körper ermöglicht und welches seinerseits auch eigene, spezifische Störungen verursacht – gegen dieses HI-Virus gab es keine Medikamente.

In Anbetracht der weltweit riesigen Bedeutung der Krankheit waren zunächst jedes Jahr internationale Aids-Konferenzen abgehalten worden. Weil das Virus sich aber als unendlich facettenreicher erwies, als erwartet worden war, und weil es durch die verschiedensten Behandlungsversuche bis dahin nie genügend beeinflussbar war, verbreitete sich Resignation. Darum wurde beschlossen, die Arbeit gegen das Aids zwar in allen Richtungen zu intensivieren, die Aids-Forscher aber nur noch alle zwei Jahre zusammenzurufen. Die Prophylaxe der Ansteckung war bekannt und auf den ersten Blick einfach durchzuführen: Das Kondom für den geschützten Geschlechtsverkehr, keine HIV-positiven Blutpräparate und für die Drogenkonsumenten kein Spritzentausch.

Aber das Aids raste durch die Völker, hauptsächlich südlich der Sahara. Es löschte dort insbesondere das Leben unzähliger arbeitsfähiger Frauen und Männer aus, jener Bevölkerungsgruppe, die hauptsächlich den Boden bebauen, die Familien ernähren und die junge Generation erziehen sollte. Millionenweise verloren Kinder ihre Eltern und lebten mit den stellvertretenden Grosseltern, welche häufig auch krank waren. Das Leben wurde überall aufs Schwerste getroffen, am Esstisch, in den Schulen, an den Arbeitsplätzen. Die jungen Erwachsenen fielen aus. Die Volkswirtschaft dieser Länder, meist vorher schon arm, wurde zusätzlich geschwächt.

Eine Hoffnung auf wirksame Medikamente oder eine Impfung gegen Aids gab es nicht, noch weniger die Hoffnung auf bezahlbare und tatsächlich verteilbare heilende oder verhütende Mittel … Nichts war in Sicht …

Da kam im November 1995 ein unerwarteter Paukenschlag an der Konferenz von Vancouver. In der Folge davon wurde im Aids-Forum von Zürich, am 13. Februar 1996, von den Kollegen der Infektiologie des Universitätsspitals über einen sehr wahrscheinlich entscheidenden Durchbruch in der Bekämpfung der HIV-Infektion durch neue Aids-Medikamente berichtet! Ergriffen sass ich in jener Stunde im grossen Hörsaal der Frauenklinik in Zürich, wo das Forum regelmässig zusammentrat. Blitzartig dachte ich an unsere gestorbenen und noch viel intensiver an unsere lebenden Patienten im Sune-Egge, und ich war überzeugt, eine medizingeschichtlich ganz wichtige Stunde mitzuerleben.

Eine unvergessliche persönliche Erinnerung drängte sich mir auf: Mein Vater, der in Arbon am Bodensee praktischer Arzt war, erzählte mir in meiner Knabenzeit während der Vierzigerjahre des letzten Jahrhunderts etwas, was für ihn unglaublich war: Damals wurden die Sulfonamide zum ersten Mal eingesetzt: Cibazol, Irgamid und ähnliche Substanzen. Mein Vater, realistisch und begeisterungsfähig zugleich, erzählte von einem vorher unvorstellbaren, an ein Wunder grenzenden Wandel. Bisher habe er einen Patienten mit Lungenentzündung intensiv behandelt und begleitet, unter anderem mit Kampferspritzen und mit vielfach zu erneuernden Senfwickeln, die man auf die erkrankte Brustseite legte, und doch habe er dem neunten Tag der Krankheit, dem gefürchteten Krisentag, jeweils mit Kummer entgegengesehen. Am neunten Tag habe sich nämlich meistens gezeigt, ob der Patient mit seiner eigenen Genesungskraft und unterstützt von aller angewandten Therapie seine Krankheit überstehe oder nicht. – Und jetzt wirke Cibazol schnell und fast immer entscheidend gut! Eine neue Ära der Heilkunde sei angebrochen.

Ähnliches erlebten wir im Sune-Egge, als bald danach ein sterbenskranker Aids-Patient zu uns eintrat, der nach wenigen Wochen intensiver Behandlung mit den neuen Medikamenten eine ganz erstaunliche neue Lebenskraft gewann.

Richards Krankheit in der neuen Ära – fast eine Auferstehung

Seine Vorgeschichte und Ankunft im Sune-Egge

Im Juni 1996 wurde uns aus dem Spital Limmattal ein Mann *zur weiteren Behandlung und Pflege* zugewiesen. Schon seit Jahren hatte dieser ehemalige Drogenkonsument, ein früherer Elektriker, an einem hausärztlich gut geführten Methadonprogramm teilgenommen. Sein Arzt berichtete uns, dass der Patient bis vor wenigen Wochen einen bescheidenen Haushalt selbstständig geführt habe. Von seinem Zimmer aus habe er zufrieden und auch zur Zufriedenheit der Auftraggeber kleine auswärtige Arbeiten erledigt. Innert kurzer Zeit sei aber alles schief gegangen. Richard vergass seine Einkäufe und kochte sich nichts mehr. Rundum geriet er in grosse Unordnung. Sein Elternhaus war für ihn schon lange verschlossen. Da der bis jetzt so regelmässige Patient seit Tagen das Methadon nicht mehr abgeholt hatte, suchte ihn sein Hausarzt auf und fand ihn in der Wohnung – nahe am Sterben.

Der Arzt wies Richard als Notfall ins Spital ein. Dort wurden alle behandelbaren Ursachen des raschen körperlichen und psychischen Zerfalls geprüft und ausgeschlossen. Offenbar war der bedauernswerte Zustand der seit Jahren bekannten HIV-Positivität von Richard zuzuschreiben. Unter dem Verdacht auf eine galoppierend fortschreitende Hirnerkrankung im Rahmen des Aids wurde der Patient in den Sune-Egge verlegt.

Als der 34-jährige Kranke bei uns ankam, war seine Gesundheit auf dem Nullpunkt. Entsprechend der Definition der Weltgesundheitsorganisation ist ein Mensch nämlich nur dann gesund, wenn er in körperlichem, seelischem und sozialem Wohlbefinden ist.

Richard trat in einem jämmerlichen physischen Zustand in den dritten Stock ein. Körperlich funktionierten noch einige vegetative Leistungen. Sein Herz schlug regelmässig, aber die Atmung war durch Husten und Auswurf, die Verdauung durch Blähungen, Druckgefühl und Verstopfung schwer beeinträchtigt. Alles versagte, was eine aktive Leistung genannt werden konnte. Wegen Schwindel und nicht mehr koordinierter Bewegungen brachte Richard nur noch mit Hilfe von zwei stützenden Schwestern ein paar dem Boden entlangschleifende, kurze Trippelschritte zustande. Eine Tasse erfassen und sie zum Mund führen war ihm nicht mehr möglich.

Wahrscheinlich wäre es ihm auch nicht in den Sinn gekommen, wieso er trinken sollte, selbst wenn er Durst gehabt hätte. Von unseren einfachen Appellen an ihn verstand er nur, dass etwas gefragt oder gesagt wurde, doch nicht den Inhalt. Die von ihm ab und zu gegebenen Antworten kamen leise, verschwommen, mit langen Pausen und völlig unverständlich über seine Lippen.

Von seiner Seele und ihrem Leben konnten wir nichts spüren, auch wenn wir uns sorgfältig Zeit nahmen, uns in Richard einzufühlen. Ob dieser Patient sich geborgen oder allein gelassen fühlte, ob er behaglich und schmerzfrei oder gequält war, ob er Durst hatte oder im Bett umgelagert werden wollte: keine Äusserung hat uns darüber etwas wissen oder erraten lassen.

Wir waren rücksichtsvoll in seiner Nähe und vermieden alles, was Richard hätte stören können. Dieses Verhalten gründete sich nicht nur auf puren Anstand, sondern war auch dadurch bestimmt, weil wir wussten, dass hinter einer stummen, unbewegten und sogar leblos scheinenden Fassade ein hellhöriges und feines Empfinden versteckt sein kann. Auch das soziale Wohlbefinden war zutiefst gestört, wie es bezeugt wird durch die Umstände, die zur Krankenhaus-Einweisung geführt hatten.

Die neuen Medikamente verändern Richards Leben

Medizingeschichtlich waren jene Tage die Zeit, als in der Schweiz die neuen Aids-Medikamente auf den Markt kamen. Bisher war – seit 1983 – lediglich das AZT oder Retrovir verfügbar gewesen. Es hatte sich aber bei längerer Anwendung nicht als segensreich erwiesen. So wertvoll es an sich war, Retrovir hatte leider auch erhebliche Nachteile. Der HI-Virus wurde nämlich bei alleiniger Anwendung dieses Mittels allmählich resistent, und wirksame Kombinationspräparate waren noch nicht entdeckt. Ausserdem entstand bei fortgesetzter Einnahme des Medikamentes eine ernsthafte Blutarmut. Aus diesen Gründen war das Retrovir oder AZT auf der Gasse in Verruf gekommen. Wir hörten: *Das fresse ich nicht mehr. Ich will doch nicht aussehen wie eine Leiche! Und Bluttransfusionen will ich auch nicht.*

Die Abgabe der neu entdeckten Aids-Medikamente – wie 3TC, Videx, Crixivan und andere – unterstand damals sehr begründeten, klar formulierten, einschränkenden Kriterien, damit nicht durch inkompetenten Einsatz mehr Schaden als Nutzen entstehe, z. B. Resistenzentwicklung des Virus oder gefährliche Folgen bei gleichzeitiger Einnahme anderer Substanzen. In der Schweiz durften nur die Universitätskliniken die Erlaubnis zur Therapie mit den modernen Mitteln erteilen, und regelmässige, eingehende Kontrolluntersuchungen waren obligatorisch.

Unter Beiziehung meiner ärztlichen Ratgeber, Professor Lüthy von der Universität und Dr. Wettstein vom Stadtärztlichen Dienst wurde beschlossen, Richard als ersten Sune-Egge-Patienten mit den neuen Medikamenten zu behandeln. Richard selbst konnten wir darüber nicht befragen. Uns war es aber wichtig, dass sein Hausarzt das therapeutische Wagnis auch befürworte. Das Argument für seine Zustimmung war, dass er Richard vor ganz kurzer Zeit noch in erstaunlich gutem Zustand erlebt hatte. So erhielt unser Patient über seine bisherige Therapie hinaus jetzt auch noch die kompliziert einzunehmenden neuen Medikamente, eines auf den nüchternen Magen, das andere eine Stunde vor dem Essen, das dritte zwei Stunden nach der Mahlzeit. Zum Glück ertrug er alles ohne Nachteile.

Vor unseren Augen geschah etwas, was wir noch an keinem Aids-Patienten beobachtet hatten. Wir staunten. Nach zehn Behandlungstagen klarte das Bewusstsein von Richard auf, wenn auch mit Erinnerungslücken. Dann erholte es sich in kurzer Zeit bis zum Niveau eines aufmerksamen und verständigen Menschen, der sich freundlich erkundigte, was denn geschehen sei. Er wisse nicht, wo er sei und erinnere sich nur an die Zeit in seiner eigenen Wohnung. Gleichzeitig mit der emotionalen und intellektuellen Aufhellung begann er selber zu essen, mit aller Selbstverständlichkeit seine Toilette zu besorgen und an der Umgebung ganz natürlich teilzunehmen. Immer und immer wieder fragte uns Richard aber: *Wo und warum habe ich die Zeit verloren?* Er fragte nach der Zeit, die seiner Erinnerungslücke entsprach.

Vor unseren Augen geschah etwas, was wir noch an keinem Aids-Patienten beobachtet hatten:

Nach zehn Behandlungstagen klarte das Bewusstsein auf, wenn auch mit Erinnerungslücken

Am Anfang werteten wir Richards Fragen als selbstverständliches Interesse seinerseits. Nach kurzen Erklärungen glaubten wir, darüber hinweggehen zu können. Doch unserem Patienten genügten die Antworten nicht. Für ihn entwickelte sich aus der Erinnerungslücke ein jahrelang nicht mehr verschwindendes Krankheitszeichen, das ihn quälte. *Immer fehlt mir diese Zeit,* wiederholte er, fragte unzählige Male danach und suchte in vielen Kalendern, ob er sie finde.

Im Übrigen ging es Richard erstaunlich gut. Etwa sechs Wochen nach seinem Eintritt in den Sune-Egge eröffnete er mir einen grossen Wunsch: Mit seinem

Bruder Albert habe er seit Jahren eine gemeinsame Reise nach Rom geplant. Wegen Arbeitsüberlastung von Albert sei dieser Wunsch leider nie in Erfüllung gegangen. *Bist du einverstanden, Walter, wenn ich diese Reise jetzt organisiere?* Und ob! Ich ermutigte Richard zu seinem Vorhaben umso überzeugter, als ich während meines Medizinstudiums selber während eines Semesters in Rom gelebt hatte und dort sehr glücklich war.

Albert kam sich vorstellen und erwies sich als liebenswürdiger und besorgter Bruder, der Richard wahrscheinlich zuverlässig und umsichtig begleiten könnte. Es war uns allen bewusst, dass es keine Selbstverständlichkeit sein werde, das Methadon und die vielen Medikamente ins Ausland mitzunehmen und dort mit der gebotenen Regelmässigkeit zu verwenden.

Auch für mich war Richards Reise keine Kleinigkeit, wenn ich an all die ärztlichen Berichte denke, die ich zu schreiben hatte. Allein das Methadon erforderte differenzierte schriftliche Erläuterungen, die sowohl dem schweizerischen wie dem italienischen Betäubungsmittelgesetz zu entsprechen hatten. Zudem musste die diesbezügliche Regelung mit der italienischen Botschaft in unserem Land im Voraus abgesprochen sein. Ergänzend war ein vertraulicher Arztbericht notwendig für einen im Ausland behandelnden Kollegen, der im Notfall einzuspringen hätte. Das Wort Aids durfte in diesem Brief nicht vorkommen. Zwar musste das Schreiben dem Arzt unzweideutig die Diagnose mitteilen, durfte aber einem Zöllner, der den Brief an der Grenze in die Hand bekommen könnte, keine Auskunft über das Leiden geben, sonst wäre Richard schnurstracks nach Zürich heimgeschickt worden.

In der Folge füllte sich das kleine Gestell in Richards Zimmer mit verschiedenen Büchern über Italien und Rom. Ein Plan des Forum Romanum wurde an die Wand fixiert. Und bald darauf verabschiedeten sich die zwei Brüder für ihre grosse Reise. Wir dachten im Sune-Egge oft an die beiden aussergewöhnlichen Touristen. Als sie nach zehn Tagen glücklich heimkehrten, erzählten sie: *Alles ist wunderbar gewesen und ohne Schwierigkeit geraten!*
Was waren die Aids-Medikamente hier für ein Segen!

Die wiedergewonnene Zukunft bleibt eine schwierige Aufgabe

Während etlicher Monate ging es ordentlich. Unser Sozialarbeiter Etienne Conod machte sich daran, für den aufblühenden Mann eine Wohnung ausserhalb des Sune-Egge zu suchen. Richard würde natürlich in unserer Sprechstundenkontrolle bleiben können. Unser Patient bejahte diese Entwicklung mit seinen Worten, doch wir spürten in ihm deutlich Angst und Widerstand vor der neuen Situation. Vielleicht war es wegen Richards Bedenken, vielleicht waren es neu auftretende Nebenwirkungen der Medikamente – jedenfalls begannen hartnäckige Bauchschmerzen, Krämpfe und Blähungen. Dazu Schlaflosigkeit. Die so genannte *ersehnte Aussicht auf die eigene Wohnung* trat in den Hintergrund.

Es war schwierig, am Leben zu sein und doch nicht leistungsfähig, die eigene Jugendlichkeit nur zu wissen, aber nicht zu spüren, gegen eine ständige Unlust zu jeder Unternehmung anzukämpfen, täglich die gleichen Blähungen zu haben und jede Nacht die Stunden zu zählen, ohne den erquickenden Abschied vom langweilig gewordenen und lästigen Tag.

Wenn Versuche zu Neuanfängen immer wieder entmutigt und zerschlagen werden, so ermattet die Seele

Es ist anerkennenswert, dass Richard sich von Zeit zu Zeit trotz allem aufraffte und etwas tun wollte: *Wieder jemand sein! Anschaffungen machen! Eine neue Reise planen!* Aber ohne Fortschritte im Befinden war alles nur schleppend möglich. Richard hatte Mühe, seinen Vater anzufragen, ob er von seinem ehemals selbstverdienten Geld, das der Vater für ihn verwaltete, eine kleine Summe frei bekommen dürfe. Denn auch eine bescheidene Initiative kostet Geld.

Der Vater liess sich erst dazu bewegen, in den Sune-Egge zu kommen, nachdem ich ihn ausdrücklich und dringend dazu eingeladen, sozusagen aufgeboten hatte. Er war in der Zeit, als sein Sohn noch auf der Gasse lebte, so viele Male enttäuscht worden, dass sich sein Herz verschlossen hatte und auch jetzt hart und unberührt blieb. Der Vater hat mir anvertraut, dass er an seiner Haltung selber leide, doch blieb er überzeugt, nicht anders zu können. Von Richards kleinem Besitz gab er keine Mittel frei.

Wenn Versuche zu Neuanfängen auf solche Weise entmutigt und zerschlagen werden, so ermattet die Seele, und das Leben wird noch mühsamer zu ertragen als vorher.

Nicht mehr Sterbebegleitung, sondern Lebensbegleitung ist jetzt gefragt

In dieser Zeit wurden für Richard zwei Menschen sehr bedeutungsvoll, Silvia Barth, eine freiwillige Helferin, und Etienne, der bereits erwähnt wurde.

Silvia war seit Jahren eine vorzügliche Kraft im Sune-Egge. Schon manchen Patienten hatte sie in seiner letzten Lebenszeit wirklich gestützt. Uns gegenüber war sie immer freundlich und für alle unsere Anliegen offen. In dem besonderen Sinne war Silvia bescheiden, dass sie kaum je eine Auskunft erfragte über den Patienten, den sie betreute.

... die freiwilligen Helferinnen und Helfer: Ihr grosser und oft unentbehrlicher Beitrag liegt in der menschlichen Begleitung der Patienten ...

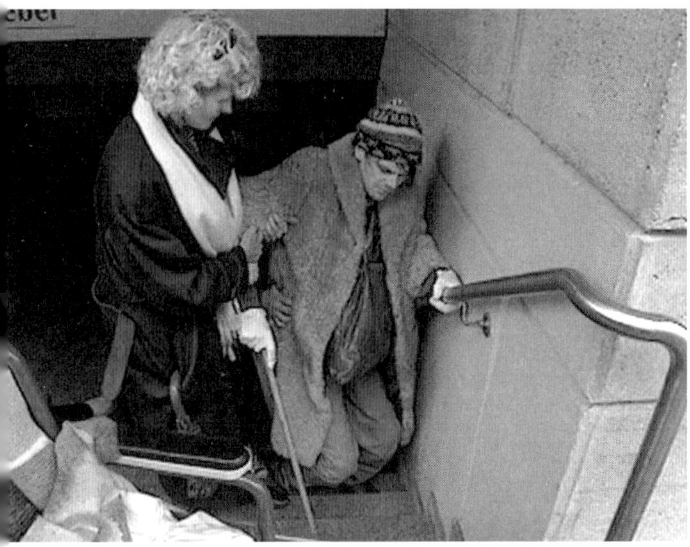

Hier hilft Schwester Sari einem Patienten, vom Eingang des Sune-Egge über die Treppe zur Konrad-strasse hinaufzukommen. Der Rollstuhl steht schon oben.

Hie und da gab es nämlich auch andere Freiwillige, welche möglichst viel Information suchten über „meinen Klienten". Mit spärlichem Einfühlungsvermögen, beinahe respektlos, wollten sie Auskunft über Vorgeschichte, Behandlungsmöglichkeit und Zukunftsaussicht, bis hin zu der unfeinen und ohnehin nicht beantwortbaren Frage: *Wie lange gehts noch ungefähr?* Mit solchen glücklicherweise seltenen „Helfern" war ich äusserst zurückhaltend, versuchte nach Möglichkeit zwar, ihnen etwas zu erklären, war aber nicht traurig, wenn die „Zusammenarbeit" bald aufhörte.

So bedeutend, wirklich wichtig die freiwilligen Helferinnen und Helfer im Betreuungsplan sind, sie sind nicht Krankenschwestern. Ihr grosser und oft unentbehrlicher Beitrag liegt nicht im medizinischen Bereich, sondern in der menschlichen Begleitung der Patienten. Dies ist nicht weniger wert als das, was medizinische und administrative Angestellte in einem Spital tun. Das Unentgeltliche gibt ihrer Arbeit noch eine besondere Würde. Freiwillige sind weit mehr als kostengünstige Helferinnen und Helfer. Sie betrachten und bedenken manche Frage von einem frischen und unabhängigen Standpunkt aus. Darum können sie gelegentlich mit ganz unerwarteten Gedanken zur Lösung von Problemen beitragen.

Ich danke all den hingabefähigen und erfindungsreichen Frauen und Männern, die uns entscheidend entlasteten und die unseren Kranken ihre Zeit schenkten. In der Aufgabe der Freiwilligen gibt es fast unbeschränkte Möglichkeiten: Das Gespräch, ein Spiel, die Sitzbank im nahen Park, Spaziergänge, Besuche in Kino oder Ausstellung, Verweilen und Schauen im botanischen oder zoologischen Garten... Mit Phantasie und aufrichtiger Sorge, in Freude über den gegenseitigen Austausch und im Gespür für das, was in dieser Stunde für den Patienten wünschenswert und möglich ist, ergibt sich eine gute Begleitung wie von selbst.

Es muss aber betont werden, dass mancher Patient überaus schwierig, stumpf, ablehnend, fürchterlich uninteressiert, müde oder auch faul ist, sodass freiwilliges Helfen nicht immer faszinierend ist, sondern auch mühsam und unerfreulich sein kann.

Silvia war für Richard eine äusserst hilfreiche Betreuerin. Sie war verheiratet und berufstätig, dazu beziehungsfähig, ohne die Gefahr für intime Nähe, die in ähnlichen Fällen niemandem hilft. Sie ging mit Richard spazieren und lud ihn gelegentlich zu einem kleinen Schiffsausflug ein. Wenn es regnete, sassen die beiden irgendwo und tranken etwas. Silvia regte Richard an und ermunterte ihn, ohne ihn zu überfordern. Im Sune-Egge hatte sie das Vertrauen aller Mitarbeiter gewonnen. Martin Buber schrieb – sozusagen über das Thema Silvia – ein wunderschönes Wort: *Wer nicht sich meint, dem gibt man alle Schlüssel.*

Als Sozialpädagoge versuchte Etienne, mit allen Patienten des dritten Stockes eine aktivierende Beziehung aufzubauen. In seiner Arbeit erwies es sich vielfach als richtig, was Goethe so formuliert hatte: *Seelenleiden, in die wir durch Unglück oder eigene Fehler geraten, sie zu heilen vermag der Verstand nichts, die Vernunft wenig, die Zeit viel, entschlossene Tätigkeit hingegen alles.*

Etienne versuchte, auch mit Richard auf dem Weg von Aktivitäten vorwärts zu kommen. Ohne dass der Patient die Absicht bemerkte, gestaltete Etienne für ihn Situationen, in denen er in anfänglich ganz bescheidenem Mass sich bewähren konnte, hier durch einen leicht fallenden Verzicht, dort durch eine Handreichung. So konnte Richard im Nachhinein auf eine kleine Leistung aufmerksam gemacht werden, und deren Anerkennung wirkte als Ansporn, etwas Anspruchsvolleres auch zu versuchen oder auf einem anderen Gebiet eine neue Leistung zu erbringen.

So kletterten Etienne und Richard miteinander gleichsam an einer kurzweiligen und anregenden Sprossenwand aufwärts, einer Wand mit winzigen, in überraschender Verteilung, aber auch mit grösseren Abständen zwischen den Sprossen. Die grösseren Abstände bedeuteten womöglich kreative Leistungen.

Eine tägliche, kleine und doch wertvolle Übung war es, hinunter und hinauf die zwei Treppen vom dritten Stock zur Cafeteria morgens, mittags und abends zu Fuss zu überwinden statt mit dem Lift zu fahren.

In unserer Zeit steht der passive Konsum verschiedenster Güter und Erlebnisse vielen Menschen näher als die Freude an einer eigenen Leistung. Wie mancher Zeitgenosse lässt sich eher massieren und durch künstliche Bestrahlung bräunen als eine etwas anstrengende Wanderung zu unternehmen! Richard machte hierin keine Ausnahme, wie das folgende Müsterchen zeigt. Als Etienne ihm von der Möglichkeit des Malens erzählte, war Richards Antwort: *Im Malatelier schaffen gehen? Ich sicher nicht!* Auch Etienne, der Geübte und in solchen Aufgaben oft lächelnd Listenreiche, dem vieles gelang, auch er vermochte es nicht, Richard zum Malen zu bewegen.

An diesem Patienten erlebten wir also nicht nur die wunderbare Wirkung der neuen Aids-Medikamente. Wir lernten an Richard auch, wie infolge der erstaunlichen und bahnbrechenden medizinischen Neuerung aus der früheren schwierigen Sterbebegleitung eine neue Aufgabe entstanden war: die schwierige Lebensbegleitung.

Die Literatur darüber ist gross, wie ungeheuer schwierig die HIV-Positivität zu ertragen ist, zunächst im Bewusstsein, dann aber auch seelisch und körperlich, im verantwortlichen Umgang mit den anderen Menschen, nicht nur was die Sexualität betrifft.

Das Selbstwertgefühl muss ein anderes sein, die Lebensfreude eine andere, wenn man weiss, dass man lebenslänglich und ausnahmslos jeden Tag Medikamente gegen diese Krankheit einnehmen muss. Heiko Sobel, der erste Aids-Pfarrer in Zürich, gab seinem Buch, das in Text und Bildern sehr eindrücklich ist, den Titel: *Ich kann nicht mehr leben wie Ihr Negativen.*

Nach langer Zeit konnte Richard im November 1999 aus dem Sune-Egge austreten, in seither gelegentlich wechselnde Wohngemeinschaften. Bis heute, im Herbst 2003, hat er keine Arbeit mehr aufnehmen können, nimmt aber gern am Leben teil, freut sich an Spaziergängen, geniesst das Fernsehen und liest Zeitungen und Bücher (Rom ist immer noch ein Lieblingsthema!). Er nimmt die Aids-Medikamente und auch noch eine niedere Dosis von Methadon, während die harten Drogen keine Rolle mehr spielen. Silvia betreut Richard unentwegt weiter, bereits im siebenten Jahr.

Ein Blick zu den Menschen in der Dritten Welt

Aids bleibt noch für Jahrzehnte eine bittere Herausforderung an die Menschen, obwohl heute wirksame Medikamente bekannt sind. In der so genannten Ersten Welt tragen wir an der Krankheit schwer, persönlich, familiär und sozial. Dabei haben wir eine eingehende Kenntnis des Aids, vor allem auch über seine Verhütung, und wir besitzen jedes Jahr noch bessere Medikamente zur Behandlung.

Das ist in den armen Gebieten der Erde nicht so. Das persönliche und das Familienleid mag dort ähnlich sein wie bei uns. Doch die allgemeine Verelendung, die im Gefolge des Aids kommt, kann nicht einmal in Annäherung beschrieben werden. In weiten Teilen der Dritten Welt gibt es nicht nur HIV-angesteckte Menschen und aiDskranke Patienten als Betroffene, sondern alle sind von der Katastrophe erfasst, ganze Völker.

There are so many infected people, but we are all affected

Im Bulletin 87 von Medicus Mundi Schweiz (Dezember 2002) schreibt Thomas Schwarz: *Von den 40 Millionen Menschen, die mit dem HI-Virus infiziert sind, leben über 95% in Entwicklungsländern. Aids tötet Menschen. Aids verhindert und zerstört Entwicklung, verursacht und vertieft Armut und Ungerechtigkeit. Anderseits breitet sich die Epidemie auf dem Nährboden von Armut und Abhängigkeit am schnellsten aus. Sie ist weit mehr als ein Gesundheitsproblem.*

Die Aids-Infothek, das Magazin der Aids Info Docu Schweiz, ist auch für den medizinischen Laien gut verständlich. In der Sonderausgabe „HIV/Aids in Afrika" vom April 2000 wird über die verheerenden gesellschaftlichen und volkswirtschaftlichen Konsequenzen der Krankheit berichtet. Diese verstärken die individuellen Tragödien zusätzlich:

Steigender Absentismus, nicht nur wegen Krankheit, sondern auch wegen der Fehlzeiten jener, die Pflegefälle in der Familie haben (insbesondere Frauen) oder zu Beerdigungen gehen… In Sambia stieg der Absentismus wegen Beerdigungen von 1992 bis 1995 um das

Fünfzehnfache!!... Geringere Produktivität am Arbeitsplatz, unter anderem bei schwerer körperlicher Arbeit. Notwendigkeit, Verstorbene oder Erkrankte zu ersetzen, gegebenenfalls durch weniger kompetentes, unerfahrenes bzw. noch auszubildendes Personal ...

Die Folgen einer HIV-Infektion sind Krankheit und Tod. Auch wenn die Kinder infizierter Mütter selbst nur zu 30% infiziert sind, werden sie doch mit 100% Sicherheit früh zu Waisen. 1998 waren die schwangeren Frauen in Südafrika zu 22% HIV-positiv, in Swasiland zu 31%, in Botswana zu 38%! Schon im gleichen Jahr betrug die geschätzte Zahl von Aids-Waisen im südlichen Afrika weit über zwei Millionen Kinder ...

Die Dimension des Aids auf der Erde macht traurig, am meisten in den Ländern mit tiefem Lebensstandard

Der Leser möge sich in das Buch des kenianischen Schriftstellers Meja Mwangi vertiefen: *Die achte Plage.* Das Werk ist ein ergreifendes Zeugnis über das Aids in einer dörflichen Gemeinschaft, ebenso über die Anstrengung Afrikas, der eigenen, so oft tödlichen Ignoranz zu begegnen.

Ein Beispiel: Das Medikament Nevirapine verringert entscheidend die Übertragung des HI-Virus von der Mutter auf ihr Kind während der Geburt. An vielen Orten Afrikas steht das wertvolle Mittel billig oder sogar gratis zur Verfügung, kommt aber trotzdem nicht zur Anwendung. Einer der Gründe: Die schwangeren Frauen fürchten den vorgängig notwendigen, eventuell positiven HIV-Test, weil sie Angst haben vor dem Ausgestossenwerden aus der Familie und vor der Desolidarisierung in der Gesellschaft. Das ist die Tragödie Ignoranz ...

Die Dimension des Aids auf der Erde macht traurig, nicht allein in Afrika, wo die Krankheit bis jetzt am schlimmsten wütet, sondern auch in Asien, Südamerika und überall, am meisten in den Ländern mit tiefem Lebensstandard. Diese Dimension ist rational gesehen zum Verzweifeln.

Wer sät und wer erntet auf den Feldern? Was sollen die Aids-Waisenkinder essen? Wer tröstet sie, wenn sie Mutter oder Vater oder beide verloren haben? Zu welchen Lehrern sollen sie in die Schule gehen, wenn der arbeitsfähige Teil der erwachsenen Bevölkerung in erheblichem Mass ausgefallen ist? Und immer mehr ausfällt! Und Kriminalität? Und Strassenkinder? Und die Kinder der Strassenkinder?

Die Aufgaben der Staaten der Dritten Welt und der in ihnen tätigen internationalen Hilfsorganisationen sind riesig. Diese Aufgaben gehen uns alle an:

Koordination aller Anstrengungen
Aufklären, Vorbeugen, Betreuen, Beraten, Behandeln
Mutter/Kind-Präventionsprojekte
Heime, Schulen und Berufsausbildungsstätten für Aids-Waisen jeden Alters
Beratungsstellen für Prostituierte und für ledige Mütter
Zugang schaffen für HIV-Test und Behandlungsmöglichkeiten
Ausbildung von einheimischen Botschafterinnen und Botschaftern gegen das Aids

Überall ist es wichtig, dass die Information wesentlich auch durch Altersgenossen weitergegeben wird. Die Gleichaltrigen, HIV-infiziert oder nicht, verstehen aus eigenem Erleben die Nuancen der Probleme, die spezifische Sprache, die individuelle, partnerschaftliche und gesellschaftliche Bedrohung durch die Krankheit, die Angst davor und die Mut machende Hoffnung, wenn die Prävention und hoffentlich bald auch die Behandlung zum Tragen kommen.

Viel zündende und aufrüttelnde Wirkung geht von Rollenspielen unter den Jungen aus, von ihren Musik-, Tanz- und Theateraufführungen zum Thema Aids. Lokalsprachige Radiosendungen ebenso wie persönliche Gespräche im kleinen Kreis, wo einschlägige intime Fragen diskutiert werden können, bewirken mehr als gut dokumentierte und mahnende Referate spezialisierter Epidemiologen und Therapeuten.

Nichts darf uns untätig werden lassen, auch die Verzweiflung nicht! Nachdem in Uganda die Zahl der Neuinfektionen in den letzten Jahren gesunken ist – dank jahrelanger und intensiver Propaganda der Regierung für die Aids-Prophylaxe – besteht dort und an anderen Orten der kleine wichtige Rest von Hoffnung, der gehütet, unterstützt und verstärkt werden muss. Das persönliche Verhalten jedes Einzelnen im Kampf gegen Aids ist wichtig. Der Erfolg der Strategie steht und fällt aber mit dem Aufklärungsstand und der Einsicht der lokalen öffentlichen Meinung. Im Besonderen hängt der Erfolg davon ab, mit welchem praktischen Verantwortungssinn sich die Regierungen, die NGOs und vor allem auch die Geschäftswelt engagieren. Es geht nicht allein um Gesundheit, soziales Wohlbefinden und Ökonomie, es geht um das individuelle und politische Überleben vieler Völker.

Die zentrale Botschaft der Welt-Aids-Konferenz in Durban, im Juli des Jahres 2000, lässt sich so zusammenfassen:

Brechet überall das Schweigen! Redet vom Aids als von einer ansteckenden, aber vermeidbaren Krankheit, und nicht als von einer Schande oder gar von einer Geissel des Himmels. Lernt und lehret, dass es keine Risikogruppen gebe, aber Risikoverhalten. Lernt und lehret dieses überall vermeiden! Grenzt die HIV-Positiven und die Kranken nicht aus eueren Gemeinschaften aus, sondern begleitet und tröstet sie. Helft ihnen! Soweit dies irgend möglich ist, möge jeder Mensch das Seine beitragen, damit die Fortschritte in der Kenntnis, Prophylaxe und Behandlung des Aids allen Betroffenen zugänglich werden.

My friend with Aids is still my friend
Mon ami avec Sida est toujours mon ami
Mein Freund mit Aids bleibt mein Freund

Die Bilanz meiner Erfahrungen

Von der Unergründlichkeit des Elends und vom Helfen

Geldgier und Machtgier – z. B. in der Drogenmafia – und Verzweiflung über Trug, Schmerz, Krankheit und Ausweglosigkeit – z. B. bei den Suchtbetroffenen – bedrückten mich oft. Manchmal dachte ich: Aus der Drogenwelt und aus dem so genannten „Sune-Egge" in Zürich kann nichts Positives berichtet werden.

Die Existenz von Egoismus, Bosheit, Leid und Elend ist für mich ein unerklärliches Geheimnis. Auch die Tatsache, dass in der Welt keine Kreatur leben kann ohne das Opfer einer anderen Kreatur – wie Albert Schweitzer dies ausdrückte –, dass also beinahe jedes Lebewesen notwendigerweise dem Erhalt eines anderen Lebens dienen muss, ist mir unergründlich.

Wir können das Weltganze nicht erklären und nicht verstehen. Neben Wunderbarem geschieht auch so viel Grauenhaftes, welches wir vernünftig nicht in Einklang bringen können mit der Vorstellung von einem allmächtigen und lieben Gott.

Es bleibt nichts anderes übrig, als diese unabwendbare Ordnung der Natur zu erkennen und anzunehmen. Doch menschenverursachtes Leid sollte durch den Menschen auch abwendbar sein. Mit diesem Idealismus, so jung und so naiv er erscheinen mag, möchte ich weiterleben, auch unter Einbezug der Wirklichkeit. Über jedem Weh steht für mich grundsätzlich etwas noch Höheres.

Einem Menschen zu helfen,
seinen Kummer zu überwinden,
ist wichtiger, als den letzten Willen
des Herrn zu begreifen

Elie Wiesel

Im Buch des Propheten Jesaja heisst es: *Denn meine Gedanken sind nicht euere Gedanken, und euere Wege sind nicht meine Wege, spricht der Herr, sondern so hoch der Himmel über der Erde ist, so viel sind meine Wege höher als euere Wege, und meine Gedanken höher als euere Gedanken.*

Da ich als Arzt im Haus von Pfarrer Sieber und mit ihm zusammen arbeitete, will ich hier einige seiner Gedanken mitteilen, wie er sie in seinem ersten Buch „Menschenware – wahre Menschen" formuliert hat. Der Pfarrer schrieb, dass für die Aufgabe der Jünger Jesu das griechische Wort DIAKONIA verwendet wurde: *Diakonie kümmert sich nicht um Erfolge oder Misserfolge, denn sie ist Nachfolge... Diakonie packt heisse Eisen an, auch wenn sie sich die Finger verbrennt. Das heisst, sie wagt, sich z. B. für Randgruppen einzusetzen, deren Glieder als hoffnungslose Fälle betrachtet werden ... Für die Diakonie gibt es keine Starken und Schwachen, denn die Gebenden sind ebenso Bittende, wie die Bittenden Gebende sind ... Die Kirchen müssen vermenschlicht, nicht die Menschen verkirchlicht werden ... Und Diakonie muss politisch werden, wenn die menschlichen Ordnungen gottlos sind.*

Aids in der Schweiz – Jahr 2003

Leider greift heute eine verheerende Aids-Fahrlässigkeit um sich. Die Angst und Wachsamkeit mancher Menschen vor einer Ansteckung mit HIV haben nachgelassen. Die Argumente der Stop-Aids-Kampagnen sind keine Sensation mehr. Es gibt die Neugier auf Risiko. Neu-Infektionen mit HIV/Aids sind in der Schweiz daher wieder häufiger geworden.

Ja: Glücklicherweise muss eine Infektion jetzt nicht mehr mit absehbarem Aids-Tod identifiziert werden wie noch vor wenigen Jahren. Mit enormer gedanklicher und materieller Anstrengung lernten die Menschen, die Krankheit zu behandeln und zu lindern. Aber:

Aids – ist nach wie vor nicht heilbar

Die nachfolgenden Überlegungen betreffen selbstverständlich die bedauerlichen Patienten nicht, bei denen die Ansteckung tragisch durch Bluttransfusion oder entsprechende Umstände erfolgt ist.

Wer aber heute die als sicher und einfach bekannten Präventionsmassnahmen bewusst ausser Acht lässt und darum HIV-positiv wird, setzt sich unverantwortlich über elementaren menschlichen Anstand hinweg. Zwar muss er die furchtbare persönliche Konsequenz selbst tragen, für immer den Erreger einer schweren Krankheit in sich zu

wissen und jeden Tag seines Lebens teure Medikamente nötig zu haben, denn ohne diese flammt das Aids auf und bringt ihm früher oder später den Tod.
Das überpersönliche und besonders düstere Verhängnis liegt darin, dass der HIV-infizierte Mensch, krank oder noch nicht, in seiner sexuellen Hingabe bei nicht geänderter Einstellung – also weiterhin ohne Kondom – seinen Partner gefährdet. Und ausserdem steigert er die Kosten für sein Wohlbefinden zulasten der öffentlichen Hand schwer wiegend – Kosten, die anderswo bitter notwendig sind und welche ohne seine Unvorsicht vermeidbar gewesen wären.

Es sind zwei grundsätzlich verschiedene persönliche und gesellschaftliche Katastrophen:

– Ob ein Mensch in den frühen Aids-Jahren, als die Übertragungsweise der Krankheit nicht bekannt war, unwissend ein Opfer dieses Leidens wurde

– Oder ob ein Mensch heute das Kondom verweigert oder gedankenlos vergisst und darum HIV-positiv wird, aller Kenntnis über Prävention zum Trotz. Dieses Wissen ist bei uns nachgerade ins öffentliche Bewusstsein eingetreten. Kaum einer kann sagen, er habe nichts gewusst.

Jede Bemühung, das Aids für sich selbst und andere zu vermeiden – durch Kondom oder saubere Spritze – bleibt für den Gefährdeten eine äusserst bedeutsame, lebenslange und persönliche Verantwortung. Das Aids weltweit einzudämmen und durch eine immer dringlicher erhoffte Impfung vielleicht gar einmal zu besiegen, bleibt eine der wichtigsten Herausforderungen unserer Zeit.

Drogen – Betroffene – und wir

Persönlich war ich immer froh, als Arzt an der Basis arbeiten zu können und nicht hoch oben an den Schalthebeln der Drogenpolitik Verantwortung zu tragen. Die grossen Zusammenhänge sind nicht weniger kompliziert und wahrscheinlich noch schwieriger aufzuhellen als das Schicksal eines einzelnen Betroffenen.

Die Hoffnung, dass in Zukunft nicht weiterhin Menschen zu Suchtpatienten werden, hat eine unabdingbare Voraussetzung: Es müssen wirksame Strategien entwickelt werden, um den bisher so unglaublich einträglichen illegalen Handel mit den Drogen zu stoppen. Solange auf diesem schwer überblickbaren Markt Geld verdient werden kann, wird es mit allen Mitteln gesucht und auch gefunden werden. Die Opfer werden dann wie bisher rücksichtslos und kriminell in Kauf genommen.

Die Bilanz meiner eigenen Erfahrung

**1. Drogenabhängigkeit ist nicht Schuld –
Freiheit von Drogen aber ein unschätzbares Gut**

2. Suchtpatienten sind in allen ihren Lebensbereichen krank, und es muss ihnen wie anderen Patienten geholfen werden.

3. Der Weg zur Drogenfreiheit braucht eine verstehende und stützende menschliche Begleitung.

Pfarrer Sieber hat Recht, wenn er bemerkt: *Der Obdachlose sucht Wärme in einem menschlichen Herzen; darum genügt ein Obdach nicht.*
Dem Drogensüchtigen geht es ähnlich: Drogenfreiheit, ein eigenes Zimmer und eine Arbeitsstelle genügen nicht. Menschen müssen menschlich zu ihm stehen.

4. Unter der Voraussetzung des eben erwähnten menschlichen Verständnisses können verschiedene Wege zur Befreiung von der Droge führen:

a) Der therapeutische Pfad führt zunächst zur ärztlichen Behandlung der körperlichen und seelischen Schäden, zu eingehender Beratung und eventuell angeschlossen zum frei gewählten Drogenentzug und langfristiger resozialisierender Begleitung, damit das drogenfreie Leben eingeübt werden kann. Die gesteckten Ziele müssen für den Patienten erreichbar sein. Werden sie ihm von aussen aufgezwungen, so sind allenfalls erreichte Resultate in der Regel nicht von Dauer.

b) Ein zweiter Weg, mit Methadon-, Heroin- oder anderen Substitutionsprogrammen, kann auch hilfreich sein. Der Süchtige besteht ja nicht nur aus Drogenhunger, auch wenn dieser ganz im Vordergrund ist. Wenn aber sein Bedürfnis gestillt ist, so können sich in ihm früher zugeschüttete oder verdrängte gesunde Interessen und Lebensmöglichkeiten neu entfalten. Ich kenne Fälle, wo der Weg über die Substitution nicht nur palliativ wirksam war, sondern zur Heilung führte.

c) Ein Mann ist mir bekannt, bei dem der Grund für seine Drogenfreiheit höchst wahrscheinlich die Liebe seiner Frau war.

d) Bei einem anderen Patienten war sein Glaube an Gott der für mich erkennbare Grund für seine definitive Drogenfreiheit. Es war tragisch, dass dieser Mann etliche Jahre nach seinem Entschluss zur Abstinenz doch an Aids sterben musste.

e) Nicht selten sind Fälle, in denen die Ursachen zur Suchtentwicklung unbekannt sind wie die Gründe für die wiedergewonnene Drogenfreiheit. Diese Feststellung ist wichtig. Sie befreit von einem gleichsam dogmatisch gebundenen Glauben an eine einzige Methode, als sei nur diese die richtige Lösung für jeden Fall.

5. Die langezeit schwergewichtig geübte Drogenprohibition löst keine Probleme, sondern schafft langfristig zusätzliche Verelendung.
Und würde sie das Problem sogar lösen können, so müsste sie daran scheitern, dass ihre praktische Durchführung unbezahlbar teuer wäre.

6. Eine sorgfältige, ärztlich kontrollierte Verschreibung im Rahmen der geltenden Gesetze dagegen ist möglich.
Sie hat ihren Nutzen in erfolgreichen Substitutionsprogrammen bereits erwiesen. Für den einzelnen Betroffenen wie für die ganze Gesellschaft gibt sie Hoffnung, das kleinere Übel zu sein als Verbot und Gefängnis.

Die Sorgfalt der ärztlich kontrollierten Verschreibung muss darin erkennbar werden, dass die Droge nicht eine Versuchung zum erlaubten Ausprobieren wird, denn es muss klar sein: Die „harten Drogen" (z. B. Heroin und Kokain) haben wie die so genannten „weichen Drogen" (z. B. Cannabis, Haschisch, Marihuana) den Charakter von Gift, und beide können ausserordentlich schnell zur Entwicklung einer psychischen oder körperlichen Abhängigkeit führen.

7. Die heute immer noch besten Methoden, der Beschaffungskriminalität der Drogensüchtigen entgegenzutreten, sind die Abgabeprogramme von Methadon und Heroin.
Jedes legal abgegebene Suchtmittel vermindert die illegale Beschaffung.

8. Die schweizerische Drogenpolitik mit ihren vier Pfeilern von Prävention, Schadensbegrenzung, Therapie und Repression hat sich in unserem Land als geeignete Strategie bewährt.
Sie muss redlich und konsequent befolgt werden und achtsam bleiben für die sich immer wieder verändernden und neuen Situationen.

9. Alle Eltern, alle erwachsenen Menschen überhaupt, mögen hellhörig werden für eventuelle Frühzeichen von Sucht bei Kindern und Jugendlichen.
Und die Eltern Suchtkranker, die dadurch fast immer selbst auch schwer Betroffene sind, sollen sich früh an entsprechende Drogenhilfsstellen wenden mit ihren Fragen und mit ihrer Verzweiflung. Sie können dort Rat empfangen und unter anderem auf sehr nützliche **Selbsthilfegruppen** aufmerksam gemacht werden,

damit sie nicht allein sind mit ihren Problemen. **Eltern sollen nicht denken, alles allein lösen zu können oder machen zu müssen.** Insbesondere sollen sie nicht durch quälende Selbstvorwürfe noch tiefer ins Elend absinken.

10. **Das Leben eines Drogenabhängigen ist einem gefährlichen Fluss zu vergleichen:** Einmal ist er ein Wildwasser, welches am Ufer nur leicht sprudelnd anstösst, dann sich wegen Steinblöcken in seinem Verlauf gewaltig überschlagen kann und in die Tiefe stürzt. Später wieder lösen gelegentliche Wasserfälle und ruhigeres Fliessen einander ab. – **Ein „Absturz" nach abstinenter Zeit ist für den Betroffenen wie für seine Familie äusserst bitter und traurig, aber er sollte nie ein Grund zu prinzipieller Verzweiflung sein.**

Geduld ist wichtig,
Verzeihen ebenfalls,
auch sich selbst gegenüber

Anhang

Kleines Lexikon über Sucht und Aids und Wörter aus der Gassensprache von Zürich

A

Abhängigkeit:	Bezeichnung für verschiedene Formen des Angewiesenseins auf bestimmte Substanzen oder Verhaltensweisen. Man unterscheidet körperliche und seelische Abhängigkeit.
Abstellen:	Aufhören von Atmung und Herzschlag (Sterben).
Abstinenzsyndrom:	Krankheitszeichen, die sich beim Absetzen von Sucht erzeugenden Mitteln einstellen (siehe Entzugserscheinungen).
Abusus:	Missbrauch von Pharmaka oder Genussmitteln. Von der WHO definiert als Anwendung von Arzneimitteln ohne medizinische Indikation.
Affe:	Steht als Verkörperung der Sucht: „den Affen schieben" oder „den Affen im Rücken haben"oder „auf dem Affen sein" bedeutet, an Abstinenzerscheinungen zu leiden.
Aids:	(Englisch: Acquired immune deficiency syndrome). Erworbenes Abwehrschwäche-Syndrom. Erstmals 1981 in USA beobachtete, seitdem weltweit verbreitete schwere Infektionskrankheit, ausgelöst durch die Viren HIV 1 und HIV 2, die zum Zusammenbruch des körpereigenen Abwehrsystems und schliesslich zum Tod führen.
Alkaloid:	Meist alkalisch reagierende, stickstoffhaltige Naturstoffe, die in vielen Pflanzen aus Aminosäuren gebildet werden und ausgeprägte pharmakologische Wirkungen besitzen. Bisher mehr als 3000 Alkaloide bekannt.
Alki:	Alkoholiker
Anfixen:	Jemandem den ersten Heroinschuss geben bzw. ihm dazu verhelfen. In Zürich wird der Ausdruck gebraucht für wiederholtes, zwangsweises Spritzen von Heroin, um einen Menschen süchtig zu machen (als Drogenkunden zu gewinnen).
Anmachen:	Jemanden zum Drogenkonsum verlocken.
Anschaffen:	Geld für Drogenkonsum verdienen durch Prostitution; der Ausdruck wird für Frauen und Männer gebraucht.
Aphasie:	Zentralbedingte Sprachstörung nach abgeschlossener Sprachentwicklung; verschiedene Formen bekannt.
Aphorismus:	Schlagkräftig zugespitzter Denkspruch, geschliffen formulierter Gedankensplitter.

ARUD: Arbeitsgemeinschaft für risikoarmen Umgang mit Drogen, in Zürich 1990 gegründet.

Ascorbinsäure: (= Vitamin C) feinkristallines, leicht lösliches Pulver, das in der Drogenszene benutzt wird, um das – meist stark verschnittene (gestreckte) Heroin – wasserlöslich und injizierbar zu machen.

B

Brieflein: Kleiner, viereckiger, durchsichtiger Plastikbbeutel, der den Stoff in Pulverform enthält.

Broncho-alveoläre Lavage: Diagnostische Massnahme im Rahmen der Bronchoskopie zur Gewinnung von Flüssigkeit und Zellen aus Lungenalveolen und terminalen Bronchiolen. Zur Zelldiagnostik (maligne Tumoren) und – im Rahmen der HIV-Infektion – zum Auffinden gewisser Bakterien, vor allem Pneumocystis carinii.

Bronchoskopie Optische Untersuchung der Luftröhre und ihrer Äste (Bronchien) durch Einführen eines starren oder flexiblen Rohres mit Lichtquelle.

Bullen: Polizisten.

Bunkern: Verstecken, Aufbewahren illegaler Drogen an einem sicheren Ort.

C

Cannabis: Die harzhaltigen Triebspitzen der weiblichen Hanfpflanze Cannabis sativa. Sie werden getrocknet und als Marihuana geraucht, gegessen oder getrunken und rufen euphorische und leicht halluzinative Effekte hervor. Siehe auch Haschisch und Marihuana.

Cannabis-Konsumenten: Laut WHO Menschen, die ein Mal oder mehrmals wöchentlich Cannabis-Derivate konsumieren. Zahl der Cannabis-Konsumenten von WHO auf über eine halbe Milliarde hochgerechnet (1990).

CD_4-Helferzellen: Zellart, die für die Immunabwehr des Körpers mitverantwortlich ist und bei fortschreitender HIV-Infektion abnimmt bis zum völligen Verschwinden im Blut.

Clean: 1. Nicht (mehr) süchtig 2. Nüchtern, nicht unter Drogeneinfluss 3. Saubere, unverschnittene Droge.

Coca: Ist nicht gleich Kokain! Kokablätter stammen von dem kleinen, in der Andenkette Südamerikas angebauten Strauch Erythroxylon coca, der auch in Indonesien wächst und aus dessen Blättern das Alkaloid Kokain gewonnen wird. Coca ist bei den Indios seit Jahrhunderten Stimulans und Kraftspender bei schweren körperlichen Arbeiten, versorgt sie gleichzeitig mit fast allen lebenswichtigen Vitaminen. Das Kauen von Cocablättern ist ungleich weniger schädlich als die Einnahme von Kokain, bringt bei langfristigem Gebrauch aber eine psychische Abhängigkeit.

Cocktail: Mischung aus Heroin und Kokain.

Cool: Vertrauenswürdig in Drogenkreisen.

Crack: Durch Aufbacken mit Backpulver (to freebase) rauchbar gemachtes Kokain; sehr viel potenter als Kokain, deshalb noch gössere psychische Abhängigkeit.

CROSSLINE: Heroin-Abgabestelle, vom Sozialdepartement der Stadt Zürich 1994 gegründet.

CT: Computer-Tomographie, röntgenologisches Schichtaufnahmeverfahren.

D

Dealer: Illegal mit Rauschmitteln tätiger Händler. Er dealt.

Designerdrogen: Variationen bekannter und in aller Regel verbotener Drogen. Auf synthetischer Basis imitieren sie die Wirkung von Euphorika, Halluzinogenen, Excitativa und Narkotika. Häufig sehr viel potenter als die Drogen, die sie imitieren. Crack ist eine Art Super-Kokain, Fentanyl eine Art Hyper-Heroin.

Dop: Rauschmittel, meist für Heroin oder Kokain verwendet.

Drauf sein: 1. Unter Drogeneinfluss stehen 2. Abhängig sein von einer oder mehreren Drogen.

DROP-IN: Psychologische Beratungs- und Behandlungsstelle für Jugend- und Drogenprobleme der psychiatrischen Universitätsklinik Zürich.

Drücken: Dialektausdruck auf der Gasse für intravenöses Injizieren. Synonym für fixen, inelo, kicken, knallen, pumpen, schiessen.

E

Ecstasy: Synthetisches Rauschmittel („Partydroge").

Eisen: Injektionsspritze. Sauberes Eisen: solange die Spritze steril verpackt ist.

Encephalitis: Entzündung des Gehirns.

Encephalopathie: Krankhafte, nicht entzündliche Hirnveränderung.

Endoskop: Röhren- oder schlauchförmiges Instrument zur Untersuchung des Körperinneren, mit Lichtquelle und optischem System ausgestattet. Kombinierbar mit operativen Zusatzinstrumenten.

Endoskopie: Ausleuchtung und Inspektion von Körperhöhlen (z. B. Brust- oder Bauchhöhle, Kniegelenk) und Hohlorganen (z. B. Magen, Dickdarm, Harnblase) mit Hilfe eines Endoskops. Diagnostische Endoskopie: Möglichkeit zur Entnahme von Gewebeproben oder von Zellen, eventuell in Kombination mit Röntgen- oder Ultraschalldiagnostik. Therapeutische Endoskopie: zur Entfernung kranker oder verletzter Organe (z.B. Dickdarmpolyp, Gallenblase, verletzter Meniscus).

Entzug: Planmässiges Vorenthalten des Suchtmittels. Harter Entzug: ohne medikamentöse Linderung der Entzugsbeschwerden. Weicher Entzug: mit medikamentöser Hilfe. Entzug wird häufig identifiziert mit Entzugsbeschwerden: „Ich bin auf Entzug".

Entzugserscheinungen: Psychisch-physische Reaktion auf das Ausbleiben der Zufuhr einer gewohnten Droge, wobei Heftigkeit und Symptomatik von der Art der Droge und der Häufigkeit und Dosis des Konsums abhängig sind. Typische Entzugserscheinungen der harten Drogen sind Angst, Depressivität, Durchfall, Erbrechen, Krämpfe, Schüttelfrost, Schlaflosigkeit, Schweissausbrüche und Zittern – und das alles fast gleichzeitig.

F

Feeling: Aus dem amerikanischen Slang übernommener Begriff für Drogengefühle, -bilder, -erlebnisse, -körpersensationen.

FFE: Fürsorgerischer Freiheitsentzug. Beispiel: Ärztliche Einweisung in eine Psychiatrische Klinik auch gegen den Willen des Patienten, wenn Selbst- und/oder Fremdgefährdung bestehen.

Filterlen: Gewinnung von Heroin und/oder Kokain durch deren Extraktion aus gebrauchten Zigarrettenfiltern anderer Konsumenten.

Filterlileute: Bezeichnung von Drogensüchtigen, die sich ihren Stoff vorwiegend durch Filterlen beschaffen. Einzahl: ein Filterli – Mehrzahl: Filterlileute. Sie sind in der Drogenhierarchie die unterste Schicht. Starke Gefährdung durch Infektion mit HIV, Hepatitis und Soor.
Benützen Kiste, Kartonschachtel oder oben mit einem Brett zugedeckten Einkaufswagen aus einem Warenhaus. Auf diesem „Tisch" werden sämtliche zum Drogengebrauch nötigen Utensilien ausgelegt und zum Kauf angeboten: Stoff, Spritzen, Stauschläuche, Ascorbinsäure, Löffel, Feuerzeug, Tüchlein usw.

Filzen: Jemanden nach Besitz von Drogen durchsuchen: Taschen, Kleider, Schirm, Körper.

Finger: Mit harten Drogen gefüllte Präservative, die zwecks Schmuggelns im Anus oder in der Vagina versteckt oder gar geschluckt und später ausgeschieden werden.

Fixe: Szeneninterner Slang für Injektionsspritze, siehe Eisen.

Fixen: Heroin/Kokain intravenös injizieren.

Fixer(in): Vom Heroin- und/oder Kokaininjizieren Abhängige(r).

Flash: das schlagartige Einsetzen der Drogenwirkung unmittelbar mit der Injektion, auch Hit, Kick, Knall oder Rush genannt.

Flugschein oder Fahrkarte: Decknamen für verschiedene halluzinogene Drogen.

G

Gasse: Aufenthaltsort der Drogenabhängigen, meist gewisse Strassen, Plätze, Pärke, Hinterhöfe. Der Platzspitz und das Quartier um den ehemaligen Bahnhof Zürich-Letten waren ein Teil der „Gasse".

Goldener Schuss: Tödliche Überdosis von Heroin. In meisten Fällen nicht Unfall, sondern bewusster Versuch des Süchtigen, sein Leben zu beenden. Den „Skorpion machen" bedeutet, sich bewusst den goldenen Schuss setzen. Den „Lemming machen" bedeutet, sich unwissend und unfreiwillig den goldenen Schuss setzen.

Gordischer Knoten: Seit dem Altertum berühmter, kunstvoll verschlungener Knoten in einem Tempel der kleinasiatischen Stadt Gordion. Ein Orakel verhiess dem die Herrschaft über Asien, der den Knoten lösen könne. Alexander der Grosse zerhieb ihn mit dem Schwert.

H

Hanf: Siehe Cannabis.

Harte Drogen: Verursachen physische und/oder psychische Abhängigkeit. Zu ihnen zählen Kokain, alle Opiumderivate (z. B. Heroin +++), alle Designeropiate sowie die Inhaltsstoffe von Fliegenpilz, Stechapfel und Tollkirsche.

Hasch: Abkürzung für Haschisch.

Haschbrüggli: Der schmale Steg, der vom Sihlquai zum Platzspitz führt. Hier wurde vorwiegend Haschisch gehandelt.

Haschisch: Geknetetes, gepresstes Harz der weiblichen Cannabispflanze, in vielen Ländern legal und beliebt wie bei uns Wein oder Bier. Haschisch ist im Durchschnitt fünfmal so potent wie das Marihuana (harzhaltige, getrocknete Blätter derselben Pflanze). Seit der Flower-Power-Bewegung ist Haschisch die am häufigsten konsumierte illegale Droge der westlichen Welt. Wird gewöhnlich geraucht, kann aber auch gegessen oder in einem Getränk aufgelöst eingenommen werden. Verursacht Euphorie und leichte Halluzinationen. Keine physische, jedoch psychische Abhängigkeit. Gilt als „weiche Droge", ist aber keineswegs harmlos. Deutliche Konzentrationsstörungen der haschenden Schüler sind den Lehrern äusserst unangenehm bekannt. Unter Kiffern soll das Wort umgehen: *Haschisch macht gleichgültig, aber das ist uns scheissegal.* Im Sune-Egge kannte ich keinen Konsumenten harter Drogen, der nicht über das Haschisch in seinen Konsum von Heroin und/oder Kokain eingestiegen war, anderseits wird nicht jeder, der Haschisch zu sich nimmt, notwendigerweise ein künftiger Konsument harter Drogen.

Hasenscharte: Fehlbildung der Oberlippe, häufig in Kombination mit Kiefer- und Gaumenspalte.

Hepatitis: Ansteckende Allgemeininfektion des Menschen, die sich besonders an der Leber manifestiert (häufiges Symptom: „Gelbsucht"). Bis heute sind die Hepatitis-Viren A-G identifiziert. Sie werden auf verschiedene Weise von Mensch zu Mensch übertragen, und die durch sie ausgelösten Krankheiten unterscheiden sich in Verlauf und Schwere erheblich.

Heroin: Halbsynthetisches Derivat des Morphins. 1889 als Schmerzmittel pharmazeutisch hergestellt. Gefährliches Rauschgift, das wegen ausserordentlicher Suchtgefahr (physische und psychische Abhängigkeit) nicht mehr therapeutisch angewendet wird. Unterliegt dem Betäubungsmittelgesetz. Grosses soziales Problem, nicht zuletzt, weil es Abhängige zur Beschaffungskriminalität führt. Wird als Droge häufig mit Kokain kombiniert: „Cocktail". Die für „das ozeanische Gefühl" nötige Dosis ist abhängig vom Toleranzstadium. Ein langjährig Heroinsüchtiger benötigt Dosen, die ausreichen würden, sieben nichtabhängige Menschen sofort zu töten. Der Tod durch Heroinüberdosis („goldener Schuss") tritt durch Atemdepression und Herzmuskellähmung ein.

High: Rausch, vor allem durch weiche Drogen.

Hippie: (Abgeleitet von „hip" – drogenberauscht) Einst Ausdruck für „Kinder der Flower-Power-Bewegung", die ihren Protest zu gegebenen Normen und Lebensformen durch Haartracht, Kleidung, Rockmusik und Drogenkonsum demonstrierten. Heute Personen, deren Leben geprägt ist vom Konsum halluzinatorischer Drogen, von subjektivem persönlichem Lustgewinn und – unter Inkaufnahme von Armut und sozialem Abseits – der Verweigerung, sich in die Sozialhierarche der jeweiligen Umgebung einzugliedern.

Hippokrates: Griechischer Arzt, 460 (?) bis 375 (?) vor Christus. Begründer der wissenschaftlichen abendländischen Medizin.

HIV: Human immunodeficiency virus. Virus mit verschiedenen Typen, welche die HIV-Erkrankung verursachen und unabdingbare Wegbereiter des Aids sind.

HIV-Enzephalopathie: Synonym ist die HIV-assoziierte Demenz, Aids-Demenz, gekennzeichnet durch fortschreitende kognitive oder motorische Störungen mit Beeinträchtigung von beruflicher Tätigkeit oder alltäglichen Verrichtungen, bei Kindern durch einen Entwicklungsrückschritt. Ausgeprägt bei 15% aller Aids-Kranken,

	in milderer Form wesentlich häufiger. Konzentrations- und Gedächtnisstörungen, Antriebsminderung, psycho-motorische Verlangsamung.
HIV-Erkrankung:	Syndrom der durch die neuro- und lymphotropen Viren HIV-1 und HIV-2 ausgelösten Erkrankungen. Die HIV-Erkrankung ist charakterisiert durch Hautkrankheiten und autoimmune Phänomene, im weiteren Verlauf durch Entwicklung eines Immundefekts mit Verminderung der zellulären Immunität und bei Verringerung der Anzahl von Helferzellen unter 250/µl durch gehäuftes Auftreten von Erkrankungen durch opportunistische Erreger und Parasiten sowie spezifische Malignome wie Kaposi-Sarkom und Lymphome. Der Verlauf der Erkrankung weist grosse interindividuelle Unterschiede auf, die von der Entwicklung des Aids-Vollbildes innerhalb weniger Monate nach der HIV-Infektion bis zu asymptomatischen immunkompetenten Verläufen von mehr als 10 Jahren Dauer reichen.

I

Iboga:	Blätter der Pflanze Tabernanthe iboga. In Westafrika und in Teilen Lateinamerikas konsumiert, wobei Saft getrunken wird, Blätter gekaut oder nach Trocknung zerrieben und gesnifft werden. Wirkt in kleinen Dosen antidepressiv, in hohen Dosen stimulierend und halluzinogen. Alkaloid: Ibogain.
Inelo:	Dialektausdruck auf der Gasse für intravenöses Injizieren, d. h. Einspritzen von Drogen direkt in die Vene. Ebenso: fixen, kicken, knallen, drücken, pumpen, schiessen.

J

Joint:	Grosse, selbstgedrehte Zigarette, die meist entweder Marihuana pur oder eine Mixtur aus Tabak und Haschisch enthält.
Juckreiz:	Unter Heroinwirkung empfinden User ein kribbelndes Gefühl unter der Haut, das auf Überlastung der Leber zurückzuführen ist. Es kann bei höheren Dosierungen zu quälendem Juckreiz werden, der zunimmt, je mehr und heftiger gekratzt wird. Vergleiche dazu Schleppscheisse und Koki-Tüpfel.

K

Kaposi-Sarkom:	Bösartige Erkrankung mit bräunlich-lividen Flecken und knötchenartigen Veränderungen an Haut, Unterhaut und Schleimhäuten. Bei einem HIV-positiven Menschen ist es Aids-definierend. Es tritt aber (selten) auch ohne HIV-Positivität auf.
KFO:	Krankenzimmer für Obdachlose, an der Kanonengasse 18, Zürich.

Kick:	Das plötzliche Einsetzen der Drogenwirkung unmittelbar mit der Injektion. Synonyma: Flash, Hit, Knall, Rush.
Kiffen:	Marihuana oder Haschisch rauchen.
Kiste:	Gefängnis.
Knall:	Wie Kick oder Flash.
Knast:	Gefängnis.
Kokain:	Eines der härtesten Rauschgifte, aus Blättern des südamerikanischen Kokastrauches gewonnen. Wird als weisses Pulver gesnifft oder in Wasser aufgelöst injiziert. Wirkt zentralnervös anregend und gibt Gefühl extrem gesteigerter Leistungsfähigkeit. Sehr schnelle psychische Abhängigkeit. Kann Delirien, Depressionen und Wahnvorstellungen auslösen. Sehr gefährlich, weil das gesteigerte Hochgefühl den User verlockt, mehr Kokain einzunehmen.
Koki-Tüpfel:	Rote intensive Tüpfelung, vor allem im Gesicht Heroin/Kokain-süchtiger Frauen. Trotz Namen „Koki-Tüpfel"eher durch Heroin bewirkt.
Koma:	Griechisch: Tiefschlaf. Durch äussere Reize nicht beeinflussbares Stadium tiefer Bewusstlosigkeit; bei Drogenkonsumenten häufig nach Heroin-Einnahme. In Medizin werden verschiedene nicht-drogenbedingte Komaformen unterschieden.
Koryphäe:	Meister seines Faches, meist führender Wissenschaftler.

L

Lappen:	100-Franken-Banknote.
Letten:	Zentrale Drogenszene im Gebiet des früheren Bahnhofareals Zürich-Letten. Bildete sich rasch, nachdem der Platzspitz amtlich geräumt worden war. Schliessung Anfang 1995.
LIFELINE:	Heroin-Abgabestelle, vom Sozialdepartement der Stadt Zürich 1994 gegründet.

M

Magenresktion:	Operative Teilentfernung des Magens.
MAI:	Mycobacterium avium intracellulare. Tuberkulose-Erreger bei Vögeln, im Allgemeinen für Menschen nicht krankheitserregend, wohl aber im Rahmen der HIV-bedingten Immunschwäche.
Marihuana:	Auch Gras genannt, aus den Blättern der weiblichen indischen Hanfpflanze gewonnen. In Wirkung dem Haschisch ähnlich, doch fünf Mal weniger potent.
Methadon:	Synthetisches Derivat des Morphins, starkes Schmerzmittel. In USA, Deutschland, Holland und Schweiz eingesetzt zur Substitutionsbehandlung der Heroinabhängigkeit, in Verbindung

mit psycho- und sozialtherapeutischen Angeboten. Methadon ist ein Ersatzmittel, das seinerseits abhängig macht, den Süchtigen aber aus dem kriminellen Umfeld aussteigen lässt und ihm ein geregeltes Leben ermöglicht. Meist Langzeitbehandlung.

Morphin/ Morphium: (abgeleitet von Morpheus, dem griechischen Gott des Schlafes und der Träume). Hauptalkaloid des Opiums. 1803 erstmals vom deutschen Chemiker Sertürner isoliert. Zuerst als Mittel gegen Opiumsucht eingesetzt, bis man herausfand, dass es selbst wesentlich stärker suchterzeugend ist als Opium. Trotzdem ist Morphin ein häufig angewendetes Mittel gegen schwere Schmerzen (spezielle Rezepte für Betäubungsmittel sind nötig).

MRI: (englisch) Magnetic Resonance Imaging. Modernes bildgebendes Diagnoseverfahren.

Myelopathie, vakuoläre: Für Aids typische Erkrankung des Zentralnervensystems.

N

Nadelpark: So genannt nach dem berühmten „needle-park" in New York City. Grossstädtische Treffpunkte von Fixern und Dealern, meist in kleinen Parks in der Stadtmitte (auch „scene" genannt).

Needlepark: International bekannt gewordener Ausdruck (auch) für den Platzspitz in Zürich.

Needle-Sharing: Gemeinsamer Gebrauch von Nadeln und Spritzen durch mehrere Abhängige, in Ermangelung neuer steriler Nadeln und Spritzen. Gefahr von Hepatitis-, HIV- und Soor- Übertragung.

Nirwana: Heilsziel des Buddhismus; das Erlöschen des unheilvollen Daseinsdrangs (tanha) und damit das Aufhören der zu immer neuen Geburten führenden Tat(karma)-Kausalität.

Normalo: Szenenspezifische Bezeichnung für einen Menschen, der keine Drogen konsumiert. Wird etwas abschätzig verstanden: ein Mensch, der nicht einmal wagt, Drogen zu probieren.

O

Offerieren: Einem anderen das „Geschenk" einer Droge anbieten, häufig für einen einzigen Knall. Das Offerieren kann der Anfang eines Deals sein: z. B. um einen neuen Konsumenten zu gewinnen (anzuwerben, zu vermitteln), um Hand zu bieten zu einem gemeinsamen riskierten Vorgehen, zur Verheimlichung eines illegalen Tatbestandes usw.

Opium: Milchiger Saft der angeritzten unreifen Fruchtkapseln des Schlafmohns. Wirkung: Schmerzlinderung, Euphorie, Erlösung von

Ängsten. Seit prähistorischer Zeit verwendet. Erste Mohnplantagen in Kleinasien bekannt. Gebrauch in Ägypten und Griechenland. Arabische Händler brachten Opium nach Indien und China. Über chinesische Immigranten wurde Opiumrauchen in USA bekannt.

Opportunistische Krankheitserreger: Im Organismus vorhandene Keime, die erst nach immunschwächender Vorkrankheit (z. B. HIV-Infektion) Krankheiten hervorrufen.

Opportunistische Erkrankungen: Im Rahmen der HIV-Infektion definieren sie Aids: Beispiele: Lungenentzündung durch Pneumocystis carinii, Hirnentzündung durch Toxoplasmose, Speiseröhrenentzündung durch den Soorpilz, Zytomegalie-Infektion der Augen, andere nicht-entzündliche Hirnerkrankungen, Kaposi-Sarkom und viele andere.

P

Parierfraktur: Knochenbruch der Elle (Vorderarm), der entstehen kann, wenn jemand sich mit vorgehaltenem Vorderarm gegen einen Angreifer schützen will und dieser zuschlägt.

Peergruppe: Gemeinschaft von Menschen, die einander gut verstehen und solidarisch gesinnt sind wegen eines gemeinsamen Merkmals oder Interesses, z. B. 16- bis 17-jährige Drogeneinsteiger oder Gruppe von Halbstarken.

Piece: Im amerikanischen Drogenslang bestimmte Menge von Heroin, in Deutschland und Schweiz ein Stück Haschisch (sieht ähnlich aus wie Schokolade-Täfelchen).

Pneumocystis carinii: Lungenparasit bei Ratten, Mäusen, Hunden, der beim Menschen mit geschwächter Immunabwehr (Aidskranker) eine Lungenentzündung hervorruft, die ohne Behandlung tödlich verläuft.

Pneumonie: Lungenentzündung.

Polytoxikomanie: Abhängigkeit von verschiedenen Suchtstoffen, z. B. Alkohol, Nikotin, harten Drogen.

Progressive multifokale Leukencephalopathie: Für Aids typische Erkrankung des Zentralnervensystems.

Psychedelisch: (Griechisch: psyche = Seele; delos = sichtbar) bewusstseinserweiternd, Wahrnehmung und sensorisches Erleben verändernd. Eigenschaftswort, mit dem die Wirkung von Halluzinogenen beschrieben wird.

PUK: Psychiatrische Universitätsklinik.

Pumpe: Als Substantiv Injektionsspritze, als Verb Dialektsynonym von inelo, drücken, spritzen, injizieren, schiessen.

Pylorusstenose des Säuglings:	Einengung bis Undurchgängigkeit des Magenausgangs, führt zu schwerstem Erbrechen.

Q

Quivive:	Französisch: Werda-Ruf. Auf dem Quivive sein heisst: auf der Hut sein.

R

Rauchen:	Drogenkonsum durch Einatmung, wie von Tabakrauch. Das Rauchen führt zu einem erheblichen Knall, da das Rauschgift auf der riesigen inneren Lungenoberfläche (gross wie ein Fussballfeld!) sofort resorbiert und an das Blut weitergegeben wird.
Rohypnol:	Medikament gegen Schlafstörungen, Angst und Spannungszustände. Hat Suchtpotenzial und wird von Drogenpatienten sehr häufig und in riesiger Dosis eingenommen. Rohypnolscheibe: Dämmerzustand, den Drogenabhängige suchen.
Rohyps:	Gassenname des Rohypnols.
Rückführungszentrum:	Institution in Zürich, welche ausserkantonal angemeldete Drogenabhängige in ihre Heimatkantone und -gemeinden zurückführte, weil Zürich überschwemmt war von nichtzürcherischen Drogenkonsumenten.

S

SAD:	Stadtärztlicher Dienst von Zürich.
Sauberes Eisen:	steril eingepackte Injektionsspritze.
Schiessen:	Drogen intravenös injizieren, auf Gasse eines der vielen Wörter für die gleiche Tätigkeit.
Schlafmohn:	Milchiger Saft aus angeritzter unreifer Kapsel gibt Opium. Die reifen Kapseln liefern Morphium.
Schleppscheisse:	Auf Gasse täglich gehörter Ausdruck und täglich gesehener Zustand von eitrig entzündeten Hautstellen, geröteten Flecken und Erhebungen, Bläschen, Geschwüren, gelben bis braunen Krusten, die durch Kratzen auf dem ganzen, häufig juckenden Körper herumgeschleppt werden. Tritt bei mangelnder Körperpflege auf.
Schmier:	Gassenausdruck für Polizei.
Schnägg:	Gassenausdruck für Fünffrankenstück.
Schuss:	Injektion von Drogen.
Seborrhoisches Ekzem:	Ölige Beschaffenheit der Haut bzw. kleieförmige fettige Schuppung. Beruht auf Überproduktion von Talg, besonders am behaarten Kopf und im Gesicht. Häufige Veränderung, bei Aids-Patienten sehr häufig.
Sichern:	Aufbewahren von Drogen für schlechte Zeiten.

-skopie: Wortteil mit der Bedeutung Umschau, spähen, sehen. Beispiele: Bronchoskopie – Spiegelung der Bronchien, Gastroskopie – Magenspiegelung, Cystskopie – Spiegelung der Harnblase. Siehe Endoskopie.

Sniffen: Schnupfen von Heroin, Kokain und anderen Suchtsubstanzen. Das Pulver wird von den Schleimhäuten der Nase aufgenommen und binnen 4–11 Minuten ans Gehirn weitergeleitet. Beim Sniffen erlebt der Konsument keinen Knall wie bei intravenöser Injektion, dafür hält der Rausch länger an. Eine gefährliche Fehlinformation besagt, dass „nur" gesniffte Drogen nicht süchtig machen. Von der zeitlichen Verteilung im Körper abgesehen besteht kein Unterschied zum Injizieren. Die Nasenscheidewand des Sniffers trocknet aus und wird häufig wund: Dauerschnupfen und Nasenbluten, auch Perforation der Nasenscheidewand sind häufig, ebenso Mittelohrentzündung.

Soor: Bezeichnung für die weissen Beläge auf den Schleimhäuten des Mundes und an anderen Körperstellen, hervorgerufen durch den Hefepilz Candida, der selbst auch Soorpilz heisst.

Speed: Wörtlich: Geschwindigkeit. In der Drogenszene Oberbegriff für alle Amphetamine und ähnliche Substanzen, die wecken, stimulieren, beschleunigen, subjektiv Leistung steigern. Der Benützer von Speed ist „gespeedet". Häufige Effekte sind überstarke Gefühlsaufwallungen, bizarre Verhaltenswechsel, Wahnvorstellungen, schwere Ein- und Durchschlafstörungen. Der Amphetamin-Süchtige nimmt wie der Kokain-Süchtige häufig tagsüber Speed, abends starke Narkotika, besonders Heroin. Dies führt zu Polytoxikomanie. Der Langzeitbenützer wird durch die schleichende Vergiftung psychotisiert und sieht Würmer und anderes Getier unter seiner Haut umherkriechen. Er kratzt sich die Haut auf – genau wie der chronische Heroinbenützer – was zu Eiterungen führt. Siehe Koki-Tüpfel und Schleppscheisse.

Spitz: Gassenausdruck für den Platzspitz.

Spritzenhäuschen: Ursprüngliches Gartenhaus im Platzspitz-Park. Während der Drogenjahre wurde hier von der ZAGJP eine polyvalente medizinische Hilfsstelle eingerichtet: Beratung, erste Hilfe, Abgabe sauberer Spritzen im Tausch gegen gebrauchte, Reanimation usw.

Stethoskop: Instrument zur Auskultation: „Hörrohr".

Stoff: Oberbegriff für alle Drogen.

Strichfrau: Drogenabhängige Frau, die ihre Sucht durch Anschaffen (Prostitution) finanziert.

Strichjunge: Drogenabhängiger Mann, der seine Sucht durch Anschaffen finanziert.

Sucht: 1975 wurden die Endorphine entdeckt. Dies sind Opiate, die der Körper selbst produziert. Endorphine setzen den Menschen auf natürliche Weise in die Lage, Belastungen und Stress zu bewältigen. Nimmt jemand Opiate ein, wird sein Körper gleichsam von künstlichen Endorphinen überschwemmt. Ein unbeschreibliches Wohlgefühl und Glücksempfinden kommt dann über den Konsumenten der Droge, der sich gegen alles Unschöne und Unangenehme geschützt fühlt. Der Körper reagiert auf die Einnahme von Opiaten so, dass er schon nach wenigen Tagen die eigene Endorphinproduktion für überflüssig hält und sie schliesslich völlig einstellt. Der eigene Endorphinhaushalt liegt jetzt brach, und die Morphin- oder Heroinsucht ist entstanden. Wird die Opiatzufuhr von aussen eingestellt, dauert es – je nach Grad der Abhängigkeit – mehrere Tage, bis das körpereigene Endorphin wieder produziert wird. In dieser Zeit, in der der Körper ohne Endorphine auskommen muss („Auf dem Trockenen liegen"), erlebt der Süchtige die Entzugserscheinungen körperlicher Art, und psychisch leidet er an Hoffnungslosigkeit, Depression und Angst.

Szene: Jargon für Ort, an dem mit Drogen gehandelt wird.

T

TARO: Tagesaufenthaltsraum für Obdachlose.

Thoraxdrainage: Therapeutische Ableitung einer krankhaften Flüssigkeits- oder Luftansammlung aus der Brusthöhle.

Tomogramm: Schichtaufnahmeverfahren der Röntgendiagnostik.

Toxikomanie: Veraltete Bezeichnung für Abhängigkeit von Drogen oder Medikamenten.

Toxoplasmose: Infektion durch Toxoplasma gondii, einen Mikroorganismus, der weltweit bei warmblütigen Wirbeltieren und auch beim Menschen häufig vorkommt, den Menschen aber erst krank macht bei gestörter Immunabwehr. Befall von Zentralnervensystem, Auge, Lymphknoten, Leber, Milz.

U

Umsteigen: Jargon für den Wechsel von milden zu harten Drogen.

UP: Urinprobe, im Bereich der Drogenmedizin durchgeführt zur Erkenntnis, ob ein Mensch Drogen eingenommen hat oder nicht.

Ultraschall-diagnostik: Bildgebendes Verfahren mit Hilfe von Ultraschallwellen.

USZ: Universitätsspital Zürich.

V

Vakuoläre Myelopathie: Typische Krankheit des Zentralnervensystems im Rahmen des Aids.

Verdealen: Stoff an einen anderen Konsumenten verkaufen.

Vermitteln: Dem eigenen Drogenlieferanten neue Kunden zuhalten oder für einen anderen einen Deal einfädeln, wobei für diesen Dienst etwas Stoff gewonnen werden kann.

Verschnitt: Strecken von Drogen durch Beimischung anderer Substanzen zur Gewinnmaximierung.

Z

ZAGJP: Zürcher Arbeitsgemeinschaft für Jugendprobleme.

ZIPP: Zürcher Interventions Pilot Projekt.

ZIPP-AIDS: Zipp mit speziell Aids-bezogener Aktivität.

ZOKL I: Zürcher Opiat-Konsum-Lokal, 1991 gegründet von der ARUD (Abgabe von Methadon).

ZOKL II: Zürcher Opiat-Konsum-Lokal, 1994 gegründet von der ARUD (Abgabe von Heroin).

Literaturverzeichnis

Kapitel: Ein offener Brief als Einladung

Wiesel, Elie: Die Nacht, Verlag Herder, 4. Auflage, 2000

Schweitzer, Albert: Strassburger Predigten, Verlag C.H. Beck München, 1966

Wilder, Thornton: Die Frau aus Andros, S. Fischer Verlag, 1956, Seite 74

Tagore, Rabindranath: Insel-Verlag zu Leipzig, 1929, Seite 89

Kapitel: Brief von Pfarrer Sieber

Tolstoi, Leo: Die Osterkerze, im Gesamtwerk

Kapitel: Mein Weg in den Sune-Egge

Sieber, Ernst: Menschenware – wahre Menschen, Zytglogge Verlag, Bern, 1987

Kapitel: Ekstasen – und warum wir sie brauchen

Bertelsmann: Universal Lexikon, Lexikon Verlag, 1999, Seite 221

Senghor, Léopold Sédar: Gebet an die Masken. In: Botschaft und Anruf (Übersetzung von Janheinz Jahn), Carl Hanser Verlag, München, 1963, Seite 54

Rilke, Rainer Maria: Eros, Der ausgewählten Gedichte anderer Teil, Insel Verlag, Frankfurt am Main, 1955, Seite 60

Rig-Veda: Zitiert nach Albert Schweitzer: Die Weltanschauung der indischen Denker, Verlag C.H. Beck München, 1935

Schmid, Georg: Vortrag in der Psychiatrischen Klinik Wil: Über Depressionen, 2000

Grün, Anselm: Vortrag in Zürich am 28. Juni 2002: Die Sucht in Sehnsucht verwandeln

Kapitel: Drogen, Drogensüchtige und Drogenpolitik

Lieberherr, Emilie: Drogenpolitische Erfahrungen aus persönlicher Sicht, in Kraushaar, Beat und Lieberherr, Emilie: Drogenland in Mafiahand, Werd Verlag, Zürich, 1996, Seite 71

Dreifuss, Ruth: Vorwort zu: Die Schweizer Drogenpolitik, Bundesamt für Gesundheit, Bern, 2000, Seite 5

Meili, Daniel: Keine Suchtbehandlung ist die richtige, Jahresbericht der ARUD, Zürich, 1999, Seite 7

Kapitel: Sprechstunden im Sune-Egge

Levi, Carlo: Christus kam nur bis Eboli, Deutscher Taschenbuch Verlag, 1982, Seite 80

Beiträge der drei Kollegen: Jahresberichte des Sune-Egge der entsprechenden Jahre

Uchtenhagen, Ambros: Jahresbericht Sune-Egge, 1995

Kapitel: Johann – und wie er mir den Platzspitz zeigte

Weidmann, Afra: Rondell – Texte aus der Nähe, Limmat Verlag Genossenschaft, Zürich 1990, Seiten 23 und 31

Kapitel: Filterli-Tisch und Verwahrlosung: Der Sune-Egge aus der Sicht des Patienten I. C.

Jahresbericht 1995: Jahresbericht 1995 des Sune-Egge, Print Atelier Zingg, Zürich

Kapitel: Herbert: Auf Kurve im Sune-Egge

Hippokrates: Eid im „Corpus Hippocraticum", Zusammenfassung seiner ärztlichen Lehre, 5. und 4. Jh. vor Christus, Griechenland

Kapitel: Thomas: Auf der Suche nach dem Leben

Nager, Frank: Goethe, der heilkundige Dichter, Inselverlag, 1994, Seite 101, Frankfurt am Main und Leipzig

Hesse, Hermann: Die Gedichte, Fretz und Wasmuth Verlag AG, Zürich, Seite 413, 1952

Rinser, Luise: Leben im Augenblick, Kurze Texte zur Sinnfrage, Verlag Kösel, GmbH und Co., München, 1996

Goethe, Johann Wolfgang: Naturwissenschaftliche Schriften

Kapitel: Vom Sinn des Malens mit unseren Patienten

Lewis Hermann, Judith: Die Narben der Gewalt – Traumatische Erfahrungen verstehen und überwinden, Verlag Kindler, München, 1993, Seite 9. Originalausgabe: Trauma and Recovery, Basic Books, New York, 1992

Hesse, Hermann: Stufen, Die Gedichte, Fretz und Wasmuth Verlag AG., Zürich, Seite 413, 1952

Kapitel: Christian – unser Prophet im Hause

Lafontaine, Jean: Der Tod und der Holzsammler, Manesse Verlag, 1965, Zürich, Seite 67

Kapitel: Richards Krankheit in der neuen Ära – fast eine Auferstehung

Buber, Martin: Text auf einer Kunstkarte, Herkunft unbekannt

Nager, Frank: Goethe, der heilkundige Dichter, Inselverlag, 1994, Frankfurt am Main und Leipzig

Sobel, Heiko: Ich kann nicht mehr leben wie Ihr Negativen, Verlag Der Alltag, 1990, Zürich

Kapitel: Ein Blick zu den Menschen der Dritten Welt

Bulletin 87: Bulletin 87 von Medicus Mundi Schweiz: Editorial von Thomas Schwarz, 2002, 4013 Basel

AIDS-Infodocu Schweiz: Sonderausgabe HIV/AIDS in Afrika, 2000, Bern

Mwangi, Meja: Die achte Plage, Peter Hammer Verlag, 1997, Wuppertal

Kapitel: Die Bilanz meiner Erfahrungen

Wiesel, Elie: Die Richter, Verlagsgruppe Lübbe, 2001, Bergisch Gladbach, Seite 166

Sieber, Ernst: Menschenware – wahre Menschen, Zytglogge Verlag Bern, 1987, Seite 249

Kapitel: Kleines Lexikon über Sucht und Aids und Wörter aus der Gassensprache von Zürich

Sahihi, Arman: Drogen von A-Z, ein Handwörterbuch, Verlag Beltz, Weinheim und Basel, 1990

Pschyrembel, Willibald: Klinisches Wörterbuch, 259. Auflage, 2002, Walter de Gruyter, Berlin und New York

Bertelsmann: Universal Lexikon: Bertelsmann Lexikon Verlag, 1999

Bildernachweis

Titelbild: Bild: Joly, Jean François, Edition du Moulin Joly, Rue du repos 14, 75020 Paris
Skizze: In der Cafeteria: Hanny Fries, Zürich

Seite:

19 Mein Weg in den Sune-Egge
22 Aus dem Archiv der Sozialwerke Pfarrer Sieber
24 Skizze Hanny Fries, Zürich

29 Ekstasen – und warum wir sie brauchen
31, 32 Tanznacht im Dorf Abongo I / II
Beide Bilder von Wilhelm Kaufmann: Lithographienmappe „Zwischen Wasser und Urwald – Land und Leute um Lambarene", Salzburg, 1974

53 Das ärztliche Umfeld in Zürich
54 Gutenberg, Patrick, Fotograf, Rotachstrasse 67, 8003 Zürich
64, 65 5 Plakate:
Alle diese Suchtpräventionsbilder entstammen den Kampagnen 1997–98 „Sucht beginnt im Alltag. Prävention auch" der Stellen für Suchtprävention im Kanton Zürich (Federführung: Institut für Sozial- und Präventivmedizin der Universität Zürich). Den Aussagen liegen wissenschaftliche Studien zugrunde. Zur aktuellen Kampagne vgl. www.suchtpraevention-zh.ch

69 Sprechstunden im Sune-Egge
73 Gutenberg, Patrick, Fotograf, Rotachstrasse 67, 8003 Zürich
74 aus dem Film von Felix Karrer, 1997:
Asyl an der Drogenfront, DOK, Fernsehen der deutschen und rätoromanischen Schweiz (SF DRS)
78, 79, 80 medizinische Tabellen. Die Angaben bis 1997 entstammen dem Jahresbericht 1997 des Sune-Egge. Die Daten

ab 1998 verdanke ich meinem Kollegen Dr. Robert Zink, dem heutigen Leitenden Arzt des Sune-Egge.

81 Johann – und wie er mir den Platzspitz zeigte

83 Gutenberg, Patrick, Fotograf, Rotachstrasse 67, 8003 Zürich

87 aus dem Archiv Sune-Egge

89 Die Todesanzeige aus der Zeitung Tagesanzeiger der Stadt Zürich (Name geändert)

97 In der Cafeteria

97, 100, 101, 103, 104, 105 Alle 11 Skizzen: Hanny Fries, Zürich

113 Thomas: Auf der Suche nach dem Leben

113, 116, 122, 125, 127 Alle Bilder stammen aus dem Album der Familie von Thomas, die auch das Recht zur Veröffentlichung gab

129 Vater, ich verspreche dir: Ich werfe mein Leben nicht fort, sondern lebe es bis zu Ende

132, 139 Beide Fotos wurden mir von Marlies übergeben, mit dem Recht zur Veröffentlichung

138 Die schriftlichen Dokumente stammen aus dem Archiv des Sune-Egge

145 Vom Sinn des Malens mit unseren Patienten

146, 148 Gutenberg, Patrick, Fotograf, Rotachstrasse 67, 8003 Zürich

152, 155, 156, 160, 161, 162, 163, 164 Alle gemalten Bilder stammen aus dem Archiv Sune-Egge

165 Christian – unser Prophet im Hause

167 Faksimile an Neu-Rheinau, Archiv Sune-Egge

168 Befund PUK, Archiv Sune-Egge

174 Illustration, Gustave Doré, Abbildung aus dem Buch: La Fontaine, Hundert Fabeln, Seite 67, Verlag Manesse Bibliothek der Weltliteratur

178 Pfarrer Sieber und Christian. Mit freundlicher Erlaubnis des Verlags „Schweizer Illustrierte"

185	**Bilder aus dem Sune-Egge**
185, 186, 187, 191, 192, 193, 195	Joly, Jean François, Edition du Moulin Joly, Rue du repos 14, 75020 Paris
188, 189, 196, 197	Gutenberg, Patrick, Rotachstrasse 67, 8003 Zürich
190, 198	Karrer, Felix: Aus dem Film „Asyl an der Drogenfront", DOK, SF DRS 1997
194	Aus dem Archiv Sune-Egge
217	**Gedanken und Erlebnisse einiger Mitarbeiter des Hauses**
217	Titelbild des Jahresberichtes 1997 des Sune-Egge, Spring, Max, Comic-Zeichner, Lentulusstrasse 50, 3007 Bern
219	Gutenberg, Patrick, Fotograf, Rotachstrasse 67, 8003 Zürich
229	**Richards Krankheit in der neuen Ära – fast eine Auferstehung**
234	Karrer, Felix: Aus dem Film „Asyl an der Drogenfront", DOK, SF DRS 1997
Autorenbild:	Walter Munz, Foto von Oswald Iten, Journalist, Unterägeri